英語でつなぐ世界といのち　医学英語シリーズ 1

トップジャーナルの症例集で学ぶ

医学英語 BOOK 1

［症例読解編］

監修・著● 髙橋　玲（Dr.レイ）京都大学大学院医学研究科 病理系腫瘍生物学講座准教授　著● 松中みどり

JN312076
978-4757-412460

ESP Advanced

本書で扱っている症例は、*The New England Journal of Medicine* に掲載されたものを、許諾を受けて使用しています。

アルク

序文

医学英語の最高峰にチャレンジしよう

症例集から広がる医学英語の世界

本書は、医系学生、医師・医療関係者、その他医学に関心のある初学者を対象とした医学英語の自習書です。医学のトップジャーナル *The New England Journal of Medicine* に掲載された実際の症例集（Case Records）を素材に、医学英語の基礎知識や効果的な学習のヒントを盛り込んだ実践的な教材で、将来皆さんが、医学誌・ウェブサイトでの医学情報の収集、論文の執筆、国際学会での発表など、発展的な医療活動を行うための土台を形成することを目指しています。初学者がこの高い学習目標にチャレンジしやすいよう、本書では丁寧な解説と豊富な語注を付し、ほとんど辞書なしで読み進められるようにしています。

The New England Journal of Medicine の Case Records は、ハーバード医科大学の学生 W. B. Cannon が 1900 年に出した論文の中で、それまでの医学教育を「講義が退屈で刺激がない／dreary and benumbing」と批判し、症例中心の実践的な教育を提案したことに端を発します。これが後に *The New England Journal of Medicine* の Case Records となり、これまで 100 年以上の間に 5000 以上の症例が紹介されています。学生のうちからこうした世界のトップレベルの医学英文に触れ、そのレベルを目標に学習計画を立てることが、非常に重要であるのは言うまでもありません。

本書を書くきっかけとなったのは、著者と数名の学生有志とで始めた同誌の Case Records 抄読会です。いざ始めてみると、毎回発見と感動の連続で、系統的な講義では決して得られない興奮を知った学生たちは、症例を重ねるごとにぐんぐん伸びていきました。それが嬉しくてまた次の症例を読む、ということが、すでに 15 年も続いています。毎週木曜日に発売される *The New England Journal of Medicine* が待ち遠しい―そんなマンガ雑誌の発売日を待ちわびる少年少女のような気持ちが、継続につながったのだと思います。本書を通じて、医学英語を学ぶ多くの人たちにこの感動を伝えられればと願っています。

医学英語は受験英語の延長線上にあるとは言えません。むしろ第三外国語として、それなりの勉強をする必要があるほどのものです。ラテン語やギリシャ語にも親しみ、医学独特の言い回しを整理して頭に入れておかなければなりません。文章の流れや行間を読む力も必要です。得られた情報を越えて想像力を働かせ、自己の経験と照らし合わせて考える作業なしには、見えてこないことがあるのです。最初は無秩序に思えた離れ離れの点が、しだいにつながって診断にいたる過程は、症例集の検討部分によく出てくる constellation of the findings という表現がまさにぴったりで、まるで星座（constellation）を見つけたときのような喜びが感じられることでしょう。

本書で医学英語を学ぶ皆さんへ

本書は医学英語の学習に重点をおいています。この Case Records は本来、症例提示、鑑別診断、臨床診断、病理学的診断、治療方針検討、解剖学的診断、参考文献といった要素で構成され、マサチューセッツ総合病院で毎週行われている臨床・病理検討会 Weekly Clinico-Pathological Conference（CPC）のスタイルで書かれています。本書では、各症例の重要なポイントとなる部分のみを、そのまま手を加えずに抜き出して教材にしています。詳細な検討の過程は省略されている場合もありますが、資料として全文を巻末に載せていますので、皆さんはそれを読んで抜けている部分を補うことができます。

本書を書くにあたって本文に出てくる医学英語を調べていくうちに、ひとつの言葉から関連のある言葉が次々と見つかり、楽しい仲間でグループを作っていることも分かってきました。これは皆さんの今後の発展的な学習に役立つことと思い、実際に臨床実習、研修、医療現場でよく用いられるものをテーマごとに厳選して、BOOK 2として別冊にまとめました。

学会発表などで英語が通じない、あるいは聞き取れないということがよくあります。これは、医学英語の語彙不足だけでなく、発音やアクセントに慣れていないことも、大きな原因のひとつです。本書では、医学英語の発音やアクセントの特徴をつかむことが、正確な聞き取りへの第一歩と考え、カタカナによる独自の発音表記を作成して多くの単語に付記しています。CDを使って発音や聞き取りの練習ができるコーナーもありますので、ぜひ活用してください。

本書を読み終えたときに、医学英語の世界の視界が大きく開けて、世界一高いタワービルに上って周囲を見渡すような爽快さを少しでも感じていただければ、本書の目的は達せられたと信じます。

この企画を実現するにあたり、症例集の使用を許可いただいた *The New England Journal of Medicine* 誌、その仲介と翻訳の確認に尽力いただいた株式会社南江堂、本書の担当編集者である株式会社アルクの中西亜希子、伊藤文子両氏、Dr.レイのキャラクターイラスト作成の朝倉めぐみ氏、本文イラスト作成の吉泉ゆう子氏、そして、京都大学医学研究科の私の研究室のスタッフ各位に深甚の謝意を表します。きめ細かく丁寧な英語編集をしていただいたランゲージ・アソシエィションのKris Chugani氏にも感謝いたします。また、この15年間、抄読会に参加してくれた学生諸君とゲストの諸先生方、そして、何よりも我々に勉強の場と多くの感動を与えてくれた症例集の中の患者さんと先生方にも、本書上梓にあたり心から御礼申し上げます。

2007年11月

髙橋　玲（Dr.レイ）

本書の使い方

本書は、BOOK 1 「症例読解編」とBOOK 2 「発展知識編」、そして1枚のCDがセットになっています。ここでは、本書の使い方や、登場するさまざまな記号やアイコンの意味、はじめに知っておいてほしいルールなどについて説明します。

■BOOK 1 ［症例読解編］

Introduction、Keywords

ここでは、これから読む症例についてのごく基本的な知識を頭に入れておきましょう。

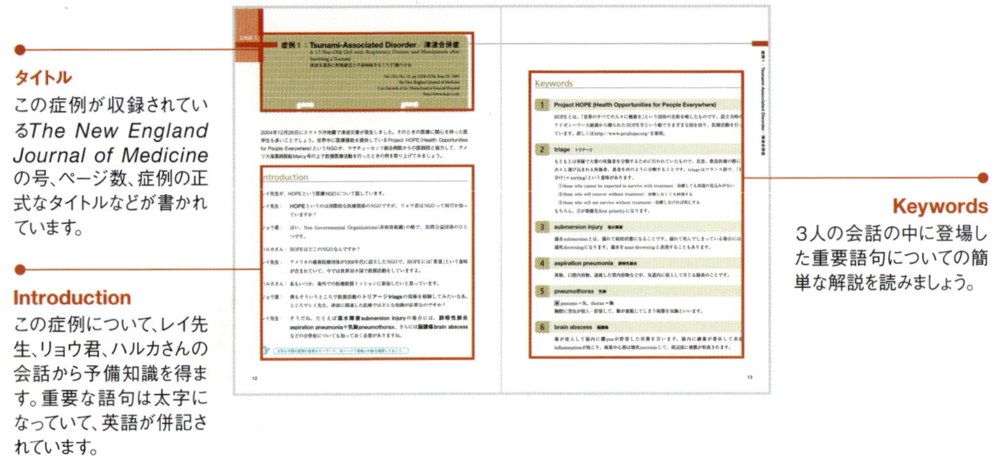

タイトル
この症例が収録されている*The New England Journal of Medicine*の号、ページ数、症例の正式なタイトルなどが書かれています。

Introduction
この症例について、レイ先生、リョウ君、ハルカさんの会話から予備知識を得ます。重要な語句は太字になっていて、英語が併記されています。

Keywords
3人の会話の中に登場した重要語句についての簡単な解説を読みましょう。

本文、和訳、語句の解説、読解のヒント

予備知識が頭に入ったら、実際の症例を読んでみましょう。最終的には、右ページの訳やヒントなしに、左ページだけを見て読めるようになるのが目標です。

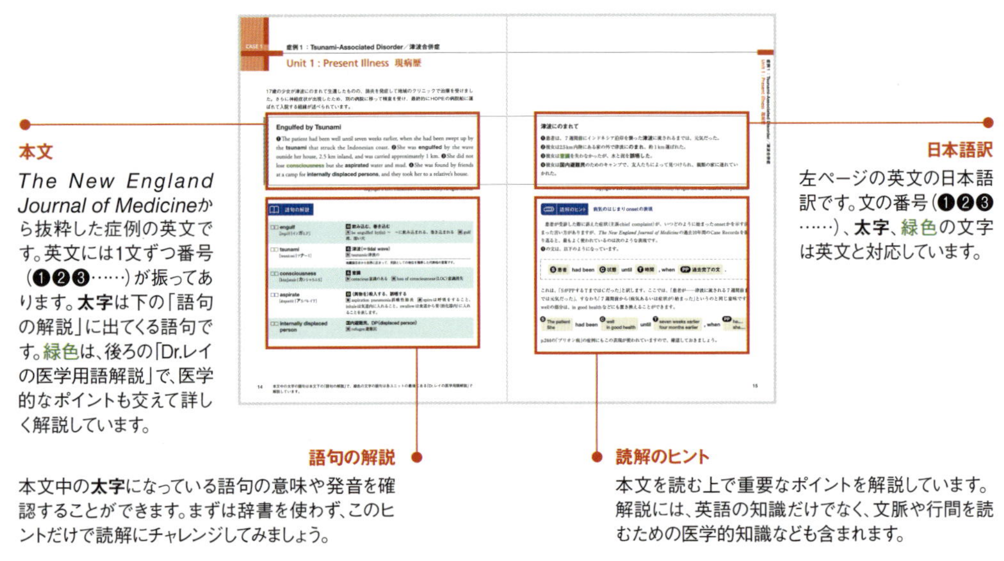

本文
*The New England Journal of Medicine*から抜粋した症例の英文です。英文には1文ずつ番号（❶❷❸……）が振ってあります。**太字**は下の「語句の解説」に出てくる語句です。緑色は、後ろの「Dr.レイの医学用語解説」で、医学的なポイントも交えて詳しく解説しています。

日本語訳
左ページの英文の日本語訳です。文の番号（❶❷❸……）、**太字**、緑色の文字は英文と対応しています。

語句の解説
本文中の**太字**になっている語句の意味や発音を確認することができます。まずは辞書を使わず、このヒントだけで読解にチャレンジしてみましょう。

読解のヒント
本文を読む上で重要なポイントを解説しています。解説には、英語の知識だけでなく、文脈や行間を読むための医学的知識なども含まれます。

Dr. レイの医学用語解説、Review Quiz、 ストーリーのまとめ

各ユニットの最後には、重要な医学用語のまとめや、ここで学んだことを確認するReview Quizがあります。

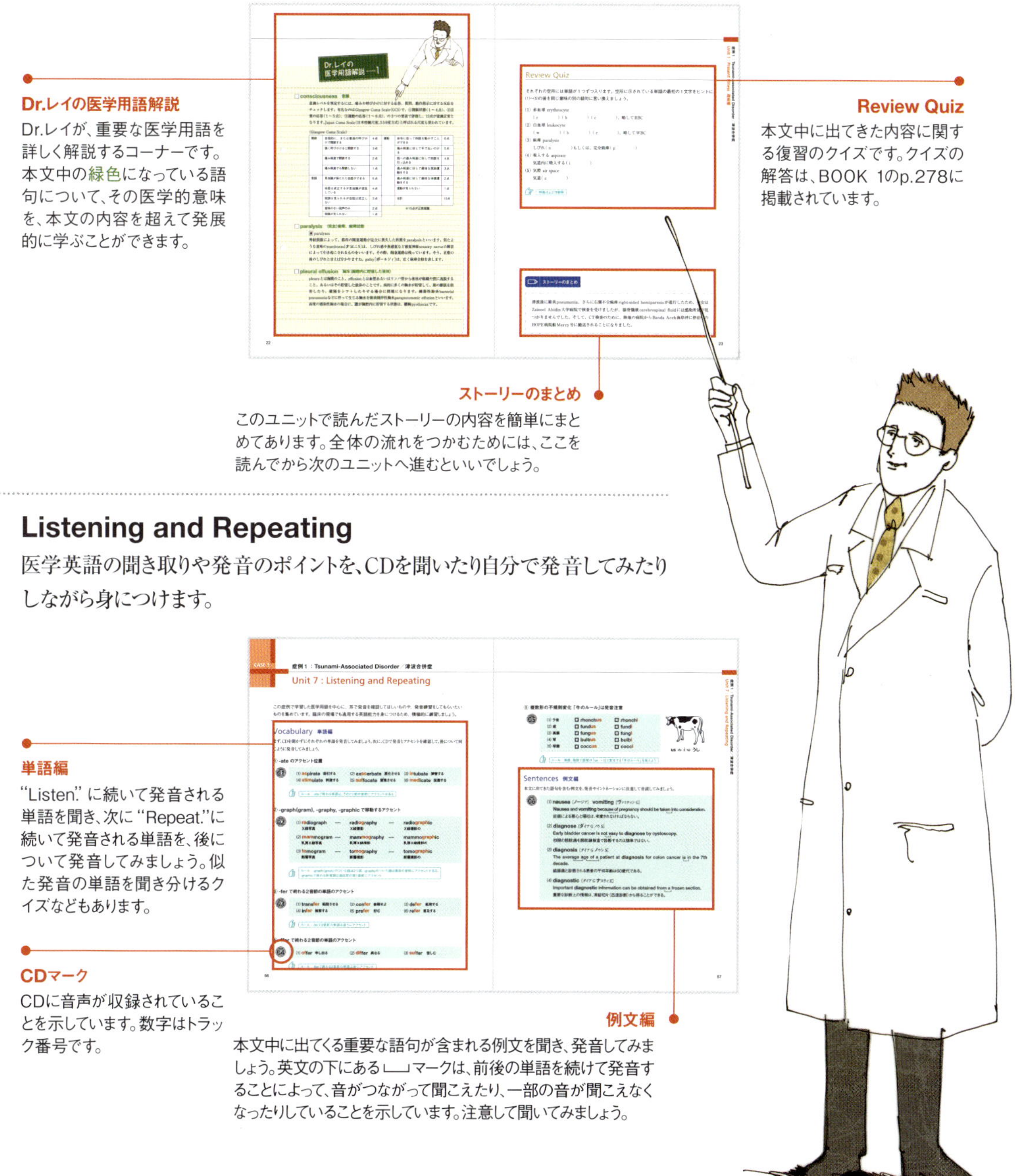

Dr.レイの医学用語解説

Dr.レイが、重要な医学用語を詳しく解説するコーナーです。本文中の緑色になっている語句について、その医学的意味を、本文の内容を超えて発展的に学ぶことができます。

Review Quiz

本文中に出てきた内容に関する復習のクイズです。クイズの解答は、BOOK 1のp.278に掲載されています。

ストーリーのまとめ

このユニットで読んだストーリーの内容を簡単にまとめてあります。全体の流れをつかむためには、ここを読んでから次のユニットへ進むといいでしょう。

Listening and Repeating

医学英語の聞き取りや発音のポイントを、CDを聞いたり自分で発音してみたりしながら身につけます。

単語編

"Listen." に続いて発音される単語を聞き、次に "Repeat."に続いて発音される単語を、後について発音してみましょう。似た発音の単語を聞き分けるクイズなどもあります。

CDマーク

CDに音声が収録されていることを示しています。数字はトラック番号です。

例文編

本文中に出てくる重要な語句が含まれる例文を聞き、発音してみましょう。英文の下にある ⌴ マークは、前後の単語を続けて発音することによって、音がつながって聞こえたり、一部の音が聞こえなくなったりしていることを示しています。注意して聞いてみましょう。

■ BOOK 2 [発展知識編]

まとめて覚える 医学英語の発展知識

医学英語の理解に役立つ発展的な知識を、17のテーマ別に紹介。巻末には、*The New England Journal of Medicine*のCase Recordsに頻出する重要な医学英単語700語を厳選した語彙リストも収録しています。

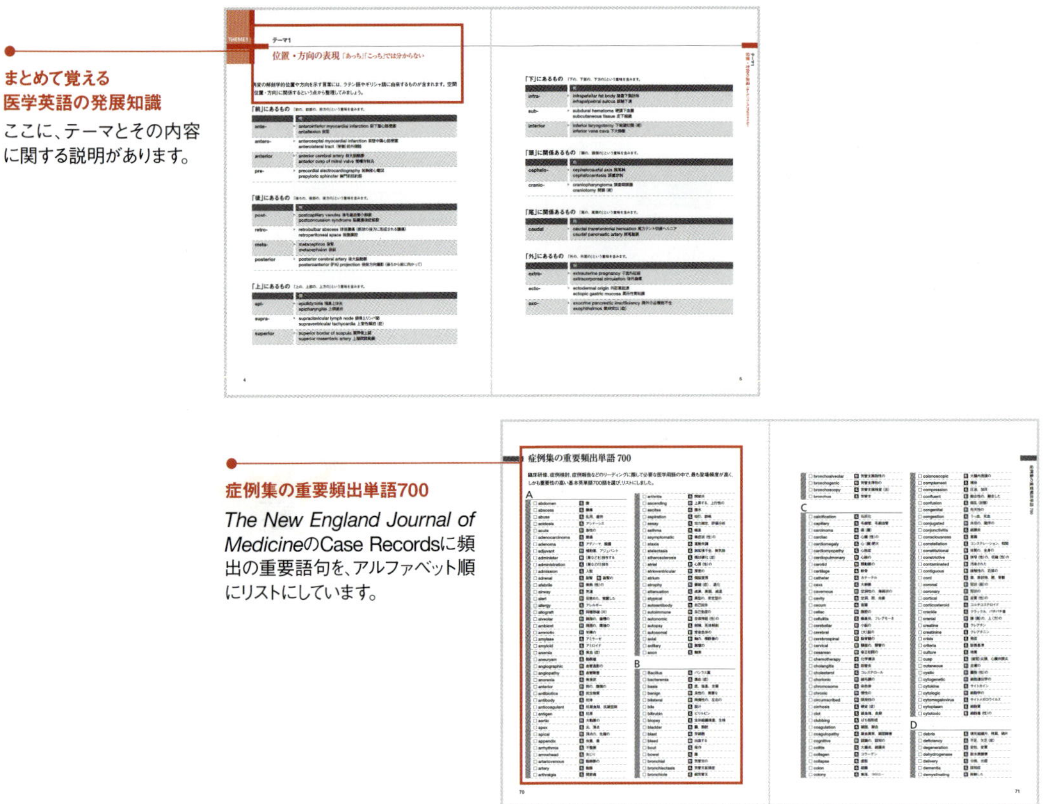

まとめて覚える医学英語の発展知識
ここに、テーマとその内容に関する説明があります。

症例集の重要頻出単語700
*The New England Journal of Medicine*のCase Recordsに頻出の重要語句を、アルファベット順にリストにしています。

■ 本書に使われている記号

❶	文の番号
名 名	名詞
形 形	形容詞
動 動	動詞
副 副	副詞
同	見出し語と同じ意味の語句
反	見出し語と反対の意味の語句
類	見出し語とよく似た意味の語句
関	見出し語に関連する語句や表現、解説
用	見出し語の用法
略	略語の表記
例	例文や語句の使用例

音 ア	発音やアクセントに関する注意事項
単 複	単数形、複数形
頭 尾	接頭辞、接尾辞
源	語源
! 発音注意	発音に注意が必要な語句
! アクセント注意	アクセントに注意が必要な語句
p.39「読解のヒント」	関連事項が掲載されているページを示しています。「別冊」と書かれている場合は、BOOK 2「発展知識編」を参照してください。
Track 01	CDに音声が収録されていることを示すマークです。数字はトラック番号です。

■ Dr. Rei's Phonetic Symbols について

本書では、英単語の発音を表すのに、一般的に用いられる発音記号の他、著者が考案した発音・アクセントの新しい表現手法を導入しています。これは、カタカナ、アルファベットを用いて、なるべく簡単に、そして見て直感的に発音が分かるように表記を工夫したものです。

Dr. Rei's Phonetic Symbolsでは、アクセントの位置や発音の注意点を分かりやすく強調して表現しています。ただし、この表記法は英語の発音のすべてを正確に表すものではありません。本来の発音記号の補助として、また、読み方の基本的なガイドとして使ってください。

基本的なルール

- アクセントのある文字を大きく表示しています。
- 後ろに母音のつかない子音は、アルファベット表記にしています。
- 母音はすべて[アイウエオ]で示し、細かい発音の違いや強弱による音の変化は区別していません。

例 hematocrit [hiːmǽtəkrit] → [ヒー**マ**タKリT]

■ 付属 CD について

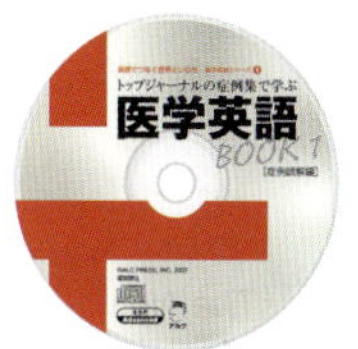

CD の収録内容

BOOK 1 には、CDが付属しています。このCDの内容は以下の通りです。

Track 01-06	症例1 ： 津波合併症	Listening and Repeating
Track 07-12	症例2 ： 乳癌	Listening and Repeating
Track 13-17	症例3 ： プリオン病	Listening and Repeating
Track 18	症例4 ： 大動脈解離	Unit 2 Review Quiz
Track 19-23	症例4 ： 大動脈解離	Listening and Repeating
Track 24	症例5 ： 悪性貧血	Unit 1 Review Quiz
Track 25-28	症例5 ： 悪性貧血	Listening and Repeating

CD のお取り扱いについて

- 弊社制作の音声CDは、CDプレーヤーでの再生を保証する規格品です。
- パソコンでご使用になる場合、CD-ROMドライブとの相性により、ディスクを再生できない場合がございます。ご了承ください。
- パソコンでタイトル・トラック情報を表示させたい場合は、iTunesをご利用ください。iTunesでは、弊社がCDのタイトル・トラック情報を登録しているGracenote社のCDDB（データベース）からインターネットを介してトラック情報を取得することができます。
- CDとして正常に音声が再生できるディスクからパソコンやmp3プレーヤー等への取り込み時にトラブルが生じた際は、まず、そのアプリケーション（ソフト）、プレーヤーの製作元へご相談ください。

CONTENTS

症例4：Aortic Dissection／大動脈解離

症例5：Pernicious Anemia／悪性貧血

付録

The New England Journal of Medicine について

The New England Journal of Medicine (NEJM)は、195年以上にわたる歴史を有する、世界でもっとも権威ある週刊総合医学雑誌のひとつで、日本国内のほとんどの医学関連大学、病院図書館、医局でも購読されています。今日望みうる最高水準の医学研究が毎週発表される本誌は、ニュース番組や新聞紙上でいち早く本誌の記事が紹介されることも多く、各種産業・株式市場など多方面に強い影響を与え続けています。また、最近の国内専門医（循環器学、腫瘍学、血液学)を対象とした調査においても「職業上絶対に必要、時間を割いてでも読む」雑誌として英文誌でありながら国内雑誌をしのぐ評価を得ています。

掲載されるオリジナル論文の40%以上がアメリカ国外から寄せられ、投稿原稿の年間総数は約3,600件、そのうち掲載が認められるのは6%程度にすぎません。採用された論文は未発表のものに限られ、患者ケアの基礎的教養から最新の治療、手術手技を含む医学の最も重要なテーマまで、ホットで信頼できる情報を提供しています。世界全体の総発行部数は、医学雑誌では最大の25万部以上で、しかもすべてが有料購読者に提供されています。

NEJMには、現在アメリカ、カナダ、日本、国際版があり、毎週木曜日に世界同時発売されています。 最新の医学情報をアメリカ本国と同じタイミングで入手することが可能です。1996年より日本国内版には 主要論文の日本語アブストラクトが、また1997年からは日本語目次が掲載され、2002年からは今週の本誌の日本語訳も掲載され必要な論文に簡単にアクセスできるようになりました。

▶ *The New England Journal of Medicine*日本版（株式会社南江堂）
http://www.nankodo.co.jp/yosyo/xforeign/nejm/xf2hm.htm

症例1：

Tsunami-Associated Disorder

津波合併症

症例1：Tsunami-Associated Disorder／津波合併症

A 17-Year-Old Girl with Respiratory Distress and Hemiparesis after Surviving a Tsunami

津波生還後に呼吸窮迫と半身麻痺を生じた17歳の少女

Vol. 352, No. 25, pp.2628-2636, June 23, 2005
The New England Journal of Medicine
Case Records of the Massachusetts General Hospital
http://www.nejm.com/

2004年12月26日にスマトラ沖地震で津波災害が発生しました。そのときの医療に関心を持った医学生も多いことでしょう。世界中に医療援助を提供しているProject HOPE(Health Opportunities for People Everywhere)というNGOが、マサチューセッツ総合病院からの医師団と協力して、アメリカ海軍病院船Mercy号の上で救援医療活動を行ったときの例を取り上げてみましょう。

Introduction

レイ先生が、HOPEという医療NGOについて話しています。

レイ先生：　**HOPE**というのは国際的な医療関係のNGOですが、リョウ君はNGOって何だか知っていますか？

リョウ君：　はい、Non Governmental Organizations(非政府組織)の略で、民間公益団体のひとつです。

ハルカさん：HOPEはどこのNGOなんですか？

レイ先生：　アメリカの慈善医療団体が1950年代に設立したNGOで、HOPEには「希望」という意味が含まれていて、今では世界30カ国で救援活動をしていますよ。

ハルカさん：私もいつか、海外での医療救援ミッションに参加したいと思っています。

リョウ君：　僕もそういうところで救援活動の**トリアージtriage**の現場を経験してみたいなあ。ところでレイ先生、津波に関連した医療ではどんな知識が必要なのですか？

レイ先生：　そうだね、たとえば**溺水障害submersion injury**の場合には、**誤嚥性肺炎aspiration pneumonia**や**気胸pneumothorax**、さらには**脳膿瘍brain abscess**などの合併症についても知っておく必要がありますね。

太字は今回の症例の重要なキーワード。右ページで意味と内容を確認しておこう。

Keywords

1 Project HOPE (Health Opportunities for People Everywhere)

HOPEとは、「世界のすべての人々に健康を」という団体の名称を略したものです。設立当時のアイゼンハワー大統領から贈られたHOPE号という船でさまざまな国を回り、医療活動を行っています。詳しくはhttp://www.projhope.org/を参照。

2 triage トリアージ

もともとは軍隊で大量の死傷者を分類するために行われていたもので、災害、救急医療の際に、次々と運び込まれる負傷者、患者を次のように分類することです。triageはフランス語で、「仕分け(＝sorting)という意味があります。

①those who cannot be expected to survive with treatment：治療しても回復の見込みがない

②those who will recover without treatment：治療しなくても回復する

③those who will not survive without treatment：治療しなければ死亡する

もちろん、③が最優先first priorityになります。

3 submersion injury 溺水障害

溺水submersionとは、溺れて病的状態になることです。溺れて死んでしまっている場合には、溺死drowningになります。溺水をnear-drowningと表現することもあります。

4 aspiration pneumonia 誤嚥性肺炎

異物、口腔内容物、逆流した胃内容物などが、気道内に侵入して生じる肺炎のことです。

5 pneumothorax 気胸

源 pneumo＝気、thorax＝胸

胸腔に空気が侵入・貯留して、肺が虚脱してしまう病態を気胸といいます。

6 brain abscess 脳膿瘍

菌が侵入して脳内に膿pusが貯留した状態を言います。脳内に細菌が着床して炎症inflammationが起こり、病巣中心部は壊死necrosisして、周辺部に被膜が形成されます。

Unit 1 : Present Illness 現病歴

17歳の少女が津波にのまれて生還したものの、肺炎を発症して地域のクリニックで治療を受けました。さらに神経症状が出現したため、別の病院に移って精査を受け、最終的にHOPEの病院船に運ばれて入院する経緯が述べられています。

Engulfed by Tsunami

❶ The patient had been well until seven weeks earlier, when she had been swept up by the **tsunami** that struck the Indonesian coast. ❷ She was **engulfed** by the wave outside her house, 2.5 km inland, and was carried approximately 1 km. ❸ She did not lose **consciousness** but she **aspirated** water and mud. ❹ She was found by friends at a camp for **internally displaced persons**, and they took her to a relative's house.

語句の解説

□□ **engulf**
[ingʌ́lf | インガLF]

動 飲み込む、巻き込む
用 be engulfed by(in) ～　～に飲み込まれる、巻き込まれる　関 gulf 湾、深い穴

□□ **tsunami**
[tsunáːmi | ツナーミ]

名 津波(＝tidal wave)
形 tsunamic津波の

地震国日本から世界に広まって、英語としての地位を獲得した代表格の言葉です。

□□ **consciousness**
[kánʃəsnis | カンシャSニS]

名 意識
形 conscious意識のある　関 loss of consciousness(LOC)意識消失

□□ **aspirate**
[ǽspərèit | アSパレイT]

動 (異物を)吸入する、誤嚥する
関 aspiration pneumonia 誤嚥性肺炎　源 spiroは呼吸をすること、inhaleは気道内に入れること、swallowは食道から胃(消化器内)に入れることを表します。

□□ **internally displaced person**

国内避難民、DP(displaced person)
類 refugee避難民

本文中の太字の語句は本文下の「語句の解説」で、緑色の文字の語句は各ユニットの最後にある「Dr.レイの医学用語解説」で解説しています。

津波にのまれて

❶患者は、7週間前にインドネシア沿岸を襲った**津波**に流されるまでは、元気だった。
❷彼女は2.5km内陸にある家の外で津波に**のまれ**、約1km運ばれた。
❸彼女は**意識**を失わなかったが、水と泥を**誤嚥した**。
❹彼女は**国内避難民**のためのキャンプで、友人たちによって見つけられ、親類の家に連れていかれた。

読解のヒント　病気のはじまりonsetの表現

患者が受診した際に訴えた症状(主訴chief complaint)が、いつどのように始まったonsetかを示す決まった言い方がありますが、*The New England Journal of Medicine*の過去10年間のCase Recordsを振り返ると、最もよく使われているのは次のような表現です。
❶の文は、以下のようになっています。

S 患者　had been　C 状態　until　T 時間　, when　PP 過去完了の文　.

これは、「SがPPするTまではCだった」と訳します。ここでは、「患者が……津波に流される7週間前までは元気だった」、すなわち「7週間前から(病気あるいは症状が)始まった」というのと同じ意味です。wellの部分は、in good healthなどにも置き換えることができます。

S		C		T		PP
The patient She	had been	well in good health	until	seven weeks earlier four months earlier	, when	he.... she....

p.244の「プリオン病」の症例にもこの表現が使われていますので、確認しておきましょう。

症例1：Tsunami-Associated Disorder／津波合併症

Aspiration Pneumonia

❺Two days after the tsunami, she was examined at a local clinic for a **cough**, treated, and released. ❻The next week, she was reunited with her father. ❼Headache, **nausea**, and **vomiting** developed, and her **appetite** decreased. ❽Approximately two weeks after the tsunami, her father took her to a local clinic, where **pneumonia** was **diagnosed**. ❾Unknown **medications** were **administered**.

語句の解説

□□ **cough**
[kɔ́:f | カーF]

名 咳、咳嗽(がいそう)、動 咳をする
関 cough reflex咳反射、cough fracture咳嗽骨折

□□ **nausea**
[nɔ́:ziə | ノージア]

名 吐き気、悪心 ❗発音注意
類 sicchasia(特に妊娠中の吐き気)、nausea gravidarum妊娠つわり、morning sicknessつわり

□□ **vomiting**
[vάmitiŋ | ヴォミティンG]

名 嘔吐 ❗アクセント注意
動 vomit[ヴォミッT]吐く　※口語で「吐く」はthrow up　同 emesis嘔吐
※emesisは接尾辞としても用いられます(例：hematemesis吐血)

□□ **appetite**
[ǽpətàit | アパタイT]

名 食欲
同 orexia　関 appetite loss食欲不振(＝anorexia)

□□ **pneumonia**
[njumóunjə | ニューモウニア]

名 肺炎 ❗発音注意
関 pneumonitis肺臓炎　※肺実質の炎症

□□ **diagnose**
[dáiəgnòus | ダイアGノウS]

動 ～と診断する
名 diagnosis[ダイアGノウシS]診断　形 diagnostic[ダイアGナSティK]診断(上)の

□□ **medication**
[mèdəkéiʃən | メダケイシャン]

名 薬剤、薬物、投薬、薬物治療
動 medicate[メディケイT]薬物治療する

□□ **administer**
[ædmínistər | アDミニSター]

動 (薬物など)を投与する、治療を行う
名 administration薬物の投与

別冊 p.42「英単語 医学的用法vs.一般的用法 40」

誤嚥性肺炎

❺津波の2日後、彼女は**咳嗽**のため、地域の診療所で検査、治療を受けて、帰宅した。

❻次の週に彼女は父親と再会した。

❼頭痛、**悪心**、**嘔吐**が始まり、**食欲**が減少した。

❽津波から約2週間後に父親が彼女を地域の診療所に連れて行き、そこで**肺炎**と**診断された**。

❾詳細不明の**投薬治療**が**行われた**。

読解のヒント　症状を表す医学用語

医者が使う専門的な用語は、一般の人(患者)が使う言葉とは異なる場合があります。たとえば、❼の文に出てきたvomitingは、一般の人はthrowing upと言うでしょう。ここでは一般に使われる言葉と、医学専門用語の対比をいくつかあげてみます。医学専門用語のほうはクイズ形式になっていますので、次の選択肢から適切な語を選んで表を完成させましょう。ただし、一般用語と医学用語に厳密な区別があるわけではありません(解答はp.278)。

日本語	一般的な表現	医学専門用語
不眠	sleeplessness	(insomnia)
かゆみ(掻痒)	itching	( )
骨折	break	( )
捻挫	sprain	( )
切り傷(切創)	cut	( )
出血	bleeding	( )
熱がある(発熱)	feverish (feverous)	( )
できもの(癤(せつ))	boil	( )

選択肢：fracture / hemorrhage / pruritus / furuncle / febrile / incised (wound) / distortion

Neurological Symptoms

⑩One week later, approximately four weeks before **admission**, **weakness** in the right side of the face, right arm, and leg developed; the girl stopped speaking, **had difficulty** swallowing, and choked while eating. ⑪She was admitted to the **International Committee of the Red Cross-Crescent** field hospital. ⑫On examination, she was **hypotensive**, with **flaccid** paralysis of the right side.

語句の解説

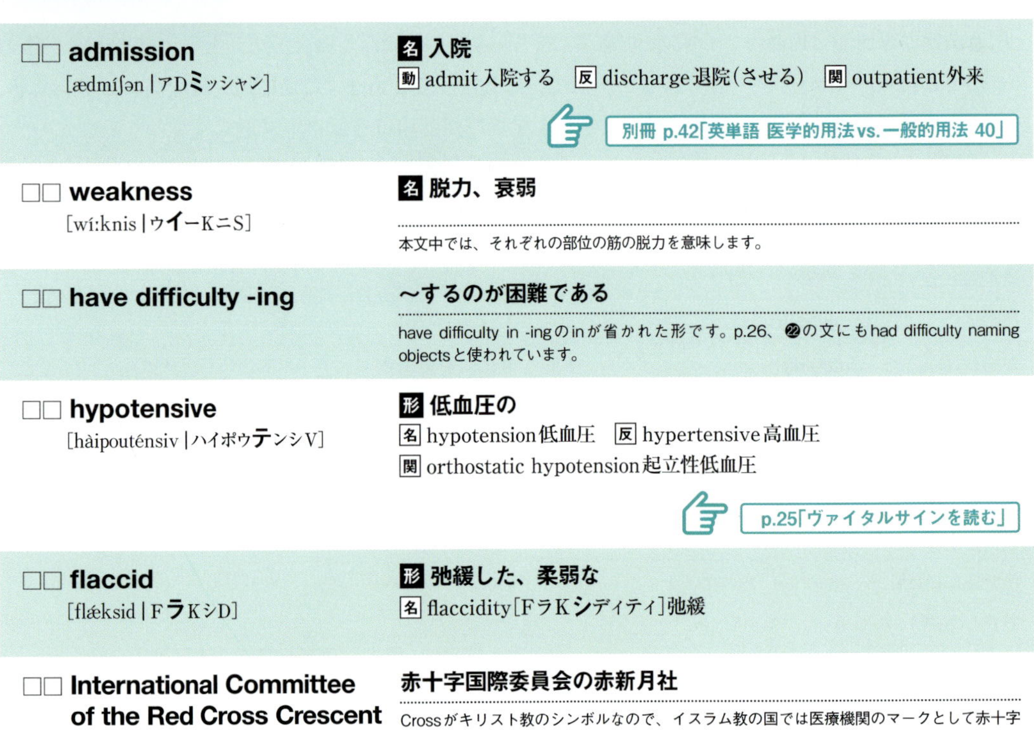

□□ **admission** [ædmíʃən | アDミッシャン]
名 入院
動 admit入院する　反 discharge退院(させる)　関 outpatient外来

別冊 p.42「英単語 医学的用法vs.一般的用法 40」

□□ **weakness** [wíːknis | ウイーKニS]
名 脱力、衰弱
本文中では、それぞれの部位の筋の脱力を意味します。

□□ **have difficulty -ing**
〜するのが困難である
have difficulty in -ingのinが省かれた形です。p.26、㉒の文にもhad difficulty naming objectsと使われています。

□□ **hypotensive** [hàipouténsiv | ハイポウテンシV]
形 低血圧の
名 hypotension低血圧　反 hypertensive高血圧
関 orthostatic hypotension起立性低血圧

p.25「ヴァイタルサインを読む」

□□ **flaccid** [flǽksid | FラKシD]
形 弛緩した、柔弱な
名 flaccidity[FラKシディティ]弛緩

□□ **International Committee of the Red Cross Crescent**
赤十字国際委員会の赤新月社
Crossがキリスト教のシンボルなので、イスラム教の国では医療機関のマークとして赤十字の代わりに赤い三日月を使っています。

神経症状

⑩ 1週間後、すなわち**入院**の約4週間前に、顔面の右側、右腕、右脚の**脱力**が生じた。少女はしゃべらなくなり、嚥下**困難を生じ**、そして食事中にのどに物が詰まるようになった。
⑪彼女は**赤十字国際委員会の赤新月社**が管轄する病院に入院した。
⑫診察では、彼女は**低血圧**で、右側に**弛緩性麻痺**が見られた。

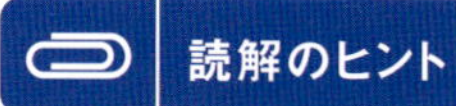

「窒息」について

⑩...had difficulty swallowing, and choked while eating.

ここで述べられているdifficulty swallowing(嚥下困難)とchoking(のどが詰まること)は、おそらく舌、咽頭、喉頭の運動麻痺や反射障害によって引き起こされる神経症状の現れneurological manifestationであると考えられます。

chokeには「窒息させる」という意味がありますが、本来は、気道をブロックする、あるいは喉を締めつけることをいいます。気道以外の管腔を詰まらせる状況を表すこともあります。

例 Intraductal papillary mucinous tumors of the pancreas produce excessive amounts of mucin, which may **choke** the duct.
膵管内乳頭粘液性腫瘍は過剰の粘液を産生し、それが膵管を**閉塞する**かもしれない。

一方、真の窒息はasphyxiaといいます。asphyxiaには気道が閉塞されて生じる「外窒息」とそれによって引き起こされる組織・細胞レベルの「内窒息」が含まれます。suffocationも窒息という意味ですが、asphyxiaが医学的に使われるのに対して、一般的な状況で使われることが多いようです。

例 Without treatment, the patient with strychnine poisoning often dies from **asphyxia** and cardiac arrest.
ストリキニーネ中毒の患者は、治療を受けなければしばしば**窒息**と心停止で死亡する。

Treatment of Pneumonia

⑬A chest **radiograph** revealed **air-space consolidation** with a small **pleural effusion** on the right side. ⑭**Combination therapy** with **meropenem** and **trimethoprim-sulfamethoxazole** was begun. ⑮The weakness progressively increased.

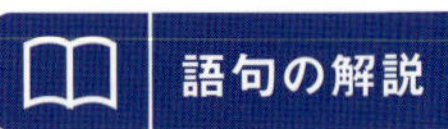

語句の解説

□□ **radiograph**
[réidiougræ̀f | レイディオウGラF]
名 レントゲン写真、X線写真　! アクセント注意

□□ **air space**
[ɛ́ərspèis | エアSペイS]
名 気腔
関 airway 気道
気腔とは、肺の間質interstitiumに対して、肺胞上皮alveolar epitheliumに囲まれた肺の実質をさします。

□□ **consolidation**
[kənsɑ̀lədéiʃən | カンサラディシャン]
名 コンソリデーション、硬化(像)
関 air-space consolidation 気腔硬化
通常は空気が入っている肺胞内に、浸出液や炎症細胞などが充満することによってできる異常影のことをいいます。

□□ **combination therapy**
併用療法
関 treatment 治療、therapeutic 治療上の
本文では、多剤を組み合わせて治療することを表します。

□□ **meropenem**
[ミアロペネM]
名 メロペネム
細菌の細胞壁合成阻害により殺菌性作用をもつ抗生物質。

□□ **trimethoprim-sulfamethoxazole**
名 トリメトプリム・スルファメトキサゾール配合剤(ST合剤)
ジヒドロ葉酸還元酵素阻害剤trimethoprimとスルホンアミド系抗菌薬sulfamethoxazoleの合剤。微生物の葉酸合成利用をブロックします。

肺炎の治療

⓭胸部**X線写真**によって、右側に少量の胸水貯留を伴った**気腔**の**硬化像**が明らかとなった。
⓮**メロペネム**と、**トリメトプリム・スルファメトキサゾール配合剤**の**併用療法**が始められた。
⓯脱力は次第に進行した。

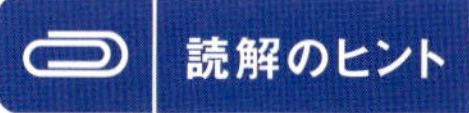

air-space consolidation 気腔硬化

軍事用語ではair spaceというのは領空(空域)のことですが、医学用語のair spaceは、肺の中で気管支よりも末梢で肺胞に至るまでの空気の入っているスペースを意味します。入り組んだair spaceの間を埋めている結合組織の部分を間質interstitiumといいます。この例のように、(細菌性)肺炎になると、肺胞内、すなわちair spaceに滲出液が充満して、硬化consolidationとなり、X線で見つけることができます。

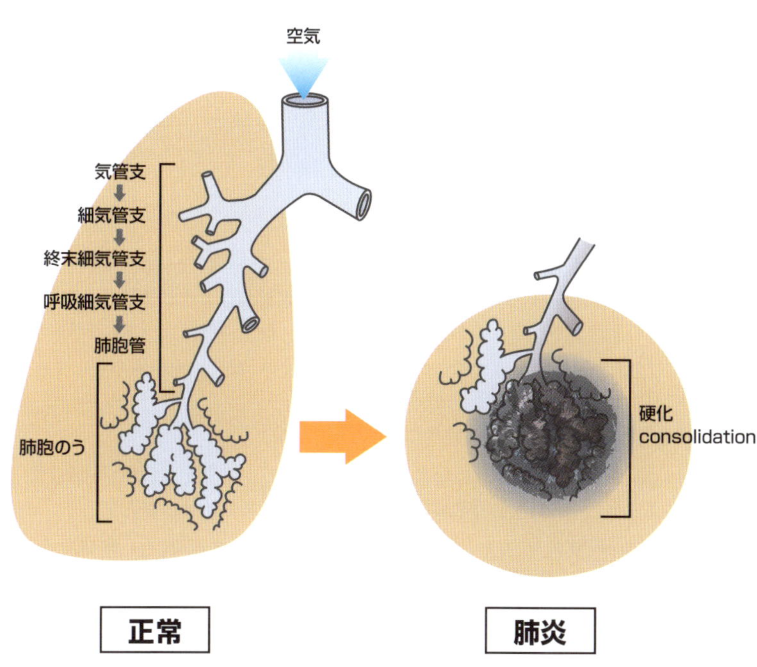

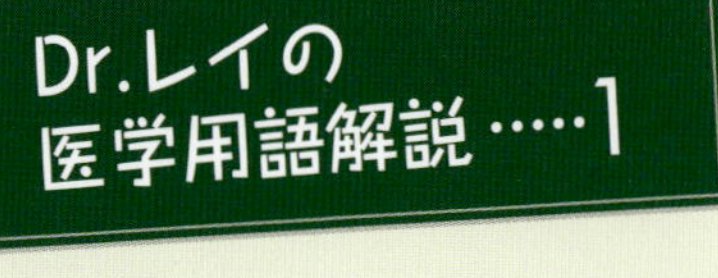

□ consciousness 意識

意識レベルを判定するには、痛みや呼びかけに対する応答、質問、動作指示に対する反応をチェックします。有名なのはGlasgow Coma Scale(GCS)で、①開眼状態(1～4点)、②言葉の応答(1～5点)、③運動の応答(1～6点)、の3つの要素で評価し、15点が意識正常となります。Japan Coma Scale(日本昏睡尺度、3-3-9度方式)と呼ばれる尺度も使われています。

〈Glasgow Coma Scale〉

開眼	自発的に、または普通の呼びかけで開眼する	4点	運動	命令に従って四肢を動かすことができる	6点
	強く呼びかけると開眼する	3点		痛み刺激に対して手で払いのける	5点
	痛み刺激で開眼する	2点		指への痛み刺激に対して四肢を引っ込める	4点
	痛み刺激でも開眼しない	1点		痛み刺激に対して緩徐な屈曲運動をする	3点
言語	見当識が保たれた会話ができる	5点		痛み刺激に対して緩徐な伸展運動をする	2点
	会話は成立するが見当識が混乱している	4点		運動が見られない	1点
	発語は見られるが会話は成立しない	3点		合計	15点
	意味のない発声のみ	2点			
	発語が見られない	1点			

※15点が正常意識

□ paralysis (完全)麻痺、麻痺状態

[複] paralyses

神経損傷によって、筋肉の随意運動が完全に喪失した状態をparalysisといいます。似たような意味のnumbness[**ナ**Mニ S]は、しびれ感や無感覚など感覚神経sensory nerveの障害によって引き起こされるものをいいます。その際、随意運動は残っています。そう、正座の後のしびれと言えば分かりますね。palsy[**ポ**ールジィ]は、広く麻痺全般を表します。

□ pleural effusion 胸水(胸腔内に貯留した液体)

pleuraとは胸膜のこと、effusionとは血管あるいはリンパ管から液体が組織や腔に逸脱すること、あるいはその貯留した液体のことです。病的に多くの胸水が貯留して、肺の膨張を阻害したり、縦隔をシフトしたりする場合に問題になります。細菌性肺炎bacterial pneumoniaなどに伴って生じる胸水を肺炎随伴性胸水parapneumonic effusionといいます。高度の感染性胸水の場合に、膿が胸腔内に貯留する状態は、膿胸pyothoraxです。

Review Quiz

それぞれの空所には単語が1つずつ入ります。空所に示されている単語の最初の1文字をヒントに、(1)〜(5)の後を同じ意味の別の語句に言い換えましょう。

(1) 赤血球 erythrocyte
　(r　　　　) (b　　　　) (c　　　　)、略してRBC

(2) 白血球 leukocyte
　(w　　　　) (b　　　　) (c　　　　)、略してWBC

(3) 麻痺 paralysis
　しびれ(n　　　　)もしくは、完全麻痺(p　　　　)

(4) 吸入する aspirate
　気道内に吸入する(i　　　　)

(5) 気腔 air space
　気道(a　　　　)

解答はp.278参照

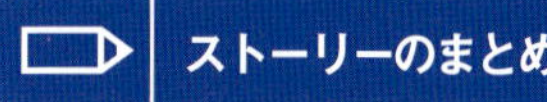

津波後に肺炎pneumonia、さらに右側不全麻痺right-sided hemiparesisが進行したため、少女はZainoel Abidin大学病院で検査を受けましたが、脳脊髄液cerebrospinal fluidには感染所見が見つかりませんでした。そして、CT検査のために、陸地の病院からBanda Aceh海岸沖に停泊中のHOPE病院船Mercy号に搬送されることになりました。

Unit 2 : Findings on Admission 入院時所見

肺炎に続いて神経症状を合併した少女は、スマトラ沖に停泊しているHOPEの病院船Mercy号に移され、そこで身体学的検査と神経学的検査を受けます。

Physical Findings (1)

⑯On examination, the patient was **alert** and cooperative with a **flat affect**, and she appeared younger than her age (**Tanner developmental stage** 2 to 3, with 1 representing immature development and 5 maturity). ⑰The blood pressure was 109/66 mm Hg, the pulse 112 beats per minute, the temperature 37.0°C, and the **respiratory** rate 20 breaths per minute with slight **nasal** flaring. ⑱The **oxygen saturation** was 93 percent while she was breathing **ambient air**. ⑲The **mucous membranes** were dry.

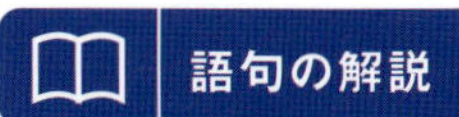

□□ **alert** [əlɔ́ːrt | アラーT]
形 意識が清明である
意識が清明ではっきり覚醒した状態を、清明覚醒状態alert wakefulnessといいます。

□□ **flat affect**
平坦な情動(感情)、感情に乏しい
同 emotionless 類 blunted affect感情鈍麻

□□ **respiratory** [réspərətɔ̀ːri | レスパラトーリ]
形 呼吸の ❗アクセント注意
名 respiration呼吸 関 acute respiratory distress syndrome(ARDS)急性呼吸窮迫症候群

□□ **nasal** [néizəl | ネィザL]
形 鼻の ❗発音注意
関 nasal flaring鼻孔が開くこと

□□ **oxygen saturation**
酸素飽和度(%)
略 Sat 関 partial pressure oxygen(PO_2)動脈血酸素分圧
酸素飽和度とは、酸素が完全に結合しうるヘモグロビン量に対して、酸化したヘモグロビンoxygenated hemoglobin量の割合をいいます。

□□ **mucous membrane**
粘膜
音 mucousは、mucus[ミューカS]粘液と発音が同じです。
本文⑲では、脱水状態dehydrationの徴候として、口唇、口腔、結膜などの乾燥をさしています。

身体所見(1)

⑯診察では、患者は**感情に乏しかったが、意識が清明**で協力的であった。彼女は年の割には若く見えた(1が未熟、5が成熟を表しているタナー発達段階の2～3に相当する)。

⑰血圧は、109/66 mm Hg、脈拍数112回/分、体温37.0℃、**呼吸**数は20回/分で**鼻**孔が少し開いていた。

⑱**酸素飽和度**は室内気呼吸時には95%だった。

⑲**粘膜**が乾いていた。

読解のヒント　ヴァイタルサインvital signsを読む

vitalというのは「生きている」という意味で、患者が生きている状態であることを示す生命徴候を「ヴァイタルサイン」と言います。本文⑰で示されているように、通常は「血圧」「脈拍」「呼吸」「体温」の測定で評価され、脈拍と呼吸については数値のみならず、不整脈や異常音などの定性的qualitativeな情報も含まれます。

測定項目＼変化	⇩	⇧
blood pressure血圧	hypotension低血圧 (収縮期圧100 mm Hg以下)	hypertension高血圧 (収縮期140 mm Hg、拡張期90mm Hg 以上※1)
pulse脈拍	bradycardia徐脈 (60回/分以下)	tachycardia頻脈 (100回/分以上)
respiration呼吸 1回の換気量 1分間の呼吸数 換気量と呼吸数	 hypopnea減呼吸 bradypnea徐呼吸 (8回/分以下) oligopnea寡少呼吸	 hyperpnea過呼吸 tachypnea頻呼吸 (24回/分以上) polypnea多呼吸
temperature体温	hypothermia低体温症 (33～34℃以下)	hyperthermia高体温症※2

※1　詳細は、日本高血圧学会(JSH)あるいは世界保健機構(WHO)の血圧分類を参照。
※2　高体温は、微熱37.0～37.9℃、中等度熱38.0～38.9℃、高熱39.0℃～と分類されます。また、1日1℃以上の差を弛張熱remittent fever、1℃以上の差がなく常に38℃以上あるものを稽留熱continued feverといいます。

Physical Findings (2)

⑳The breath sounds were diminished over the lower right **lung field** and in the left **base**, and **crackles** and **rhonchi** were present in the left base. ㉑Her **extremities** were cool to the touch, with **prolonged** **capillary refill** of 4 to 5 seconds. ㉒She was able to follow simple commands but spoke little, did not repeat words when asked, and had difficulty naming objects.

語句の解説

□□ **lung field**

肺野

本文⑳では、胸部の聴診で、肺の空気を介して伝わってくる呼吸音を聞いています。炎症などで気腔air spaceに損傷があると聞こえにくくなります。

□□ **base**
[béis | ベイS]

名 **底部、基部**

p.39「読解のヒント」

本文⑳では肺底部lung base（＝basis pulmonis）のことを表しています。

□□ **crackle**
[krǽkl | Kラッ KL]

名 **クラックル、パチパチ音**

p.27「読解のヒント」

□□ **rhonchus**
[ráŋkəs | ランカS]

名 **いびき様音** ❗発音注意

複 rhonchi[ランカイ]

p.27「読解のヒント」
別冊 p.16「複数形語尾のルール」

□□ **extremity**
[ikstréməti | イKSTレマティ]

名 **四肢**

関 upper extremity 上肢（＝ upper limb）、lower extremity 下肢（＝ lower limb）

上肢は、肩、上腕、前腕、手根、手を含みます。下肢は、殿骨盤部、大腿、下腿、足根、足を含みます。

□□ **prolonged**
[prəlɔ́:ŋd | PラローンGD]

形 **基準値に比べて延長した**

関 prolonged coagulation time凝固時間延長

身体所見(2)

⑳呼吸音は、右下**肺野**と左肺**底部**で減弱していた、そして**パチパチ音**(湿性ラ音)と**いびき様音**(乾性ラ音)が左肺底部にあった。

㉑**四肢**は触れると冷たく、圧迫解除後に**毛細血管内に血液が再充填される**時間は4～5秒と**延長**していた。

㉒彼女は単純な指示に従うことはできたが、ほとんどしゃべらず、求めても言葉を反復せず、物の名前を言うことが困難だった。

読解のヒント　聴診における呼吸雑音の呼び方

聴診auscultationで聞こえる呼吸雑音には、(1)ラ音rale[**ラ**ーL]と(2)摩擦音friction rubがあります。ラ音はさらに、気道内に貯留した粘稠性に乏しい分泌物中を空気が通るときの(a)湿性ラ音moist raleと、反対に粘稠性の高い分泌物の貯留あるいは気道の狭窄によって起こされる(b)乾性ラ音dry raleに分類されます。

(a)moist raleはcoarse crackle(肺水腫などで聞かれる水泡音bubbling rale)とfine crackle(間質性肺炎などで聞かれる小水疱音で、捻髪音crepitationとも言われる)が含まれます。一方、(b)dry raleには、気管支喘息などで聞かれるヒューヒューという高音性の喘鳴(笛音)wheeze(あるいはstridor)と、慢性気管支炎など比較的太い気管支狭窄によって生じる低音性のいびき様音rhonchusがあります。

(1)ラ音rale
- (a)湿性ラ音moist rale
  - coarse crackle(水泡音bubbling rale)
  - fine crackle(捻髪音crepitation)
- (b)乾性ラ音dry rale
  - 喘鳴wheeze/stridor(高音性)
  - いびき様音rhonchus(低音性)

(2)摩擦音friction rub

症例1：Tsunami-Associated Disorder／津波合併症

Neurological Findings

㉓The **pupils** were round and reactive to light, the **extraocular movements** were **intact**, and the **fundi** were normal. ㉔There was a right-sided facial **droop** and flaccid paralysis of the right arm and right leg. ㉕Her sensation of **light touch** was intact, and the **reflexes** were 3+ on the right and 2+ on the left. ㉖There was a Babinski reflex of the right big toe; her **gait** and stance were not tested. ㉗The remainder of the examination was normal.

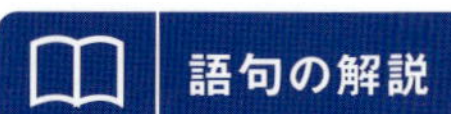

語句の解説

□□ **pupil**
[pjú:pil | ピューピL]
名 瞳孔
別冊 p.42「英単語 医学的用法vs.一般的用法 40」

□□ **extraocular movement**
外眼運動（＝movements of extraocular muscles）
「外眼運動が損なわれていない」というのは、外眼筋extraocular musclesの運動に異常がないということです。

□□ **intact**
[intǽkt | インタKT]
形 損なわれていない、無傷の ！アクセント注意
名 intactness損なわれていないこと

□□ **fundus**
[fʌ́ndəs | ファンダS]
名 底、開口部から最も遠いところ ！発音注意
複 fundi[ファンダイ]
別冊 p.16「複数形語尾のルール」
底部と呼ばれる部位はたくさんありますが、本文では眼底ocular fundus（＝eyeground）のことです。視神経乳頭の浮腫など、頭蓋内圧亢進の有無を調べます。

□□ **droop**
[drú:p | Dルーp]
名 垂下、だらりと下がっていること 動 垂れ下がる
形 droopy垂下した、だらりと下がった

□□ **reflex**
[rí:fleks | リーFレKS]
名 反射神経、反射作用 ！アクセント注意
関 reflux[リーFラKS]（逆流の）と発音や綴りが似ているので注意。

□□ **gait**
[géit | ゲイT]
名 歩き方、歩行、歩容
類 walking 歩くこと 関 ataxic gait失調性歩行
p.29「読解のヒント」

既出語：flaccid（→ p.18）

神経学的所見

㉓**瞳孔**は円形で、光に反応し、**外眼運動**は**保たれ**、そして両側の**眼底**は正常だった。
㉔右側の顔面が**垂れ下がり**、右腕と右脚に弛緩性麻痺があった。
㉕彼女の**触知覚**は保たれ、**反射**は右側で３＋、左側で２＋であった。
㉖右親指にバビンスキー反射があった。彼女の**歩行**と姿勢は調べられなかった。
㉗その他の検査は正常だった。

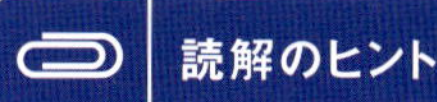

歩行 walking と歩容 gait

walkingと**gait**は、いずれも「歩行」と訳す場合がありますが、同じ意味ではありません。**walking**は歩くという動作そのものを示すのに対して、**gait**は歩きぶり、歩く様を表現します。この違いをより分かりやすくするために、英語での説明を並べてみましょう。

walking	moving by lifting and setting down each foot in turn = advancing by steps

例 Two months after discharge, the patient began walking without assistance.
退院の２カ月後に、患者は介助なしで歩き始めた。

gait	a manner or pattern of walking or moving on foot

例 The patient showed an unsteady gait.
患者は不安定歩行を示した。

p.31のクイズでgaitとwalkingについて確認しよう

Dr.レイの医学用語解説……2

□ Tanner developmental stage / Tanner staging　タナー発達分類

英国の小児科医、J.U.Tannerが1962年に発表して以来広く用いられている、思春期pubertyにおける発育度の評価法です。タナーの成長判定図表Tanner growth chartを用いて行われます。恥毛pubic hairの量と分布、乳房の発育状態を基準にしています。思春期遅発症はdelayed puberty、性的早熟症はprecocious pubertyといいます。

□ ambient air　周囲の空気

ambientは「その場を取り巻く」「その環境の」という意味です。呼吸breathingに関して使う時は、酸素マスクoxygen maskなどの補助なしでその部屋の空気を吸うという意味になります。特に動脈血の酸素飽和度oxygen saturationを評価する際には、補助的酸素投与の有無は大事な条件となります。

□ capillary refill　毛細血管再充満試験

関 capillary[**キャ**ピラリ]毛細血管あるいは毛細リンパ管

指の爪を圧迫して、爪下の毛細血管の血液を空の状態すなわち白く見える状態にし、そこから指を離してもとの色に戻るまでの時間capillary refill time(CRT)を測定します。抹梢循環(還流)を評価するのに用いられ、通常は2秒以内に元に戻ります。

□ light touch　触知覚

皮膚に接していることを感じる知覚をいいます。もう1つの知覚には、圧力を感じる圧覚pressure sensationがあります。

Review Quiz

p.29の「読解のヒント」で学んだように、walking（歩くこと）とgait（歩きぶり、歩行）には明らかな違いがあります。次の語句にはwalkingとgaitのどちらを使うのが適当か、両者の意味の違いを考えて選んでみましょう。

⑴ (gait / walking) capacity　歩行能力
⑵ (gait / walking) habit　歩行習慣
⑶ festinating (gait / walking) 加速歩行
⑷ ataxic (gait / walking) 失調性歩行
⑸ waddling (gait / walking)　アヒル歩行
⑹ automatic (gait / walking)　自動歩行
⑺ frozen (gait / walking)　すくみ足歩行
⑻ sleep (gait / walking)　夢遊（＝somnambulism）
⑼ (gait / walking) rate　歩行率（＝cadence）
⑽ (gait / walking) test　歩行検査

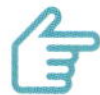
解答はp.278参照

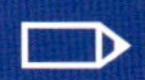
ストーリーのまとめ

病院船Mercy号での再検査で、呼吸状態と神経症状、脱水状態についての所見が確認されました。呼吸状態については、聴診でcracklesやrhonchiがあり、酸素飽和度も93％とやや低下していました。その後の胸部X線写真で左側の気胸pneumothoraxと左肺尖部apexの空洞形成cavitation（2.7 cm × 2.4 cm）が見つかっています。神経症状については、頭部CT検査が予定されています。脱水症状は、入院時のヘマトクリット高値（50.3％）に反映されていましたが、3日後に輸液によって改善しています。次のユニットでは、肺と脳内病変の鑑別診断が行われます。

症例1：Tsunami-Associated Disorder／津波合併症

Unit 3 : Differential Diagnosis 鑑別診断

お話は少し戻って、Dr. Kaoが犠牲者収容地で彼女を最初に診察したときの印象、そして頭部CT撮影以前になされた暫定診断の経緯を説明します。

Dr. Kao's First Impression

Dr. Kao: ㉘When I first **saw** this patient in our **casualty** receiving area, she was **withdrawn** and would not make eye contact. ㉙She had decreased oxygen saturation and severe **dehydration**. ㉚Her speech was not intelligible to our interpreters. ㉛She had a right-sided facial droop, flaccid paralysis of the right **arm and leg**, with **brisk reflexes** and preserved sensation (Fig. 1A).

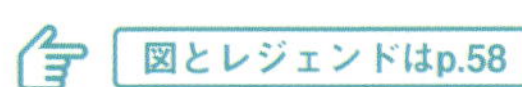
図とレジェンドはp.58

語句の解説

□□ **see**
[sí: | シー]

動 診る
関 consult a doctor医者に診てもらう　例 I saw the doctor.私は医者にかかった。／The doctor saw the patient.医者は患者を診た。
※seeは医者側、患者側いずれからでも使える便利な言葉です。

別冊p.50「頻出重要動詞 70」

□□ **casualty**
[kǽʒuəlti | カジュアLティ]

名 犠牲者、死傷者、大事故、惨事
関 casualty list死傷者名簿

□□ **withdrawn**
[wiðdrɔ́:n | ウィðDローン]

形 内気な、引っ込みがちな

□□ **dehydration**
[di:haidréiʃən | ディーハイDレイシャン]

名 脱水症
同 anhydration、exsiccation　反 rehydration再水和、再水化
形 dehydrated脱水症の

□□ **arm and leg**

上下肢
狭義にはarmは上腕(肩と肘の間)、legは脚(膝とくるぶしの間)のことを言いますが、広義にはそれぞれ上肢全体、下肢全体を意味します。

□□ **brisk reflex**

活発な反射、亢進した反射

既出語：flaccid(→p.18)、paralysis(→p.22)、oxygen saturation(→p.24)

Dr. Kaoの第一印象

Dr. Kao ㉘私が**犠牲者**収容地域でこの患者を初めて**診た**とき、彼女は**引っ込みがち**で、視線を合わそうとしなかった。

㉙彼女は酸素飽和度が低下し、高度の**脱水状態**にあった。

㉚彼女の話は我々の通訳者に理解しがたかった。

㉛彼女は右側顔面が垂れ下がり、右の**上下肢**に弛緩性麻痺が見られたが、**反射亢進**があり、感覚は保たれていた〔図1A〕。

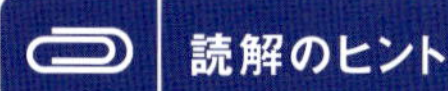

eye contact／intelligible／motor paralysis

㉘make eye contact

相手と視線を交わす、目を合わせることを表します。本文では、withdrawnを示す徴候としてとらえています。2、3秒以上相手を見つめることはstareと言います。

㉚be intelligible to ～

「～に理解できる」という表現です。ここでは、症状に関連するのかあるいは方言によるのかなどの原因には触れていませんが、少なくとも通訳者には彼女の話が理解できなかったようです。

㉛motor paralysis

運動しようとしても筋肉が動かない状態を運動麻痺といいます。種々の面から分類されています。たとえばparalysis［パ**ラ**リシS］は完全麻痺、paresis［パ**レ**イシS］は不全麻痺（部分的な、あるいは不完全な麻痺）をいいます。一方、numbness［**ナ**MニS］というのは感覚神経についての表現で、しびれ、無感覚を表します。

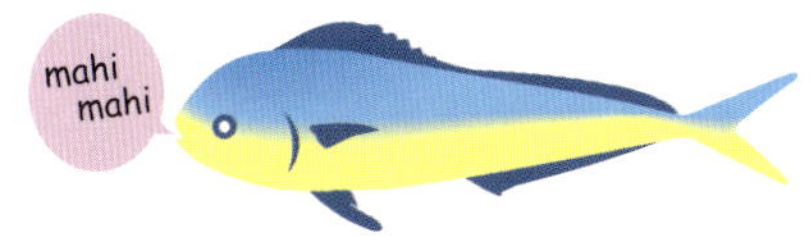

Dr. Kao's Presumptive Diagnosis

㉜My primary concern was her respiratory status. ㉝It was not clear how long the **pneumothorax** had been present, and although she was **hemodynamically stable**, she appeared to be tiring. ㉝My other concern was whether whatever **intracranial process** was causing **hemiparesis** could lead to **increased intracranial pressure** and **herniation** of the brain. ㉞A less immediate concern was how withdrawn and profoundly sad she appeared, and I wondered if she was already suffering from **post-traumatic stress disorder**.

語句の解説

□□ **pneumothorax**
[njù:mouθɔ́:ræks｜ニューモウθオーラKS]
名 気胸
関 pyothorax 膿胸、hemothorax 血胸
気胸とは、胸腔に空気（気体）が存在する状態です。

□□ **hemodynamically stable**
血行力学的に安定している
関 hemodynamics 血行力学

□□ **intracranial process**
頭蓋内病変
processには、(1)突起、(2)病気の進行、経過、(3)病的状態、病変などいくつか異なった意味があります。ここでは(3)の「病変」の意味で使われています。

□□ **herniation**
[hə:niéiʃən｜ハーニエイシャン]
名 ヘルニア　! 発音注意
組織や臓器が正常な位置から他へ突出することを表します。

□□ **post-traumatic stress disorder**
(心的)外傷後ストレス障害、PTSD
別冊p.58「医学基本略語 230」
p.54「Dr. レイの医学用語解説」

Dr. Kaoの暫定診断

㉜私が最も気がかりだったのは、彼女の呼吸状態だった。

㉝**気胸**がどのくらい長く存在していたかが明らかでなく、**血行力学的に安定していた**が、疲れやすい様子だった。

㉝私がもうひとつ気になったのは、片側不全麻痺を起こしていた**頭蓋内病変**が何であれ、頭蓋内圧の亢進と脳**ヘルニア**を引き起こす可能性があるかどうかという点だった。

㉞緊急性の低い注目点は、彼女がいかに引っ込みがちで深く悲しんでいるように見えたかということで、もうすでに**心的外傷後ストレス障害**になっているのではないかと思った。

読解のヒント　頭蓋内病変と脳ヘルニアの危険

頭蓋内病変intracranial processがあると、頭蓋内圧intracranial pressureが高くなり、ある限度以上になった場合には、脳組織の一部が本来の場所から他へ移動、突出します。これを脳ヘルニアcerebral herniationと呼びます(→p.36「Dr.レイの医学用語解説」)。必然的に脳組織の圧迫、損傷、壊死を伴い、種々の神経症状、さらには意識障害、呼吸障害、除脳硬直decerebrate rigidityなどを起こして死に至ります。この症例では、脳圧亢進には至っていませんでしたが、頭蓋内病変を見た場合には、脳ヘルニアの危険を予測して早めに対処すべきであるという観点から、Dr. Kaoが意見を述べていると考えられます。

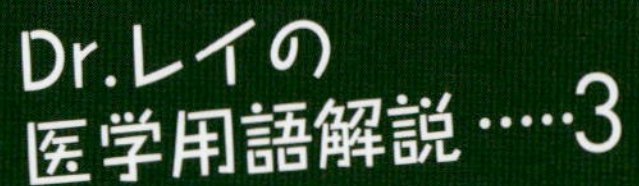

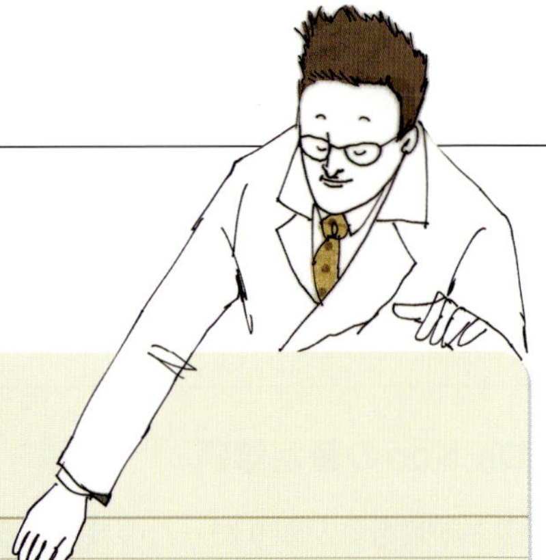

Dr.レイの医学用語解説……3

□ dehydration　脱水症

体内の水分量が減少した状態。電解質の欠乏よりも水の欠乏が上回ると血漿は高浸透圧性となり、高張性脱水症hypertonic dehydrationといいます。過度の発汗、尿崩症diabetes insipidusで高張性脱水症になります。逆に低張性脱水症は、嘔吐、下痢、腎不全などで引き起こされ、低ナトリウム血症hyponatremia、低血圧hypotension、頻脈tachycardiaを呈します。

□ hemiparesis　片側不全麻痺

部分的で不完全な筋の脱力や麻痺が片側に見られることをいいます。頚髄より上方の皮質脊髄路corticospinal tractの障害、すなわち核上性の上下肢運動麻痺がhemiparesisを生じます。最も多いのは、内包付近の脳血管障害によるもので、病変とは反対側の片麻痺を生じます。この少女は左大脳半球の病変があり、右側の片麻痺が生じているのでこれに一致します。

□ increased intracranial pressure　頭蓋内圧亢進

脳圧亢進brain hypertensionともいいます。脳脊髄腔内の圧が高くなることです。原因としては、脳浮腫brain edemaによるもの以外では、脳脊髄液の流れの異常、腫瘍などによる頭蓋内占拠病変intracranial space-occupying lesionがあげられます。

□ herniation　ヘルニア

身体の中にはヘルニアを生じる部位が多くありますが、本文では脳ヘルニアcerebral herniaのことを述べています。頭蓋内圧亢進の場合に脳組織の一部がある境界を超えて他の腔へ移動、侵入した状態を脳ヘルニアといいます。脳ヘルニアには基本的に次の4つのタイプがあります。

A：テント(天幕)切痕ヘルニアtranstentorial herniation(鈎回ヘルニアuncal herniationと海馬ヘルニアhippocampal herniation)
　(①鈎回、海馬→テント下へ)
B：大脳鎌下ヘルニアsubfalcial herniation(帯状回ヘルニアcingulate herniation)
　(②帯状回→大脳鎌を超えて外側へ)
C：小脳扁桃ヘルニアtonsillar herniation
　(③小脳扁桃→大孔内へ)
D：蝶形骨縁ヘルニアsphenoid ridge herniation
　(前頭葉→中頭蓋窩へ)
＊kernohan notch
　病変と対側の大脳脚に生じる圧痕④

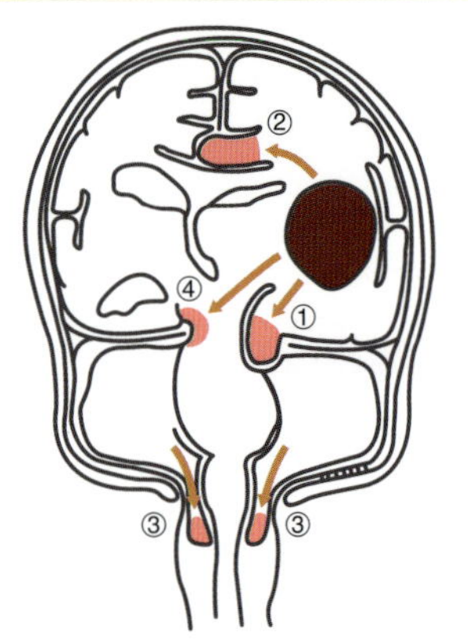

Review Quiz

このユニットには、Dr. Kaoが診察したときの印象や暫定診断が書かれています。以下の各文がこのユニットの内容に一致していればTに、一致していなければFに○をつけましょう。

(1) She had dehydration; however, her oxygen saturation was normal. (T / F)
(2) It was difficult for the hospital staff to understand her speech. (T / F)
(3) She had a facial droop with slow reflexes. (T / F)
(4) She was hemodynamically stable and had no pneumothrax. (T / F)
(5) She was possibly suffering from PTSD since she was withdrawn and appeared sad. (T / F)

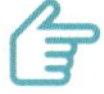
解答はp.278参照

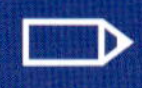
ストーリーのまとめ

Dr. Kaoの気がかりは、患者の呼吸状態と頭蓋内病変でした。特に後者は脳ヘルニアで死亡する危険をはらんでいるからです。結局、内地の病院では災害のため、稼動しているCT撮影装置がなかったので、少女はHOPEの病院船Mercy号に移されることになりました。また、引っ込みがちで深く悲しんでいる様子からはPTSDの可能性も考慮されました。

症例１：Tsunami-Associated Disorder／津波合併症

Unit 4 : Imaging Analysis　画像解析

この少女の肺と脳に何が起こっているかについて、詳しい画像所見と診断に至るプロセスを見ていきましょう。

Imaging Analysis of the Chest and Head

㉟ The diagnostic procedures were imaging studies of the chest and head.

Lt. Comdr. *Stephen L. Ferrara, M.D.*: ㊱ The chest radiograph obtained at the patient's admission shows a large, left-sided pneumothorax, a round left **apical cavity**, 2.4 cm by 2.7 cm, and **bilateral pulmonary infiltrates** (Fig. 2A). ㊲ I placed a chest tube on the left side, and after reexpansion of the lung, the cavity and infiltrates can be seen more clearly (Fig. 2B).

図とレジェンドはpp.59-60

語句の解説

□□ **Lt.Comdr.**

(海軍)少佐
略 Lieutenant Commanderの略

Lieutenant[ルーテナンT]少尉、中尉、大尉などの軍隊の位を表しますが、アメリカでは警部補の意味もあります。「刑事コロンボ」でピーター・フォークがLieutenant!と呼ばれていたのを覚えていますか？

□□ **apical**
[ǽpikəl | アピカL]

形 尖の、先端の
名 apex[エイペKS]尖　反 basilar基部の、base基部

p.39「読解のヒント」

□□ **cavity**
[kǽvəti | キャヴァティ]

名 空洞
動 cavitate空洞化する　名 cavitation空洞化

□□ **bilateral**
[bailǽtərəl | バイラタラL]

形 両側の
反 unilateral一側の

別冊 p.4「位置・方向の表現」

□□ **pulmonary infiltrate**

肺浸潤

infiltrationは浸潤性に広がることを意味し、infiltrateは浸潤してできた物や病巣をさします。「浸潤する」という動詞もinfiltrateです。本文では、炎症が肺内に広がる所見を示しています。

胸部・頭部の画像解析

㉟診断は胸部と頭部の画像解析によってなされた。

Lt. Comdr. *Stephen L. Ferrara, M.D.*:㊱入院時の胸部X線写真は左側の大きな気胸、2.4cm×2.7cmの大きさの丸い左肺**尖部空洞**、そして**両側の肺浸潤**だった〔図2A〕。

㊲左胸壁にチューブを留置した。肺が再拡張した後で空洞と浸潤像はもっとはっきりと見ることができる〔図2B〕。

読解のヒント　apex と basis

㊱の文中apical cavityは、「肺尖部apex of the lungにある空洞」という意味で使われています。器官や臓器の位置を示すのに、apex［**エ**イペKS］（尖部）とbasis［**ベ**イシS］（基底部）が使われます。それぞれ形容詞はapicalとbasilar［**バ**シラー］です。実際には円錐形を想像できるような臓器や部分によく使われます。apexがいつも上にくるとは限りません。

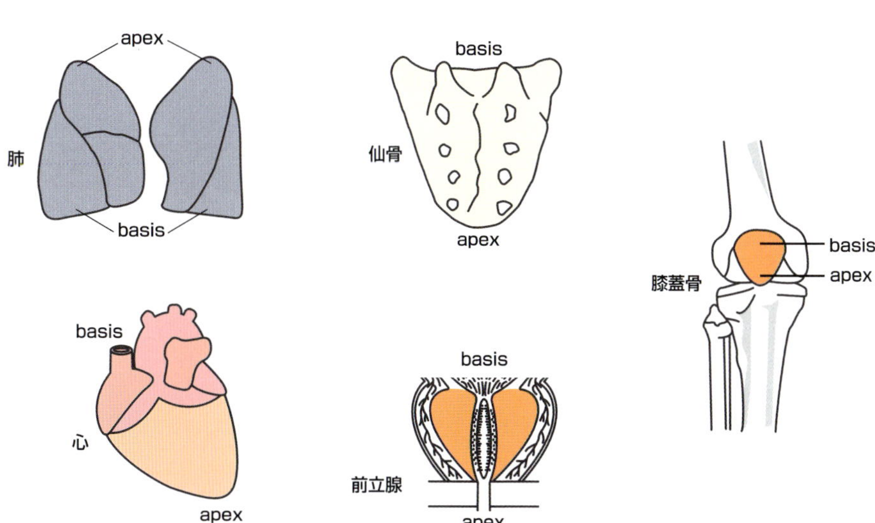

Imaging Analysis of the Chest and Head

❸❽ CT scanning of the head after the administration of **contrast material** revealed four well-**demarcated** **ring-enhancing lesions** in the left cerebral hemisphere, some in the **gray matter** and some in the **white matter**, with extensive **surrounding vasogenic edema** (Fig. 2C and Fig. 2D).

図とレジェンドはpp.59-60

語句の解説

□□ **demarcate**
[dimá:rkeit | ディマーケイT]

動 ～の境界を画定する
関 well-demarcated（病変などの）境界鮮明な　類 border、margin、edge境界（部）

□□ **gray matter**

名 灰白質
同 gray substance

主に神経細胞体や樹状突起からなる脳、脊髄の領域で、有髄線維に乏しい。

□□ **white matter**

名 白質
同 white substance

神経組織で神経細胞体や樹状突起に乏しいあるいは欠損した領域です。

□□ **surrounding**
[səráundiŋ | サラウンディンG]

形 囲む、周囲の
関 adjacent［アジェイSンT］隣接した、abut隣接する

ここでは各々のring-enhancing lesionを取り囲んで浮腫が存在するという意味です。

□□ **vasogenic**
[veisədʒénik | ヴェイサジェニK]

形 血管原性
音「ヴァソ～」とは発音しないことに注意。　尾 -genic（= produced by）「～によって形成された（発生した）」

ここでは、血管の変化が原因で浮腫が発生したという意味です。

□□ **edema**
[idí:mə | イディーマ]

名 浮腫
形 edematous［イディマタS］

胸部・頭部の画像解析

㊳**造影剤**投与後の頭部CTスキャンでは、左大脳半球の中に4つの**境界鮮明なリング状**(高輝度)造影病変が**明らかになり**、あるものは**灰白質**中に、他のものは**白質**中に、広範な**血管原性浮腫に囲まれ**て存在していた〔図2C、2D〕。

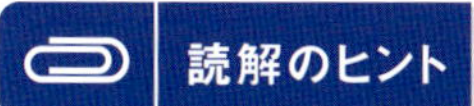

脳浮腫brain (cerebral) edemaについて

CTスキャンの結果、「4つのリング状造影病変ring-enhancing lesionsの周囲に血管原性浮腫vasogenic edemaを伴っている」とあります。浮腫edemaとは、通常は細胞外液量(間質液量あるいは組織液量)が増加して生じるものです。血管原性脳浮腫vasogenic brain edemaとは、血管壁(血液脳関門blood brain barrier)の障害により、血管壁透過性が亢進して、細胞外腔に血漿成分が漏出して生じるものです。炎症や外傷では、血管壁透過性亢進により、血管原性浮腫が見られます(図1)。

一方、血管原性浮種に対して細胞膜のNa-Kポンプが低酸素、中毒などで細胞が膨化することによる特殊な浮腫を細胞毒性浮腫cytotoxic edemaといいます(図2)。

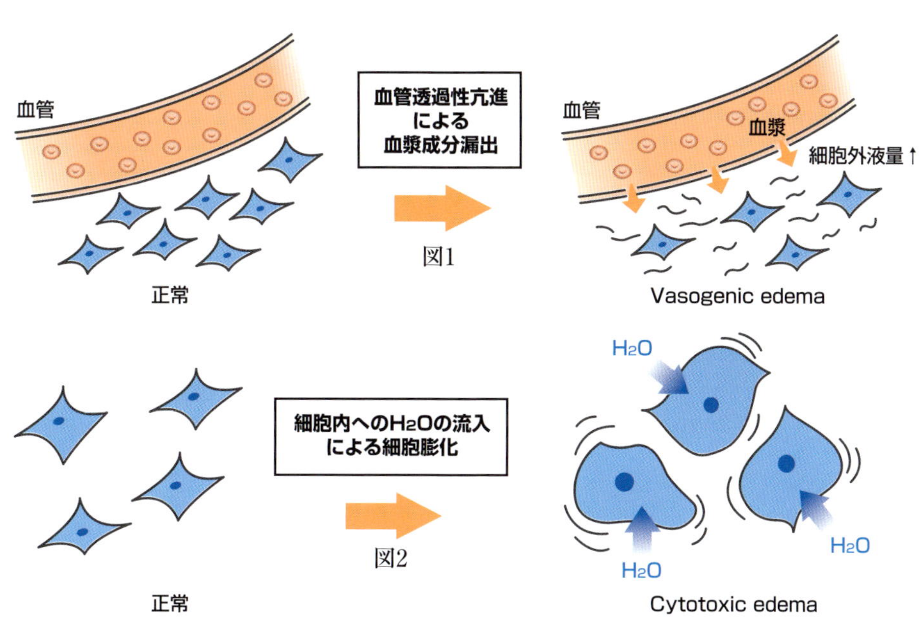

図1

図2

Brain Abscess

㊴Despite the multiplicity of the **lesions**, they are all located in the left **cerebral hemisphere** and **spare** the **corticomedullary junction**. ㊵This **constellation of** findings is consistent with infection by an aggressive, **cavity-forming organism**, which gained access to the bloodstream and has spread **hematogenously** to the central nervous system and resulted in the formation of **brain abscesses**.

語句の解説

□□ **lesion**
[líːʒən | リージャン]
名 **病巣、病変部**
関 region（領域）と発音と意味が似ているので注意する
lesionはあらゆる病変に使える便利な言葉です。

□□ **cerebral hemisphere**
大脳半球
関 cerebrum［セレBラM］大脳

□□ **spare**
[spέər | Sペア]
動 **容赦（勘弁）する**
すなわち病変がその部位に及ばなかったということです。

□□ **corticomedullary junction**
皮髄境界部
大脳の場合には、外側を覆っている灰白質と内側の白質の境界領域です。

□□ **constellation of ～**
一連の～

□□ **hematogenously**
[hìːmətɑ́dʒənəsli | ヒーマタジナSリ]
副 **血行性に**
形 hematogenous 血行性の　関 lymphogenous リンパ行性の

既出語：brain abscess（→p.13）

脳膿瘍

㊴**病巣**が複数あったにもかかわらず、それらはすべて左**大脳半球**に位置し、**皮髄境界部**には**及んでいな**かった。
㊵これら**一連の**所見は、侵襲的な空洞形成性微生物による感染に一致する。この微生物は血流に到達し、**血行性に**中枢神経系に広がり、脳膿瘍を形成することになった。

読解のヒント 星を連ねた星座のように

診断では、一見何の関連性もないようないくつかの症状や所見を関連づけて、1つのグループとみなし、診断に結びつけていきます。これを、星と星を結んで形をつくる星座になぞらえて、constellation(con＝集まる、stella＝star星)という言葉がよく使われます。

例 The **constellation** of symptoms and signs in this patient is most suggestive of malignant lymphoma.
この患者の**一連の**症状と徴候はもっとも悪性リンパ腫を示唆しています。

The only parasitic infection that might cause this **constellation** of symptoms would be toxoplasmosis.
この**一連の**症状を生じるかもしれない唯一の寄生体感染はトキソプラズマ症であろう。

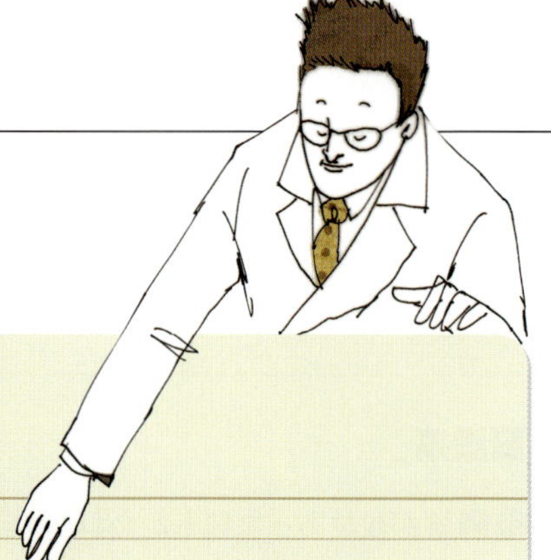

Dr.レイの医学用語解説……4

□ contrast material　造影剤

contrast medium、contrast agentとも呼ばれます。画像撮影において、標的組織をより明瞭にする、あるいは区別するために投与される物質が造影剤です。消化器官のX線検査にはバリウムbarium、CTにはヨード化合物iodine、MRIでは常磁性物質(ガドリニウムgadolinium)が用いられます。

別冊 p.30「医学に登場する元素」

□ ring-enhancing lesion　リング状増強病変

撮影CTにおいて、縦節性病変周辺部に造影剤が集中局在して高輝度の輪ringが現れることをリング状増強といいます。これは病変内部に壊死があり、造影剤が中に入らないために起こるものです。脳膿瘍以外に脳悪性腫瘍、転移性脳腫瘍などにも見られます。

□ cavity-forming organism　空洞形成性微生物

その病変が空洞を形成することの多い微生物をいいます。組織が壊死に陥ると空洞形成に至りやすくなります。

□ semirecumbent position　半横臥位

semirecumbent(半横臥位)とは、supine[スパイン]仰臥位とrecumbent横臥位の中間という意味です。p. 59の図2Aは少し身体が斜めに傾いて撮影されているのが分かりますか？腹臥位(うつぶせ)はproneといいます。

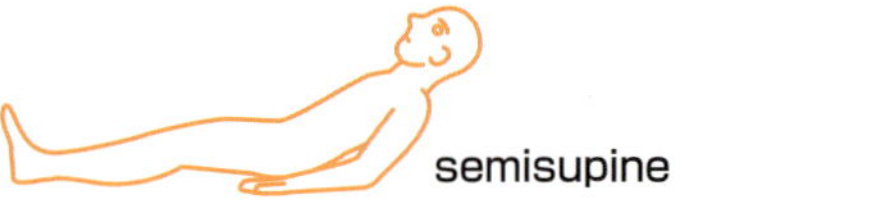

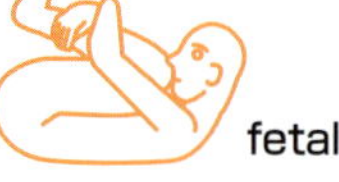

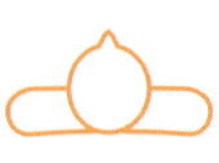

□ portable equipment　移動型(ポータブル)機器

すなわちportable radiographic equipment(ポータブルX線撮影装置)のことです。動けない患者の場合、その場に装置を移動させて撮影します。

Review Quiz

このユニットで学んだ単語を復習しましょう。下の(1)～(7)に示された言葉を英語で書いてみましょう。答えは1つとは限りません。また、解答欄に最初の1文字が与えられているものもあります。

(1) 灰白質　(　　　　　　　　　　　　)
(2) 浮腫　(　　　　　　　　　　　　)
(3) 血管原性　(　　　　　　　　　　　　)
(4) 造影剤　(　　　　　　　　　　　　)
(5) 仰臥の　(s　　　　　　　　　　　)
(6) 腹臥の　(p　　　　　　　　　　　)
(7) 横臥の　(r　　　　　　　　　　　)

解答はp.278参照

ストーリーのまとめ

ここまでの詳細な画像解析と、呼吸症状、神経症状の総合的な検討によって、誤嚥性肺炎と気胸、および脳膿瘍の診断がなされました。肺炎に続発して細菌が血行性に脳に到達して、脳膿瘍になったと考えられたわけです。次のユニットでは、この患者の症状、所見が一般的に知られている脳膿瘍の所見に合致するかどうかを慎重に検討するステップが展開されます。

Unit 5 : Discussion 考察

合併症として脳膿瘍が診断されました。この診断が患者の症状や所見と矛盾しないかどうかを文献的考察を中心に検討していきます。

About Brain Abscess (1)

㊶In this patient, the clinical history, physical findings, and diagnostic-test results **were** most **consistent with** a brain abscess. ㊷The signs and symptoms of a brain abscess are **primarily** related to the effects of an expanding **intraparenchymal** mass, which causes **focal neurologic deficits** and increased intracranial pressure. ㊸Headache (which occurs in 75 percent of patients with an abscess), nausea or vomiting (50 percent), and a change in mental state (50 percent) are common presenting symptoms related to elevated intracranial pressure.

語句の解説

□□ **be consistent with ～**
～と一致する、矛盾しない
[関] consistency一貫性 [類] be compatible with ～(～と両立する)、do not argue with ～(～と対立しない)、agree with ～(～と一致する)、reconcile with ～(～と両立する)

□□ **primarily**
[praimérəli | Pライマリリ]
[副] **第一に、主として** ❗アクセント注意
[関] primary第１の、secondary第２の、tertiary第３の……と続く形容詞があり、これに-lyをつけると副詞になる [類] main主要な⇒mainly主に

□□ **intraparenchymal**
[intrəpəréŋkiməl | インTラパレンキマL]
[形] **実質内の**
[頭] intra-内に、内部に

□□ **focal neurologic deficit**
巣状神経機能欠損(障害)
[関] deficit[デフィシッT]欠損、deficiency欠乏(症)

既出語：nausea(→p.16)、vomiting(→p.16)、increased intracranial pressure(→p.36)

脳膿瘍について(1)

❹❶この患者では、臨床経過、身体所見、および診断テスト結果は脳膿瘍にもっともよく**一致していた**。
❹❷脳膿瘍の徴候と症状は、**主として**拡大する脳**実質内**の腫瘤の影響に関係するもので、それは、**巣状神経機能欠損**と、頭蓋内圧亢進を起こす。
❹❸頭痛(脳膿瘍をもつ患者の75%に起こるとされる)、悪心・嘔吐(50%)、そして精神状態の変化(50%)は、頭蓋内圧亢進に関連して一般的によく見られる症状である。

読解のヒント 関連性を表す構文

所見と診断の関連性を論じるために、本文では以下のような表現が使われています。

(1)一致：A≒B 型

❹❶ ...(A) diagnostic-test results were most **consistent with** a (B) brain abscess.
……診断テスト結果は非常に脳膿瘍に**一致していた**。

❹❷ (A) The signs and symptoms ... are ... **related to** (B) the effects.
徴候と症状は、……影響に**関係する**もので……。

その他にも、A has much to do with B(AはBと大いに関係がある)などがよく使われます。

(2)因果関係：A(原因)→B(結果) 型

本文には、次の表現が登場します。

❹❸ ... an expanding intraparenchymal mass, ... **causes** focal neurologic deficits ...
A(原因) B(結果)
……拡大する脳実質内の腫瘤は……巣状の神経障害……を**引き起こす**。

その他に、A is due to B (AはBによるものである)、A is the main cause of B (AはBの主たる要因である)などがよく使われます。

About Brain Abscess (2)

㊹Approximately 40 percent of patients present with **seizures**. ㊺Focal deficits, as in this patient, may reflect the location of the abscess, which in turn may be related to the route of spread.[8-10] ㊻Hematogenous spread, as appears to have occurred in this patient, generally distributes abscesses at the gray-matter — white-matter junction in locations **proportionate to** cerebral blood flow, with most **deposited** in terminal territories of the **middle cerebral artery**.[11,12] ㊼Finally, fever and **systemic signs** of infection are **insensitive markers** of central nervous system **parenchymal infection**, so they are commonly absent with **brain abscesses**.

語句の解説

□□ **seizure** [síːʒər｜シージャー]	**名 発作、てんかん性の痙攣** 関 一般英語では「捕獲、つかむこと」(= to grasp) 別冊 p.42「英単語 医学的用法vs.一般的用法 40」
□□ **proportionate to ～**	**～と釣り合った、比例した** 関 in proportion with～ ～に比例して
□□ **deposit** [dipázit｜ディパジT]	**動 出現する、生じる、集積する** ! アクセント注意
□□ **systemic sign**	**全身の徴候** 反 local sign、focal sign 局所徴候
□□ **insensitive marker**	**感度の低い指標** ㊼の文では、熱と全身感染徴候のみでは、中枢神経系実質内の感染病巣を示すのに十分な指標にはならない場合がある、ということを述べています。

脳膿瘍について(2)

㊹約40％の患者が**痙攣発作**が見られる。
㊺この患者で見られたように巣状神経学的欠損は、膿瘍の位置を反映しているであろうし、広がりの経路にも関連しているかもしれない(文献 8－10)。
㊻この患者に起こったと思われるように、血行性の広がりは、一般的に脳血流に**比例した**部位にある灰白質―白質境界部に膿瘍を分布させる。すなわち**中大脳動脈領域**の末端領域にもっとも**集積する**(文献 11、12)。
㊼最後に、中枢神経系**実質の感染**の場合には、熱や感染の**全身徴候**は、**感度の低い指標**である。したがってそれらは**脳膿瘍**では、通常見られない。

読解のヒント 文献的考察について

本文㊺と㊻の末尾には、文献番号がつけられています。それぞれ“as in this patient”と“as appears to have occurred in this patient”という挿入句がありますが、これらの文章の内容は実際には文献上のことに重点が置かれています。一方、“in this patient”や“in the patient under discussion”と書いてある場合には、文章は今問題にしている患者のことについて言っていることになります。

文章が文献上の考察について言っているということを理解するための手がかりは、以下のようなフレーズです。これが出てきたら、ここは「この患者のことを言っているのではない」ということになります。

as in this patient / as appears to have occurred in this patient / as was seen in this case / ...percent of patients / commonly / generally / as reported previously
など

p.228からの症例全文を見ると、各症例の最後のReferencesに、文献のリストが掲載されています。本文㊺と㊻の文献番号は、このリストの番号に対応しているのです。

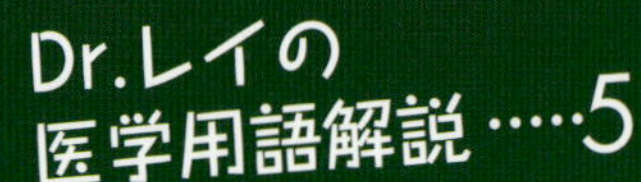

□ middle cerebral artery　中大脳動脈

内頚動脈は前大脳動脈（ACA）と中大脳動脈（MCA）の２大終枝に分かれます。一方、後大脳動脈（PCA）は脳底動脈の分枝によってできます。それぞれの大まかな支配領域を次の図で示します。

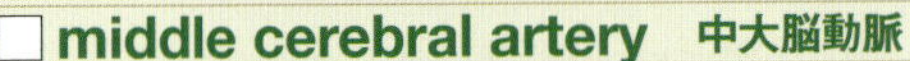

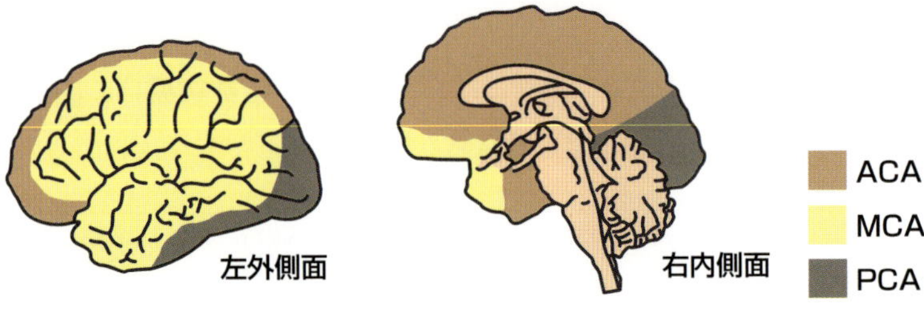

□ parenchymal infection　実質感染

脳、脊髄における実質というのは、神経細胞や、樹状突起、神経線維を含む灰白質と白質の部分です。したがって脳表面の髄膜や脳室内のスペースではなく、脳室質内に感染があることを示すためにparenchymalという言葉を加えています。

□ brain abscess　脳膿瘍

膿瘍とは、化膿性炎症の際に遊出してきた好中球が放出する水解酵素によって組織が融解し、腔を形成したり、滲出物の蓄積と炎症細胞、変性・壊死組織などが混ざったりした状態をいいます。このような変化が脳に生じる場合を脳膿瘍といい、連鎖球菌streptococcus、黄色ブドウ球菌staphylococcus、肺炎球菌pneumococcusや嫌気性菌anaerobeなどの細菌感染によって引き起こされます。

p.13「Keywords」

Review Quiz

p.47の「読解のヒント」で、所見と診断の関連性を論じる表現（A≒B、A→B）を学びました。それを参考に、次の各英文のかっこ内の語句のうち、適切なほうを選びましょう。

(1) The findings on the blood smear are (consistent with / due to) the diagnosis of thalassemia minor.
(2) The acute onset of pain is (consistent with / the main cause of) the presence of a hematoma.
(3) Lung cancer (causes / is consistent with) hemorrhagic pleural effusions.
(4) In rare cases, pulmonary vascular sarcoma (causes / is consistent with) massive hemoptysis.
(5) The episode of hypotension and syncope was (related to / due to) acute blood loss.
(6) The development of venous thrombosis (was related to / caused) his brain tumor.

解答はp.278参照

ストーリーのまとめ

ここでは、この症例を脳膿瘍と診断した場合に、文献的証拠に矛盾していないかどうかを検討しています。しかし脳膿瘍の診断に絞り込む前に「若い女性に不全麻痺を生じる疾患群」の鑑別診断が議論されているのです。感染症、外傷、その他の3つのカテゴリーから検討しています。感染症では、真菌性やウィルス性、結核などと比較して細菌性髄膜炎を推定した根拠をあげています。また、外傷性に脳挫傷cerebral contusionを生じる場合とは、神経症状の出るタイミングが異なるとしています。画像的にも、硬膜下血腫subdural hematomaや脳梗塞cerebral infarctionは否定できるとしています。細菌感染による脳膿瘍の診断をもとに治療が始まりました。

Unit 6 : Discharge 退院

少女は抗生物質による治療と、PTSDに対するコンサルテーションにおいて治療を受けて回復に向かったために、医療船から退院して、もとの病院へ移されるという転帰を迎えます。

Toward Recovery

Dr. Kao: ㊽This patient slowly regained **coherent** speech, then facial movement. ㊾ She was seen in consultation by the **psychiatric service** for evaluation and management of **post-traumatic stress disorder** and **depression**, and **sertraline** was started. ㊿Over the course of her **hospitalization**, her affect became visibly brighter, and she became very interactive with the medical staff on the ship. (51)On the day of her **discharge**, she moved her right leg and arm for the first time and burst into **peals of laughter**. (52)She was **transferred** to the International Committee of the Red Cross-Crescent field hospital, where she continued her course of antibiotics and gradually regained movement and strength on her right side, along with the ability to stand and walk independently (Fig. 1B).

図とレジェンドはp.58

語句の解説

□□ **coherent** [kouhíərənt｜コウヒアランT]	形 **筋の通った、首尾一貫した**
□□ **psychiatric service**	**精神科** 関 psychiatry 精神医学
□□ **depression** [dipréʃən｜ディPレッシャン]	名 **憂鬱、意気消沈、ふさぎこみ、鬱病、陥凹** 形 depressive ふさぎこんだ、意気消沈した
□□ **peal of laughter**	**どっと起こる笑い声の描写** 関 pealは「響き、とどろき」 例 He responded to my remarks with a peal of laughter. 彼は大笑いしながら私の言ったことに返事をした。
□□ **transfer** [trænsfə́ːr｜TランSファー]	動 **転院させる** ❗アクセント注意 名 transfer[TランSファー]

回復に向かって

㊽この患者は、徐々に**首尾一貫した**話し方ができるようになり、そして顔の動きを取り戻した。

㊾彼女はPTSDと**ふさぎこみ**の評価と治療のために、**精神科**を受診し、セルトラリン投与が開始された。

㊿入院している間に、彼女の表情は目に見えて明るくなり、そして船上の医療関係者と活発に交流するようになった。

(51)退院の日に、彼女は右脚と腕を初めて動かし、**はじけるような笑いを見せた**。

(52)彼女は赤十字国際委員会赤新月社の管轄する病院に**転院した**。そこで抗生物質投与を続け、右側の動きと力を徐々に取り戻し、それによって1人で立って歩けるようになった〔図1B〕。

読解のヒント　津波による感染合併症について

津波から助かったと思われた少女が感染症で重篤な状態になったことは決して偶発的なことではなく、次のような背景があります。

津波などによって溺れかかった場合の誤嚥性肺炎は通常4～6週間後に発症して、空洞形成cavitationや膿胸pyothorax、気胸pneumothoraxを併発しやすく、また血行性にhematogenously脳に感染がおよびます。多種の細菌の混合感染であることも、このような病態に関与しているといえます。災害医療では、通常の市中肺炎community-acquired pneumoniaや院内肺炎nosocomial pneumoniaとも異なった別の知識が必要になることも分かっていただけましたか。

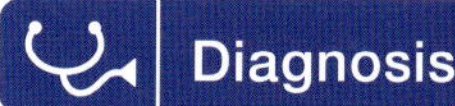

Diagnosis　診断

Tsunami-related aspiration pneumonia with lung and brain abscesses, probably polymicrobial.

津波が原因の、多菌性と思われる肺膿瘍と脳膿瘍を伴った誤嚥性肺炎

Dr.レイの医学用語解説……6

□ post-traumatic stress disorder (PTSD)　（心的）外傷後ストレス障害

強い精神的外傷traumaの後に生じる精神症状のことをいいます。体験した状況が再現（フラッシュバック）したり、悪夢にうなされたりします。また不安、ひきこもり、無気力、絶望感、不眠、錯乱、ときには幻覚を生じます。外傷後1カ月未満の場合は急性ストレス障害Acute Stress Disorder（ASD）、1カ月以上症状が続く場合はPTSDと診断されます。

□ sertraline　セルトラリン

抗鬱剤antidepressantの一種。神経細胞に存在するセロトニンserotonin［セラ**ト**ウニン］（5-HT）の再取り込みを阻害することで、脳内シナプス間隙のセロトニン濃度が上昇し、神経伝達をよくすると考えられています。selective serotonin reuptake inhibitor（SSRI）と呼ばれるものの1つです。

□ hospitalization　入院
□ discharge　退院

「入院」を表す言葉には、他にadmission to a hospital、hospital admission、hospital stayなどがあります。また、「転院」はtransferといい、be transferred to another hospital（他院へ転移する）、be referred（紹介される）のような使い方をします。その他の入院、退院に関する表現を、以下の表で確認しておきましょう。

〈入院・退院の表現〉

入院する	退院する
be admitted to the hospital go to hospital enter the hospital check into the hospital get hospitalized to the hospital	be discharged from the hospital come out of the hospital leave the hospital be released from the hospital

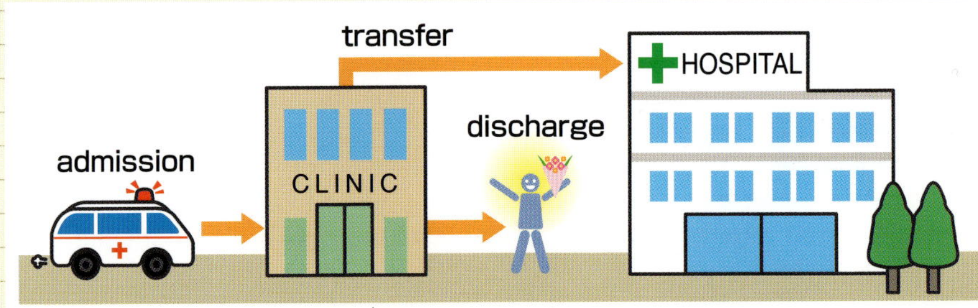

Review Quiz

p.54の「Dr.レイの医学用語解説」でも学んだように、「入院」「退院」という言い方はたくさんあります。よく思い出しながら、以下の文を英語に直してみましょう。書き方は何通りもありますので、できるだけ多くの表現を思い出すようにしましょう。

(1) 彼は脳出血で入院しました。

____

(2) 彼女は先週交通事故で骨折して入院しました。

____

(3) 母は今週末に退院する予定です。

____

(4) 転院時、患者の酸素飽和度は95%でした。

____

(5) その患者はドクターレイから私のところへ紹介されてきました。

____

解答はp.278参照

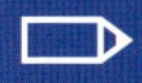

ストーリーのまとめ

やっと最初の症例の最後までやってきましたね。ハルカさん、リョウ君もお疲れさまでした。この症例では、津波によって引き起こされた誤嚥性肺炎、さらに続発した脳膿瘍について勉強してきました。発症から入院精査、治療、退院と駆け足で進めてきましたが、医療のいろいろな場面で使われる医学英語に触れていただけたのではないでしょうか。最初は見慣れない言葉が出てきて戸惑ったかもしれませんが、それぞれの状況で使われる決まり文句に慣れてくると、楽しく読めるようになるでしょう。この後、乳癌、プリオン病、大動脈解離、悪性貧血と症例が続きます。がんばりましょう。

Unit 7 : Listening and Repeating

この症例で学習した医学用語を中心に、耳で発音を確認してほしいものや、発音練習をしてもらいたいものを集めています。臨床の現場でも通用する英語能力を身につけるため、積極的に練習しましょう。

Vocabulary 単語編

まず、CDを聞かずにそれぞれの単語を発音してみましょう。次に、CDで発音とアクセントを確認して、後について同じように発音してみましょう。

① -ate のアクセント位置

Track 01

(1) aspirate 吸引する　(2) exacerbate 悪化させる　(3) intubate 挿管する
(4) stimulate 刺激する　(5) suffocate 窒息させる　(6) medicate 投薬する

ルール：-ateで終わる単語は、その2つ前の音節にアクセントがある

② -graph(gram), -graphy, -graphic で移動するアクセント

Track 02

(1) radiograph — radiography — radiographic
X線写真　X線撮影　X線撮影の

(2) mammogram — mammography — mammographic
乳房X線写真　乳房X線撮影　乳房X線撮影の

(3) tomogram — tomography — tomographic
断層写真　断層撮影　断層撮影の

ルール：-graph (gram) のついた語は2つ前、-graphyのついた語は直前の音節にアクセントがある。
-graphicで終わる形容詞は連結形の第1音節にアクセント

③ -fer で終わる2音節の単語のアクセント

Track 03

(1) transfer 転院させる　(2) confer 参照せよ　(3) defer 延期する
(4) infer 推察する　(5) prefer 好む　(6) refer 言及する

ルール：-ferで2音節の単語は後ろにアクセント

④ -ffer で終わる2音節の単語のアクセント

Track 04

(1) offer 申し出る　(2) differ 異なる　(3) suffer 苦しむ

ルール：-fferで終わる2音節の単語は前にアクセント

⑤ 複数形の不規則変化「牛のルール」は発音注意

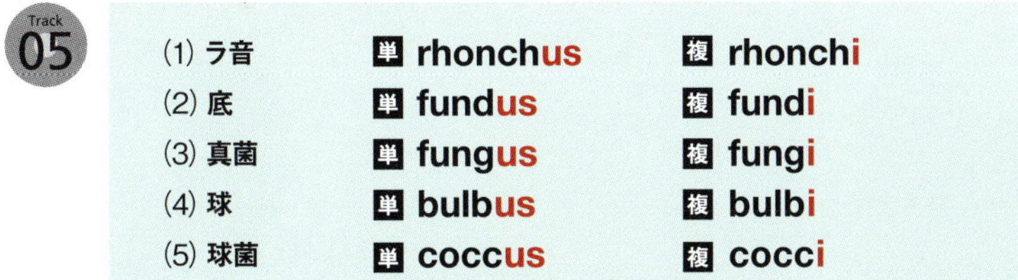
Track 05

	単	複
(1) ラ音	単 rhonch**us**	複 rhonch**i**
(2) 底	単 fund**us**	複 fund**i**
(3) 真菌	単 fung**us**	複 fung**i**
(4) 球	単 bulb**us**	複 bulb**i**
(5) 球菌	単 cocc**us**	複 cocc**i**

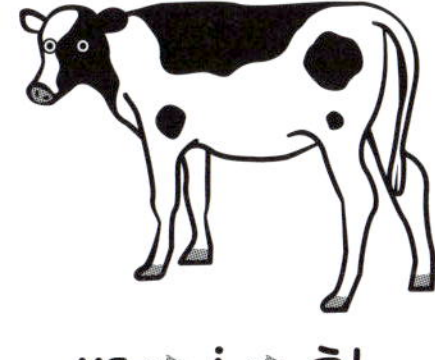

ルール：単数、複数で語尾が「us → i」と変化する「牛のルール」を覚えよう

Sentences 例文編

本文に出てきた語句を含む例文を、発音やイントネーションに注意して音読してみましょう。

Track 06

(1) **nausea** [ノージア] **vomiting** [ヴァミティン G]

Nausea and **vomiting** because of pregnancy should be taken into consideration.

妊娠による悪心と嘔吐は、考慮されなければならない。

(2) **diagnose** [ダイア G ノウ S]

Early bladder cancer is not easy to **diagnose** by cystoscopy.

初期の膀胱癌を膀胱鏡検査で診断するのは簡単ではない。

(3) **diagnosis** [ダイア G ノウシ S]

The average age of a patient at **diagnosis** for colon cancer is in the 7th decade.

結腸癌と診断される患者の平均年齢は60歳代である。

(4) **diagnostic** [ダイア G ナスティ K]

Important **diagnostic** information can be obtained from a frozen section.

重要な診断上の情報は、凍結切片（迅速診断）から得ることができる。

図とレジェンド

Figure 1 : Photographs of the Patient 図1 患者の写真

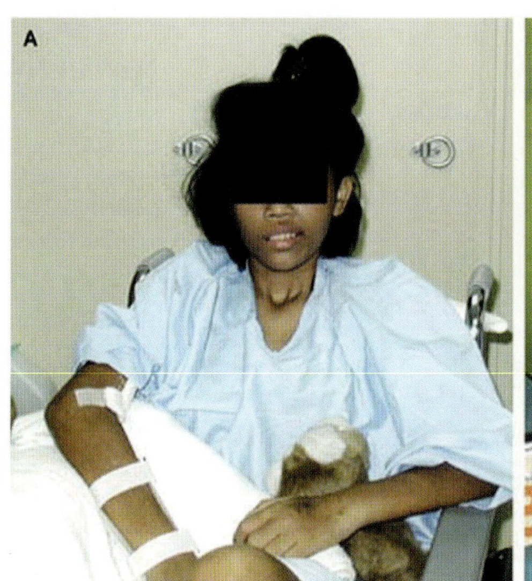

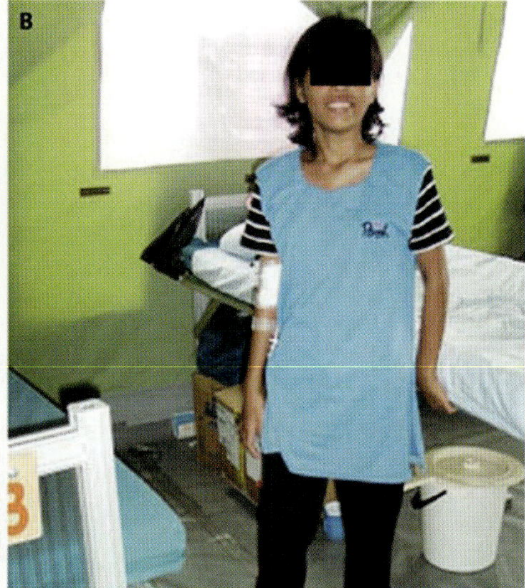

Figure 1A 入院時

On admission, the patient was withdrawn and appeared sad, with a right-sided facial droop and flaccid paralysis of the right arm and leg.

入院時、患者はふさぎこんだ状態で悲しげに見え、顔面右側が垂れ下がり、右腕と右足に弛緩性麻痺があった。

［解説］
上記の精神・神経症状以外に、胸骨上切痕 suprasternal notch の陥凹が強調されていることや、唇が乾いて見えることから、脱水症 dehydration が推定できます。

Figure 1B 退院後

After her discharge from the U.S.N.S. Mercy to the International Committee of the Red Cross-Crescent field hospital, the facial droop was gone, and she was able to stand unassisted (Panel B). (The photograph in Panel B is courtesy of Comdr. Karen Niemantsverdriet McDonald, assistant director of nursing services, U.S.N.S Mercy)

米海軍病院船 Mercy 号を退院して、赤十字社国際委員会の赤新月社設営病院に移った後には、顔面の垂れ下がりも消え、介助なしに立つことができるまでになっていた（パネルB）。（パネルBの写真は米海軍病院船 Mercy 号のコマンダーであり、看護課アシスタントディレクターの Karen Niemantsverdriet McDonald 氏の好意による）

Figure 2 : Radiographic Studies　図2 X線画像検討

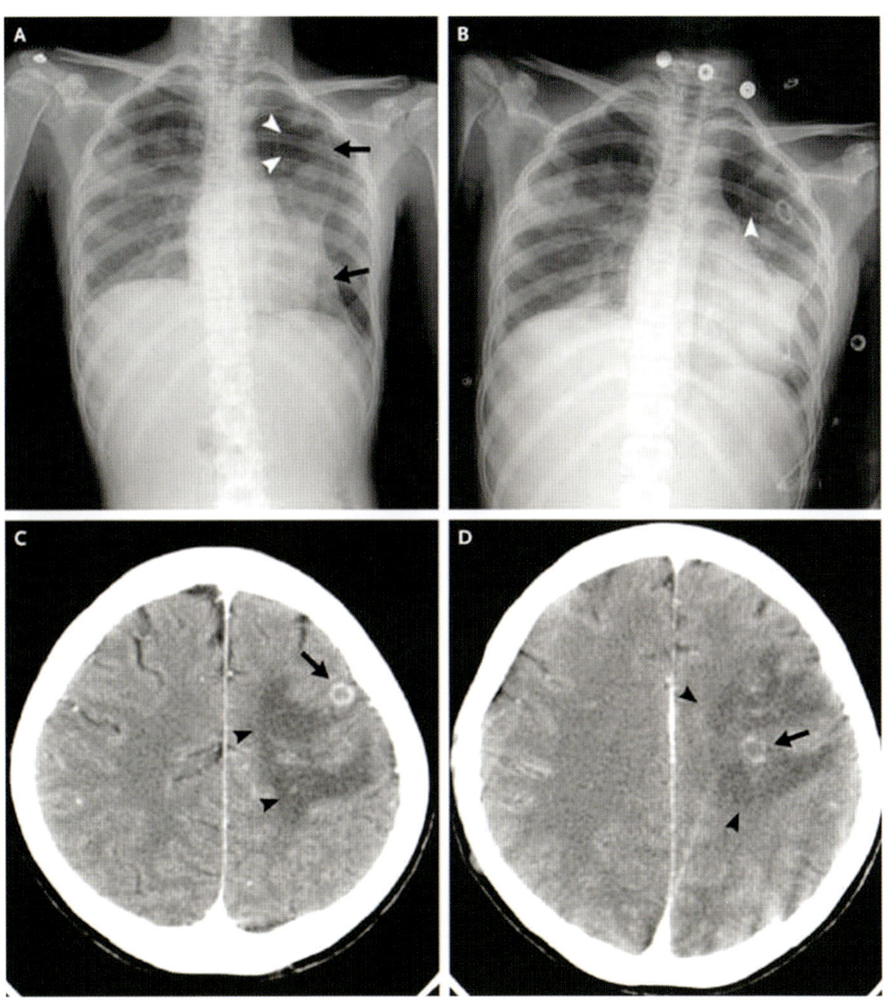

Figure 2A

On the chest radiograph obtained while the patient was in the **semirecumbent position** with **portable equipment** on admission (Panel A), there is a large, left-sided pneumothorax (arrows), a left apical cavity (arrowheads), and bilateral air-space infiltrates in the lingula and in the right upper lobe abutting a minor fissure.

入院時にポータブルX線撮影装置で撮られた半横臥位の胸部写真（パネルA）では、左側に大きな気胸（矢印）と、左肺尖部に空洞（矢頭）が存在し、両側の気腔浸潤影が、左肺小舌および右肺水平裂に隣接している右肺の上葉に認められた。

[解説]

semirecubent position 半横臥位 (→ p.44「Dr. レイの医学用語解説」)

portable equipment ポータブルX線撮影装置 (→ p.44「Dr. レイの医学用語解説」)

気胸によって無気肺となった肺の辺縁が2つの矢印に沿った縦のS字状の線条として見えています。

Figure 2B

Another chest radiograph obtained immediately after left-tube **thoracostomy** (Panel B) shows partial **reexpansion** of left lung; the cavitary lesion (arrowhead) and bilateral air-space infiltrates are seen more easily.

左胸腔ドレーンを入れた直後に撮られたもう1枚の胸部X線写真（パネルB）は、左肺の部分的な再膨張を示している。空洞内病変（矢頭）と両側の気腔浸潤がさらによく見えている。

[解説]

thoracostomy 胸部造瘻術

胸腔から排膿したり、気胸の治療をしたりするために胸壁から胸腔に達する瘻孔を作る手術です。

reexpansion 再膨張

胸腔を陰圧にすることで、無気肺で縮んだ肺を再び膨らませることです。肺を再膨張させることによって、それまで肺が縮んで分かりにくくなっていた空洞と浸潤影がはっきり見えています。

Figure 2C, D

Images from contrast-enhanced CT of the patient's head show ring-enhancing lesions in gray matter (Panel C, arrow) and white matter (Panel D, arrow) of the left cerebral hemisphere with surrounding edema (arrowheads, Panels C and D).

患者の頭部造影CT画像では、左大脳半球の灰白質（パネルC、矢印）と白質（パネルD、矢印）に存在するリング状増強病変が見える。そしてその周辺を浮腫（矢頭、パネルCおよびD）が取り巻いている。

[解説]

ring-enhancing lesion リング状増強病変 (→ p.44「Dr. レイの医学用語解説」)

症例2：

Breast Cancer

乳癌

症例２：Breast Cancer／乳癌

A 58-Year-Old Woman with Early-Stage Estrogen-Receptor-Positive Breast Cancer
エストロゲン受容体陽性の早期乳癌と診断された58歳の女性

Vol. 353, No. 6, pp.617-622, Aug.11, 2005
The New England Journal of Medicine
Case Records of the Massachusetts General Hospital
http://www.nejm.com/

乳癌breast cancerは乳腺組織に発生する悪性腫瘍です。日本での年間新患者数（罹患数）は４万人を超えていて、女性の癌の中では第１位になっています。この症例では、癌の診断と治療の中でも、乳癌に特徴的なものについて注目しながら読んでみましょう。

Introduction

レイ先生が、２人の医学生とともに乳癌に特徴的な検査や治療について話し合っています。

レイ先生：　乳癌の罹患率は年々増加傾向にありますが、リョウ君、乳癌発生の危険因子risk factorを知っていますか？

リョウ君：　はい、未婚、未産、高齢初産、早期初潮、遅い閉経、肥満などが乳癌の発生率を上げると言われています。

ハルカさん：レイ先生、乳癌に特別な検査ってあるのですか？

レイ先生：　**マンモグラフィ mammography**という乳房のX線撮影がよく行われていますね。そのほか、小さな組織を採取して顕微鏡で調べる生検biopsyや視診inspection、触診palpationも行われています。

リョウ君：　乳癌の**ホルモン療法hormonotherapy**って聞いたことがありますけど……。

ハルカさん：乳癌細胞にエストロゲンやプロゲステロンに対する感受性がある場合に使うんですよね、レイ先生。

レイ先生：　そうだね。乳癌のホルモン療法は、**根治的乳房切除手術radical mastectomy**の**補助療法adjuvant therapy**として行われますね。では、乳癌の実際の症例を読んでみましょう。

太字は今回の症例の重要なキーワード。右ページで意味と内容を確認しておこう。

Keywords

1 mammography マンモグラフィ(乳房X線撮影)

乳癌のスクリーニング目的の検査として行われる乳房画像診断法のひとつです。病変部を観察しやすくするために、乳房を強く挟んで撮影する専用の装置で行われます。

2 hormonotherapy ホルモン療法

ホルモン依存性の増殖性を示す腫瘍に対して行う治療法です。エストロゲン(女性ホルモン)受容体を発現している乳癌では、抗エストロゲン剤(タモキシフェンなど)や卵巣摘出術が補助療法として有効とされています。ホルモン療法は、そのほか子宮体癌(女性ホルモン)や前立腺癌(男性ホルモン)に対しても行われています。

3 radical mastectomy 根治的乳房切除手術

根治手術radical operationとは、疾患の原因を根本から治療する目的で病巣を切除することをいいます。逆に、腫瘍を根本的に除去できない場合には、姑息手術palliative operationが行われます。

4 adjuvant therapy アジュバント療法(補助療法)

悪性腫瘍の手術的治療に加えて、治療効果の増強を期待するために化学療法、放射線療法、ホルモン療法などを併せて施行することを、アジュバント療法といいます。乳癌の場合には、エストロゲンに対するホルモン療法があります。

CASE 2

症例２：Breast Cancer／乳癌

Unit 1 : Clinical Course　臨床経過

58歳の女性に、スクリーニングのマンモグラフィで早期乳癌が見つかりました。さらに精査して治療方針を立てていく過程を読んでいきましょう。

Mammography

❶ (B)One month earlier, a routine screening **mammogram** at another **facility** revealed an **ill-defined** mass, **approximately** 15 to 20 mm in diameter, associated with **calcifications** in the lower inner **quadrant** of the right breast. ❷The mass had not been present on a mammogram obtained (A)two and a half years earlier.

語句の解説

□□ **mammogram**
[mǽməgræm | ママGラM]
名 乳房X線画像、乳房造影図　アクセント注意
関 mamma乳房

□□ **mammography**
[məmágrəfi | ママGラフィ]
名 マンモグラフィ、乳房X線撮影(法)　アクセント注意
形 mammographicマンモグラフィの　関 mammary gland乳腺、mamma乳房(＝breast)

□□ **facility**
[fəsíləti | ファシリティ]
名 施設、設備、機関
例 A new cancer treatment **facility** is being built behind the hospital. 新しい癌の治療**施設**が病院の裏に建てられつつある。
本文では文脈上「病院」をさすと解釈します。

□□ **ill-defined**
[íl difáind | イLディファインD]
形 範囲などがはっきりしない、不明確な
反 well-defined明確な、理解しやすい、輪郭のはっきりした
癌では辺縁が不整なことが多い。

□□ **approximately**
[əprɑ́ksəmətli | アPラKシメTリ]
副 おおよそ、約
別冊p.34「およその表現」

□□ **calcification**
[kæ̀lsəfəkéiʃən | キャLサファケイシャン]
名 カルシウム沈着、石灰化
関 calciumカルシウム[キャLシアM]
癌などに見られるエックス線像所見のひとつです。

マンモグラフィ検査

❶(B) 1カ月前、他**病院**でのルーチン**乳房X線画像**で、右乳房の内下部（B領域）に**石灰化**を伴った直径**およそ**15～20mmの辺縁**不整な**腫瘤が見つかった。
❷その腫瘤は(A) 2年半前の乳房X線画像には存在していなかった。

読解のヒント　**時系列を整理して病歴を読もう**

このユニットでは、(A)two and a half years earlier、(B)one month earlier、(C)12 days after、(D)two days laterといった相対的時間表現が示されています。特に最近では、個人情報保護の意味からも、具体的日時を明らかにするのを避けることが多くなっています。下の表を参考に、基準となる時点（この病院、すなわちマサチューセッツ総合病院への入院日）との関係を見極めながら読み進めましょう。表の(A)～(D)は、本文❶～❹内の時間表現（下線部）に対応しています。

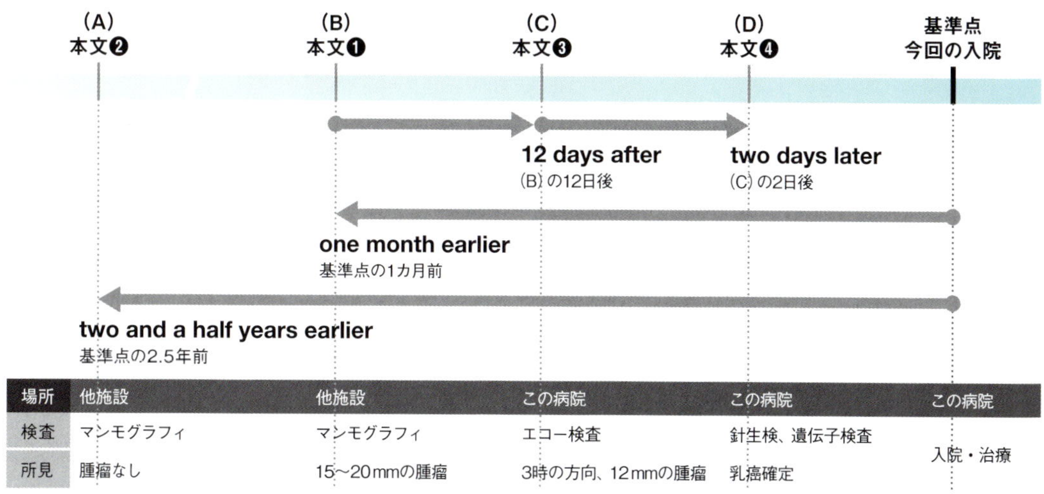

場所	他施設	他施設	この病院	この病院	この病院
検査	マンモグラフィ	マンモグラフィ	エコー検査	針生検、遺伝子検査	入院・治療
所見	腫瘤なし	15～20mmの腫瘤	3時の方向、12mmの腫瘤	乳癌確定	

症例２：Breast Cancer／乳癌

Ultrasonographic Examination

❸An **ultrasonographic examination** performed at this hospital (C)12 days after routine mammography showed a **hypoechoic mass** at the **3 o'clock position**, measuring **1.2 cm** in **diameter**.

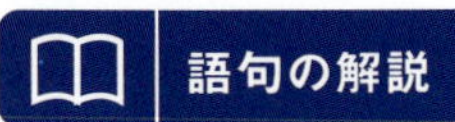

□□ **ultrasonographic examination**

超音波検査、エコー検査 ❗発音注意

音 ultra-は[アLTラ]です。「ウルトラ」にならないように。

別冊p.100「発音・アクセントチェック 100」

□□ **hypoechoic**
[hàipouekóuik | ハイポウエコウイK]

形 **低エコーな、エコー信号が低い**

超音波画像において，正常あるいは周囲の構造よりエコー反射が少ない領域を示す言葉。

□□ **mass**
[mǽs | マS]

名 **塊、腫瘤**

同 lump

良性悪性を問わず、結節状に認められた病変を表す言葉。

□□ **3 o'clock position**

3時の方向（3°）

アナログ時計の針が指す方向を元に、目標の位置、方向を示す。「〜時の位置」という表現は、子宮膣部、消化管内視鏡像などさまざまな場面で使われます。

□□ **1.2 cm**

one point two centimeters[センティミーターZ]と読む

別冊p.12「数・シンボル」

□□ **diameter**
[daiǽmətər | ダイアマター]

名 **直径** ❗発音・アクセント注意

超音波(エコー)検査

❸ルーチン乳房X線画像解析から(C)12日後に当院で行った**エコー検査**では、乳房の**3時方向**に**直径1.2cm**の**低エコー性**腫瘤が見つかった。

読解のヒント　画像読解には想像力をたくましく

マンモグラフィやエコー検査のような画像診断の読解では、病変の具体的なイメージ(大きさ、形、位置など)をしっかりと自分の頭の中に描くことが大切です。

ここで見つかった右乳房の腫瘤の特徴について考えてみましょう。

マンモグラフィの所見(本文❶)

ill-defined / approximately 15 to 20 mm in diameter / calcifications / lower inner quadrant of the right breast

エコー検査の所見(本文❸)

3 o'clock position / 1.2 cm in diameter

マンモグラフィとエコー検査では、直径の計測値に少し違いはありますが、これらすべての所見を合わせると次のようなイメージ図が描けます。

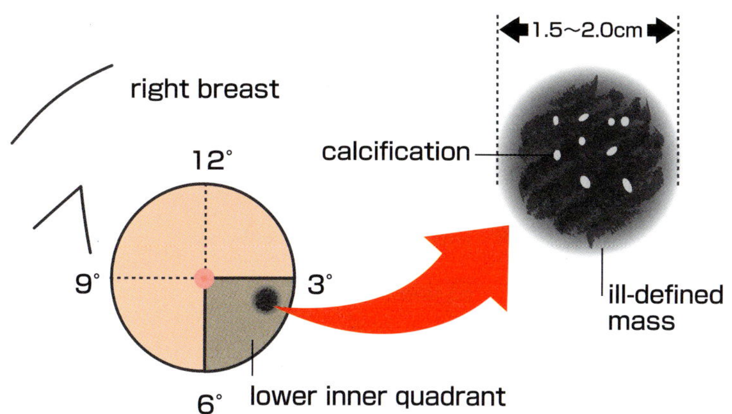

Biopsy / Genetic Diagnosis

❹ (D)Two days later an ultrasonographically guided **core biopsy** was performed. ❺ **Pathological examination** of the **specimen** revealed **invasive** ductal carcinoma; as evaluated by **immunohistochemistry**, the tumor cells expressed amounts of both **estrogen-receptor** protein and **progesterone-receptor** protein; the expression of **HER2/*neu*** protein was 2+ out of 3+, but there was no **amplification** of the *HER2/neu* gene on fluorescence ***in situ*** hybridization (FISH). ❻ The patient chose to have **breast-conserving therapy** and was referred to the breast-cancer clinic.

語句の解説

□□ **biopsy**
[báiɑpsi | バイアPシ]

名 生検、生体組織検査 ❗発音・アクセント注意
関 core (needle) biopsy 芯(針)生検、aspiration biopsy 吸引生検
類 necropsy 検死、autopsy 剖検、検屍

□□ **pathological examination**

病理学的検査

採取した組織から作成した標本を顕微鏡下で観察して診断することです。

□□ **specimen**
[spésəmən | SペSマン]

名 標本、被検物、検体

検査目的で採取した組織、細胞、液体など、身体由来のものすべてに使われる言葉です。

□□ **invasive**
[invéisiv | インヴェイシV]

形 侵襲性の、健康な組織を破壊する、浸潤性の
名 invasion 浸潤

癌細胞が周辺正常組織に侵入することです。

□□ **immunohistochemistry**
[ìmjunouhìstəkémistri | イミュノウヒスタケミSTリ]

名 免疫組織化学 ❗アクセント注意
源 immune 免疫 + hist 組織 + chemistry 化学 形 immune 免疫の

抗体を使って組織上で標的を検出する方法です。

□□ **amplification**
[æ̀mpləfikéiʃən | アンPラフィケイシャン]

名 増幅、拡大
関 gene amplification 遺伝子増幅（遺伝子のコピー数が異常に増えること。癌細胞にしばしば見られます）

□□ ***in situ***
[in sáit(j)u | インサイトゥ]

本来の場所に、もとの位置に ❗発音注意

別冊p.48「ラテン語系の指示ことば 20」

生検／遺伝子診断

❹ (D) 2日後、エコーガイド下での**芯生検**が行われた。

❺ **検体組織**の**病理学的検査**で**浸潤性**乳管癌が明らかになった。**免疫組織化学**では、腫瘍細胞は**エストロゲン受容体**蛋白と**プロゲステロン受容体**蛋白の両方を発現していた。**HER2/*neu***蛋白の発現は、３＋中２＋であった。しかし、FISH（fluorescence ***in situ*** hybridization）法では*HER2/neu*遺伝子**増幅**はなかった。

❻ 患者は**乳房温存療法**を選択し、乳癌クリニックに紹介された。

読解のヒント　何のための検査かを整理しよう

イメージしにくい検査がたくさん出てくる場合には、検査の意味を調べて整理し、乳癌細胞の特徴的な異常と比較してみることをおすすめします（下表参照）。このようにして分かった乳癌の異常所見は、予後判定や治療法の選択に重要な情報となるのです。

検査方法	検査結果	意味
針芯生検core needle biopsy	病理組織診断（乳癌の組織型）	乳癌の確定診断
免疫組織化学的検査 immunohistochemistry	ホルモン受容体の発現（エストロゲン、プロゲステロン）	ホルモン療法の選択
FISH法	*HER2/neu*遺伝子の増幅	乳癌の悪性度の評価
ELISA、ウェスタンブロット法など	HER2/*neu*タンパクの過剰発現	乳癌の悪性度の評価

Dr.レイの医学用語解説……7

□ quadrant　四分円

病変の位置を示す場合に用いる四分円のことです。乳腺の場合は左右両方あるので、それぞれの領域の呼び名は図１のようになっています。UIQ(upper inner quadrant)、UOQ(upper outer quadrant)、LIQ(lower inner quadrant)、LOQ(lower outer quadrant)。左右は被検者側から見た方向を示します。また、日本では図２のように、A、B、C、Dで乳房上の位置を表すのが一般的です。

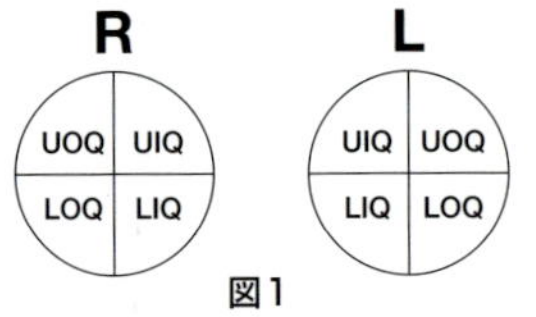

R: UOQ UIQ / LOQ LIQ　　L: UIQ UOQ / LIQ LOQ

図１

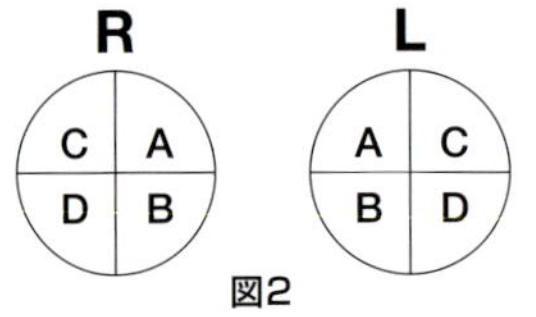

R: C A / D B　　L: A C / B D

図２

□ core biopsy　芯生検

針生検の方法のひとつ。針を使って病変の一部を採取する生体組織検査。core needle biopsy(CNB)ともいいます。coreは「芯」という意味で、針の中空に採取された円柱状の組織が芯となります。

源 bios = life、opsis = see　※ギリシャ語起源です。

□ estrogen receptor (ER)　エストロゲン受容体

□ progesterone receptor (PgR)　プロゲステロン受容体

これらのホルモン受容体が発現している乳癌は、ホルモン療法に感受性を示して治療効果が期待されるので、治療方針選択の指針となります。

□ *HER2/neu*　トリ赤芽球症ウイルスの癌遺伝子

ヒト癌遺伝子の１つです。その遺伝子産物の高発現が乳癌の悪性度と相関する指標とされ、免疫組織化学法などで検出されています。*HER2/neu*遺伝子の増幅も悪性度や予後の評価に用いられ、FISH法で検出されます。

□ breast-conserving therapy　乳房温存療法

乳房を温存して、美容的な面も考慮した乳癌の根治的手術による治療法で、乳房円状部分切除術と乳房扇状部分切除術があります。

Review Quiz

このユニットの本文にある、乳癌発見から検査までの内容について、以下のそれぞれの文が一致していればT、間違っていればFに○をつけてください。

(1) A routine screening mammogram revealed an ill-defined mass. (T / F)
(2) No calcification was found in the tumor. (T / F)
(3) The mass had been present for two and a half years. (T / F)
(4) The amplification of the *HER2/neu* gene was evaluated by immunohistochemistry. (T / F)
(5) Routine mammography was performed 12 days after an ultrasonographic examination. (T / F)
(6) The patient chose to have radical mastectomy. (T / F)

解答はp.278参照

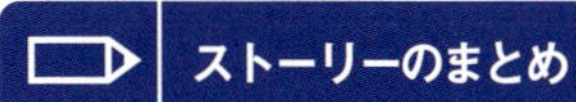

これまでの臨床経過で、

■画像検査で腫瘤が発見された。
■生検で浸潤性乳癌と診断が確定した。
■免疫組織化学的検査でホルモン受容体陽性、すなわちER(+)/PR(+)であった。
■癌遺伝子診断でHER2/*neu*蛋白過剰発現が認められた。

ということが明らかになりましたね。

それでは、マンモグラフィの所見を、担当の先生方はどのように読んだのか、次のユニットでもう少し詳しく見ていきましょう。

症例２：Breast Cancer／乳癌

Unit 2 : Imaging Study 画像解析

放射線専門医radiologistであるDr. Kopansが、マンモグラフィの画像（図１A）を解説します。画像を見ながら解説しているので、動詞が現在形になっていることに注意して読みましょう。

Mammography (1)

Dr. Daniel B. Kopans: ❼The **craniocaudal** mammographic view (Fig. 1A) reveals an ill-defined mass with very small **associated** calcifications. ❽In the **mediolateral-oblique** view, the lesion is in the inferior portion of the breast, close to the chest wall. ❾These findings are also seen in the straight lateral view. ❿Greater detail is seen in the **magnified** view (Fig. 1A, **inset**).

図とレジェンドはp.98

Dr. Daniel B. Kopans：マサチューセッツ総合病院放射線科医

語句の解説

□□ **craniocaudal** [kréinioukɔ́:dəl｜KレイニオウコーダL]	形 **頭尾方向の、CC撮影の** ❗アクセント注意 略 CC　頭 cranio-　頭蓋方向を示す連結形　形 caudal尾（側）の
□□ **associated** [əsóuʃièitid｜アソウシエイティD]	形 **結合した、連合した** 関 associated movements連合運動　※随意運動に伴う不随意性の運動。
□□ **mediolateral-oblique**	形 **中外斜位方向の、MLO撮影の** 略 MLO　類 oblique斜めの、傾斜した
□□ **magnified** [mǽgnəfàid｜マGナファイD]	形 **拡大された** 名 magnification拡大、拡大図、倍率　関 magnification ×20 倍率20倍 ※読み方はmagnification by twenty
□□ **inset** [ínsèt｜インセT]	名 **挿入、差込図**　動 **挿入する、差し込む**

既出語：lesion（→p.42）

マンモグラフィ(1)

Dr. Daniel B. Kopans：❼**CC撮影の**乳房X線画像〔図1A〕では、非常に小さな**石灰化**を**伴った**辺縁不整の腫瘤が見つかった。

❽**MLO撮影**では病変は乳房の下部で胸壁に近かった。

❾これらの所見は正側面方向においても見られる。

❿詳細は**拡大**図で見ることができる〔図1A**挿入図**〕。

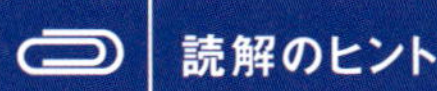

マンモグラフィの標準的撮影法について

マンモグラフィの標準撮影法について

ブラインドエリアの少ない内外斜位方向(MLO)撮影(本文❽)と、それを補う頭尾方向(CC)撮影(本文❼)の2つが標準的に行われています(下図)。MLO撮影は乳腺組織全体を最も広く描出できるが、乳房の内側や乳房下部組織はブラインドとなりやすい欠点があります。それを補うために、CC撮影では、特に乳房の内側を描出することが重要です。実際、この患者の乳癌は右乳房の3時方向、つまり内側に存在しますので、CC撮影で腫瘍の位置を呈示していると考えられます。

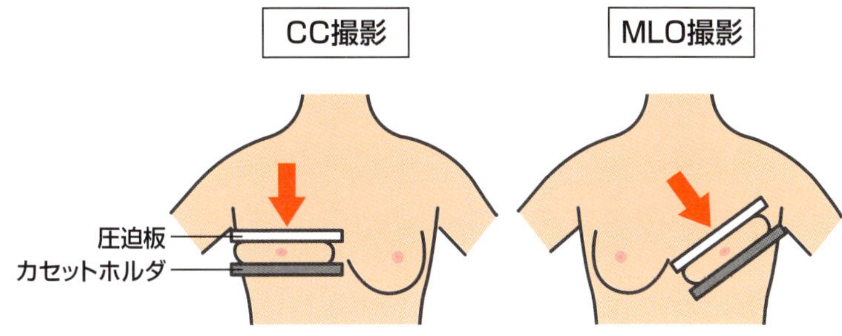

症例2：Breast Cancer／乳癌

Mammography (2)

⓫The fine, white **specks** are **clustered** calcifications; these are typically found in the **intraductal** **portion** of a cancer. ⓬There is an ill-defined mass associated with the calcifications in the lateral projection. ⓭These findings are highly suggestive of **invasive ductal carcinoma** with an intraductal **component**. ⓮The core biopsy confirmed the presence of an invasive ductal carcinoma.

語句の解説

□□ **speck**
[spék | Sペッ K]

名 小さな斑点
関 spec仕様（= specification）

□□ **clustered**
[klʌ́stərd | Kラ Sター D]

形 塊になった、群れになった
名 cluster塊、房、集合体 動 cluster群れをなす、集まる、覆う
関 cluster headache群発性頭痛

□□ **intraductal**
[ìntrədʌ́ktəl | イン T ラダ K タ L]

形 管腔内の（乳腺の場合は「乳管内」の意味）

別冊p.4「位置・方向の表現」

□□ **portion**
[pɔ́:rʃən | ポーシャン]

名 部分、区分、全体の（切り取られた）一部

□□ **carcinoma**
[kɑ̀:rsənóumə | カーサノウマ]

名 癌腫、癌

cancerは肉腫sarcomaと癌腫carcinomaの総称です。

□□ **component**
[kəmpóunənt | カ M ポウナン T]

名 構成要素

intraductal componentとは、癌における乳管内構成要素、すなわち癌細胞のこと。

既出語：invasive（→p.68）、ill-defined（→p.64）、core biopsy（→p.70）

マンモグラフィ(2)

⓫微細な白い**斑点**は**散在する**石灰化であり、それらは癌の**乳管内**に典型的に見られる。

⓬側方投影では石灰化を伴った辺縁不整な腫瘤がある。

⓭これらの所見は乳管内**癌細胞**を伴った**浸潤性乳管癌**を強く示唆している。

⓮芯生検によって浸潤性乳管癌が確認された。

読解のヒント　診断が「疑われる」「示唆される」「確定的である」という表現

診断は常に確定的なものとは限らず、その診断の確かさにはさまざまな段階があります。癌が確定的な場合はdefinite cancer、癌の疑いがあるという場合はsuspicion of cancerと言います。また、かなりの確かさで癌が示唆される場合は (highly) suggestive of cancerとなります。本文⓭では、組織学的な確定診断がされる前であっても、画像で癌を強く示唆する所見が得られているので、highly suggestive of ductal carcinomaとなっています。もちろん、⓮のconfirmという言葉は決定的な表現です。その他、副詞や形容詞、助動詞を用いた「確かさ」に関するいろいろな表現については、別冊p.36「確かさの表現」を参照してください。

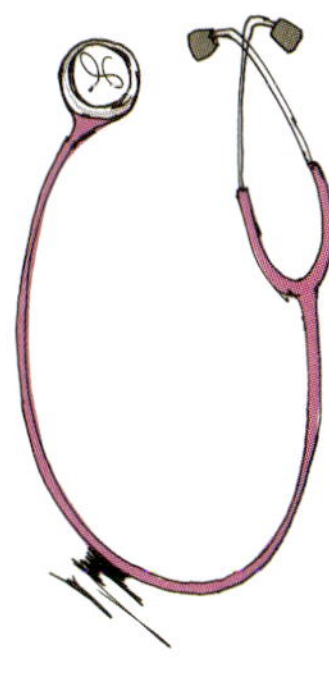

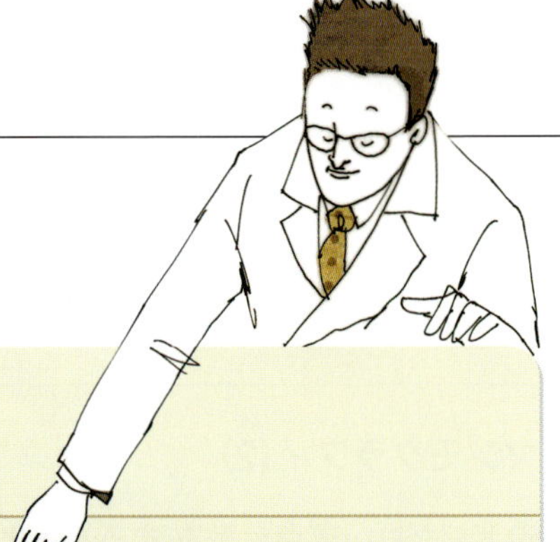

Dr.レイの医学用語解説……8

□ calcification　石灰化（石灰沈着）

組織内にカルシウム塩が沈着した状態をいいます。特有の形態の石灰化が乳管内乳腺組織にしばしば形成されることから、マンモグラフィで診断の参考所見になっています。

□ intraductal　管内の、管腔内の

intra内＋ductal管の

関 intraductal carcinoma乳管内癌

intraの代わりにextra-（～の外に）、peri-（～の周囲に）、juxta-（～に隣接して）といった接頭辞がつくこともあります。部位や方向を示す言葉には、他にhorizontal（水平方向の）、vertical（垂直方向の）、oral（口側の）、anal（肛門側の）などがあります。

別冊p.4「位置・方向の表現」

□ invasive ductal carcinoma　浸潤性乳管癌

乳癌は，病理組織学的検査において、非浸潤癌と浸潤癌に分類されます。非浸潤癌は、癌が乳管内や小葉内に留まっているもので、非浸潤性乳管癌noninvasive ductal carcinomaと非浸潤性小葉癌lobular carcinoma *in situ*に分類されます。一方、浸潤癌は、間質に浸潤性に増殖を示すもので、最も多い浸潤性乳管癌invasive ductal carcinomaと比較的まれな特殊型に分類されます。この症例のように間質浸潤による変化が見られる場合には、画像解析によって浸潤癌であることを推定できます。

Review Quiz

このユニットでは、乳癌の画像解析の結果が詳細に描かれています。その所見から考えて、なぜこの患者は最初の触診で乳癌が見つからなかったのでしょうか。以下の選択肢から適切と思われる理由をひとつ選びましょう。

Why was the mass not detected by palpation in the first physical exam?

(1) The tumor was too small to be palpated.
腫瘍が小さすぎて触れなかった。

(2) The tumor was too soft to be felt.
腫瘍が軟らかすぎて感じられなかった。

(3) The doctor overlooked the mass.
医師が見落とした。

(4) The tumor was close to the chest wall.
腫瘍が胸壁に近かった。

解答はp.278参照

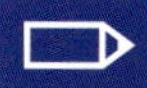
ストーリーのまとめ

入院後のマンモグラフィの読解で、腫瘍の大きさと位置、乳管内の広がりの可能性などが詳細に検討されました。この所見をもとに、次は腫瘤摘出術lumpectomyが行われます。

しかし、治療方法として乳房切除術mastectomyではなく、乳房温存術として腫瘤摘出術lumpectomyが行われた根拠は何であったのでしょうか。そのことについては、病理学的検討（本書で引用していない部分）で、マンモグラフィで見つかった腫瘍最大径が15～20 mmであったことをあげています。すなわち、p.85に説明があるように、腫瘍径が2.0 cm以下でリンパ節が触れない場合にはT1N0で、I期すなわち早期乳癌early-stage breast cancerということになります*。文献的にも、20年間のフォローアップ調査によって、早期乳癌では、放射線照射irradiationによるアジュバント療法を合わせた腫瘤摘出術lumpectomyが安全で効果的な治療法であると報告されていること説明しています。

＊ただし、この患者の場合、術後の病理学的検査で腫瘍径が2.3 cm×1.2 cm×1.2 cmと2.0 cmを超えて、pT2N0（stage 2）ということが明らかとなります（→p.85、p.91）。

Unit 3 : Extirpative Surgery 摘出手術

患者は、芯生検で浸潤性乳管癌と診断が確定されました。次は、摘出手術です。

Tumor Localization for Lumpectomy

Dr. Kopans: ⑮As part of the **lumpectomy** procedure, needle **localization** was carried out. ⑯In cases such as this, in which the surgeon is unable to **palpate** the lesion, we place a **guide wire** to direct the surgeon to the lesion, using ultrasonographic, mammographic, or **CT guidance**. ⑰First, a needle is positioned into or alongside the lesion. ⑱The wire is then passed through the needle and into the desired **location**, so that it is **stabilized** in the tissue. ⑲The surgeon can then follow the wire down to the lesion and remove it.

語句の解説

□□ **lumpectomy**
[lʌmpéktəmi | ラMペKタミ]

名 ランペクトミー、腫瘤摘出術 ❗アクセント注意
関 lump塊 尾 -ectomy 体の一部の切除、切除術を表す

乳房の基本的な解剖構成を温存しつつ乳房から特に悪性病変を摘除する方法。乳腺組織を含む腫瘤切除術。

□□ **localization**
[lòukəlizéiʃən | ロウカリゼイシャン]

名 位置を特定すること、局在確認
関 location位置

□□ **palpate**
[pǽlpeit | パLペイT]

動 触診する ❗アクセント注意
名 palpation触診 関 palp触れる、palpus節足動物の口肢、ひげ

□□ **guidance**
[gáidns | ガイDンS]

名 誘導、補助
動 guide誘導する、補助する

MMGあるいはCT画像の誘導で目的の部位に針先を進めること。

□□ **location**
[loukéiʃən | ロウケイシャン]

名 位置、場所
関 localization局在、位置確認

□□ **stabilize**
[stéibəlàiz | SテイバライZ]

動 安定させる、固定する
形 stable安定した 名 stability安定〈性〉

摘出手術のための腫瘍の位置確認

Dr. Kopans：⓯**腫瘍摘出術**の一環として、針による**局在確認**が行われた。
⓰外科医が病変部を**触診**で確認できないこのような例では、我々は、エコー、乳房X線画像解析、あるいはCT **補助**によって外科医が病変部に到達できるように**ガイドワイヤー**を留置する。
⓱まず、病変部の中あるいは病変部に沿って針を置く。
⓲続いて、針の中を通してワイヤーを目標の**位置**に入れることで、組織に**固定する**。
⓳外科医はそのワイヤーを頼りに病変部に到達し、その病変を取り除くことができる。

読解のヒント　手技の理解は前置詞に注目しよう

Dr. Kopansは、腫瘍の摘出術において、触診で確認しにくい病変部位を正確に取り出すための工夫を述べています。現在形で書かれているのは、手術した所見ではなく、方法の説明に重点が置かれた場面だからです。この文章から想像できる範囲で、針やガイドワイヤーがどのように操作されたのかということをイメージしてみました（下図）。本文⓱⓲⓳の、下線を引いた**前置詞**に注目すると分かりやすいと思います。

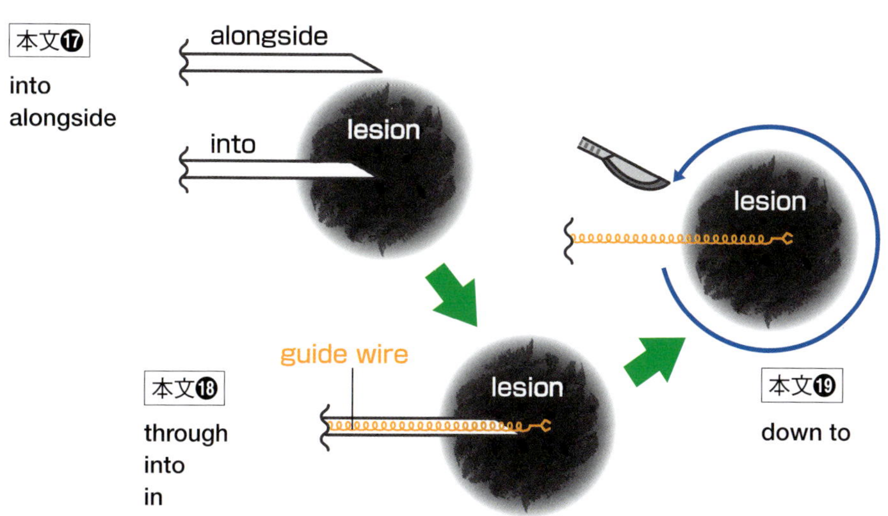

Confirmatory Specimen Radiography

⑳The specimen radiograph (Fig. 1B) **recapitulates** what was seen on the mammogram. ㉑It shows an ill-defined mass that is consistent with an invasive cancer and the calcifications that **presumably** are in the *in situ*-portion of this **tumor**.

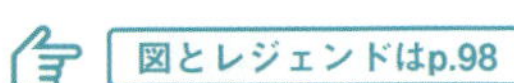

語句の解説

□□ **recapitulate**
[rì:kəpítʃulèit | リーキャピチュレイT]

動 要点を繰り返す、再現する ❗アクセント注意
名 recapitulation 再現

単なるリピートではなく、再現するという意味。

□□ **presumably**
[prizú:məbli | PリズーマBリ]

副 推定上、おそらく ❗発音注意
類 probably、perhaps、supposedly

□□ **tumor**
[t(j)ú:mər | トゥーマー]

名 腫瘤、腫瘍、腫脹
形 tumorous 腫瘍状の

既出語：specimen (→p.68)、be consistent with～ (→p.46)、invasive (→p.68)、*in situ* (→p.68)

摘出組織確認のX線撮影

⓴摘出組織のX線画像(図1B)は乳房X線画像で見られたものを**再現して**いる。
㉑浸潤癌に一致する辺縁不整の腫瘤、そして、この**腫瘍**の**おそらくは***in situ*部分(乳管内)に存在する石灰化が認められる。

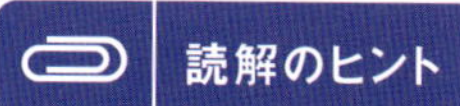

図の説明文figure legendについて

図の説明文は、figure legendといいます。過去に撮られた画像でも、実際に今説明しているように、所見は通常現在形で書かれることに注意しましょう。何枚も図がある場合は、Panel A、Panel B……とし、そのPanelの中に入れるさらに小さな図はinsetといいます。図の中のある点や範囲を示すには矢印や点、線、図形のようなものがよく使われます。代表的なものを下にまとめました。

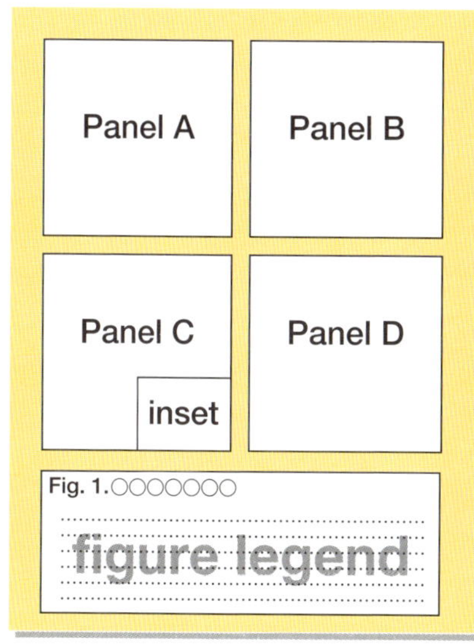

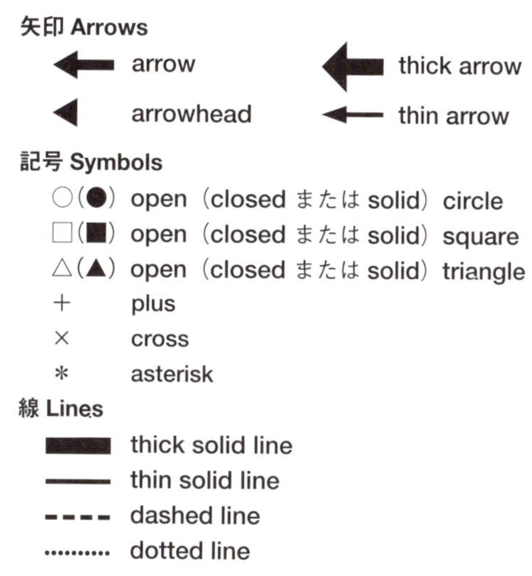

Dr.レイの 医学用語解説 ……9

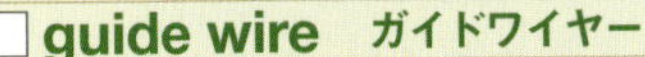

□ guide wire　ガイドワイヤー

血管内やその他の組織内にカテーテル挿入や穿刺をする場合に、誘導に用いられる弾性のある鋼線あるいはスプリング状のものをいいます。この症例では、目的の病変の位置確認のために、ガイドワイヤーを組織に固定・留置しています。

□ CT guidance　CT誘導

CT撮影を併せて行うことによって、目標点に正確に到達することを確認しながら処置する場合に使われます。たとえば、CT誘導定位吸引術CT-guided stereotactic aspirationというのは、脳内血腫や嚢胞に対して、CTで確認後に、病変部を穿刺してpinpoint領域で吸引する手技のことです。

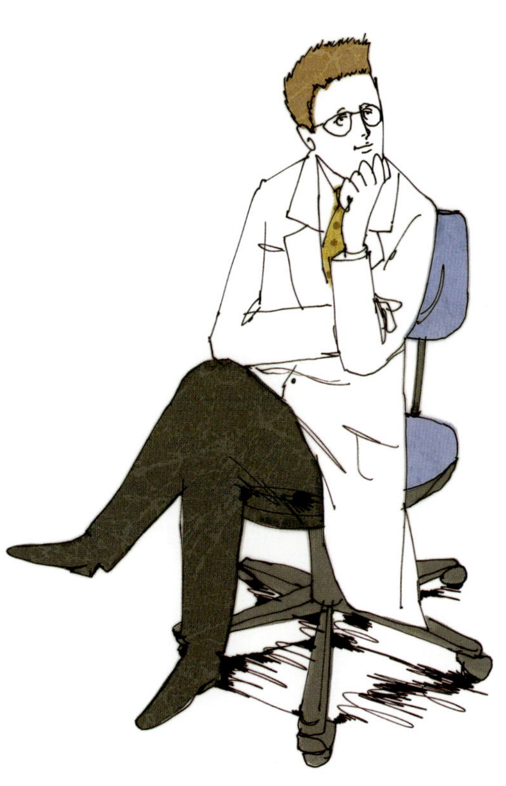

Review Quiz

この症例では、画像上、乳癌腫瘤は認められましたが胸壁に近いため触診では確認が困難でした。外科医はどのように目的の腫瘤を確認したのでしょうか。

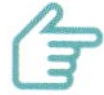

解答はp.278参照

ストーリーのまとめ

まずは、ガイドワイヤーを使って目的の小さな腫瘍を確実にねらい、摘出しました。そして、その腫瘍組織をもう一度X線撮影してその画像を見ることにより、マンモグラフィの検査結果と一致するかどうか確認するという、石橋をたたいて渡るようなステップが踏まれました。触診で分からないような小さな腫瘍の摘出には、このような確認がとても重要になります。

Unit 4 : Pathological Diagnosis 病理学的診断

指摘された腫瘍組織の病理診断です。

Pathological Examination

Dr. Sgroi: ㉒ Examination of the lumpectomy specimen from the right breast (Fig. 2A) revealed an invasive ductal carcinoma, 2.3 cm by 1.2 cm by 1.2 cm, that consisted of medium-sized, **malignant epithelial** cells infiltrating **fibroadipose** tissue as **cohesive cords and nests**, with no evidence of **lymphatic vessel invasion**. ㉓ Associated with the invasive carcinoma was ductal carcinoma *in situ* **harboring microcalcifications** (Fig. 2B).

図とレジェンドはp.99

語句の解説

□□ **malignant**
[məlígnənt | マリGナンT]

形 悪性の　! アクセント注意
名 malignancy 悪性　反 benign 良性

治療に対して抵抗性があることをいう。重症型でしばしば致命的。漸悪性の経過をとります。また、新生物に関しては局部的浸潤性、破壊的増殖性、および転移性を有するものをいいます。

□□ **epithelial**
[èpiθí:liəl | エピθイーリアL]

形 上皮の
名 epithelium 上皮　関 epithelial cell 上皮細胞

□□ **fibroadipose**
[fàibrouǽdipous | ファイBロウアディポウS]

形 線維脂肪の、線維性と脂肪性の両方の構造をもつ
同 fibrofatty

□□ **cohesive**
[kouhí:siv | コウヒーシV]

形 結合力のある、密着した

□□ **harboring**
[há:rbəriŋ | ハーバリンG]

形 内部にもつ、含む

既出語：lumpectomy (→p.78)、invasive (→p.68)、*in situ* (→p.68)

病理学的検査

Dr. Sgroi：㉒右乳房から摘出した腫瘤の検査では〔図2A〕2.3 cm × 1.2 cm × 1.2 cmの大きさの浸潤性乳管癌が明らかとなった。癌は細胞同士の**結合性を示す索状と巣状配列**を取りながら**線維脂肪組織**内に浸潤する中程度の大きさの**悪性上皮**細胞から構成されていて、**リンパ管への浸潤**は認めなかった。
㉓浸潤癌に伴って、微小石灰化を**含む**上皮内乳管癌が存在した〔図2B〕。

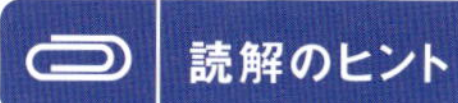

組織学所見の補足

本文には乳癌細胞の組織学的特徴が述べられていますが、分かりにくいところを補足説明します。

「2.3 cm × 1.2 cm × 1.2 cmの浸潤性乳管癌」

浸潤性というのは乳管外の間質組織に浸潤増殖を示しているという意味です。最大径2.3 cmは臨床病期のstage T2（2.0 cm以上）ですから、術前のT1というstagingはこの時点で訂正されることになります。

「細胞同士の結合性を示す索状と巣状の配列」

この症例の乳癌は上皮由来です。分化傾向を示す癌の場合（この患者は「中分化型」であったと次のユニットで述べられています）には、上皮細胞の特徴のひとつである細胞同士の結合性、すなわち索状や巣状の塊を形成する性質が見られる分化型の癌であることを言っています。

「リンパ管への浸潤」

癌が原発巣で小さな病変であったとしても、もしリンパ管内に入っている所見があれば、予後は悪いことが予想されますので、その有無が述べられています。

「上皮内乳管癌が存在した」

この患者では、浸潤癌の部位が主体ではあるが、乳管内進展を示す成分intraductal componentが認められたということです。乳管内に発育する癌は壊死傾向が強く、微小石灰化を生じやすいとされています。（→p.88「Dr. レイの医学用語解説」）

症例２：Breast Cancer／乳癌

Characterization of Cancer Cells

㉔The tumor was moderately **differentiated** (grade 2 of 3), with low-to-moderate **mitotic** activity. ㉕More than 60 percent of the **tumor nuclei** showed moderate-to-intense expression of both estrogen receptor and progesterone receptor, as determined by immunohistochemical staining (Fig. 2C). ㉖The tumor cells showed intermediate expression (2+ of 3+) of HER2/*neu* protein as determined by immunohistochemical **analysis**, but lacked *HER2/neu* gene amplification by **FISH**.

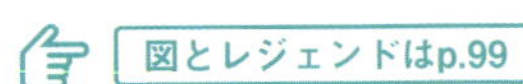
図とレジェンドはp.99

語句の解説

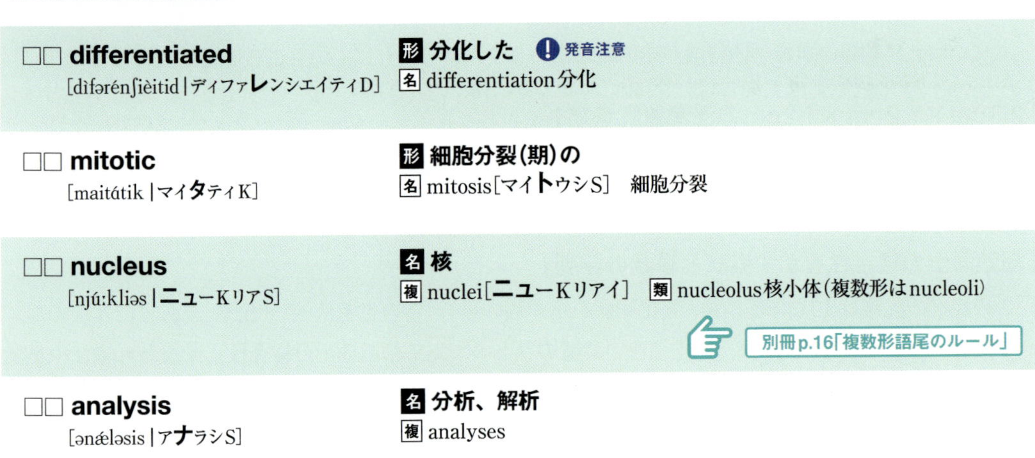

□□ **differentiated**
[dìfərénʃièitid | ディファレンシエイティD]
形 分化した　発音注意
名 differentiation 分化

□□ **mitotic**
[maitátik | マイタティK]
形 細胞分裂(期)の
名 mitosis [マイトウシS]　細胞分裂

□□ **nucleus**
[njú:kliəs | ニューKリアS]
名 核
複 nuclei [ニューKリアイ]　類 nucleolus 核小体(複数形はnucleoli)
別冊p.16「複数形語尾のルール」

□□ **analysis**
[ənǽləsis | アナラシS]
名 分析、解析
複 analyses

既出語：estrogen receptor (→p.70)、progesteron receptor (→p.70)、*HER2/neu* (→p.70)

癌細胞の特徴

㉔腫瘍は、中**分化**型（グレイド3中グレイド2）で、**細胞分裂**像の頻度は低から中程度であった。
㉕免疫組織化学染色の結果によると、60%以上の腫瘍細胞の**核**はエストロゲン受容体とプロゲステロン受容体の中等度から強度の発現を示していた〔図2C〕。
㉖腫瘍細胞は中程度（0から3＋の2＋）のHER2/*neu*タンパク発現が免疫組織化学**解析**で検出されたが、FISH法では*HER2/neu*遺伝子増幅はなかった。

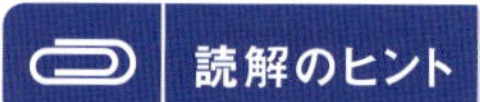

程度や強さを段階的に表現する言葉を知ろう

程度や強さの表現

所見や症状の程度を表す場合に、下表のように3段階（中間の表現を入れると5段階）の表現がよく使われます。本文で使われている言葉を赤で示していますが、後に続く言葉によって程度の表現が使い分けられています。たとえば、high activityとは言っても、severe activityとは言いませんし、severe dysplasiaとはいえますが、high displasiaとは言いません。病気・異常、基準、一般的症状など、言いたいことによって使われる表現がおおまかに分かれるのです。もちろん、多少の例外や重複はあります。

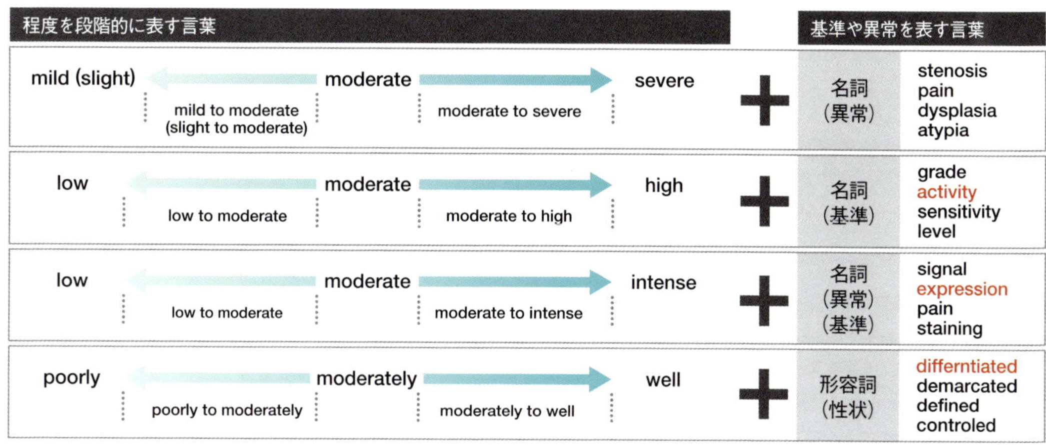

Dr.レイの 医学用語解説……10

□ cohesive cords and nests　結合性を示す索状・巣状配列

癌細胞同士が結合性cohesivenessを示し癌胞巣nests形成性を示すことを言います。個々の細胞がバラバラに浸潤する場合とは対照的なものです。

□ lymphatic vessel invasion　リンパ管侵襲

invasionとは、破壊的にその領域に入っていくことです。本文ではリンパ管壁を破ってリンパ管内腔に癌細胞が入り込み、リンパ節転移を起こしやすくなる状態をさしています。

□ microcalcification　微小石灰化

マンモグラフィで乳腺内に認められる微細な石灰化のことです。乳癌の診断に重要な所見ですが、他の癌変でも認められることがあり、確定的な所見ではありません。乳管内進展の部分では、血管からの酸素供給に乏しく、壊死に陥りやすく、異栄養性石灰化dystrophic calcificationを伴います。

□ tumor nuclei　腫瘍の核

本文で、腫瘍の核が染色されることについて述べています。これをもう少し詳しく説明すると、エストロゲン受容体とプロゲステロン受容体は、いずれも核内に局在して発現する蛋白ですので、免疫染色では核nucleiが染色されて陽性と判定するのです。

□ FISH (fluorescence *in situ* hybridization)

蛍光標識されたプローブを、間期細胞あるいは染色体表本上そのままの位置（*in situ*）で分子雑種形成させ、目的の遺伝子の位置と量を決定する技術のことです。

Review Quiz

「程度や強さを段階的に表現する言葉」をp.87で学びました。それをもとに、実際の例について考えてみましょう。

1 「低い」もしくは「軽度」であることを示すのはpoorly(poor)、mild、lowです。以下の語句にはそれぞれどれを使うのが最も適切かを考え、空所に記入しましょう。

(1) (　　　　　　　　) differentiated carcinoma　低分化癌
(2) (　　　　　　　　) dysplasia　軽度異形成
(3) (　　　　　　　　) circumscribed nodule　境界不鮮明な結節
(4) (　　　　　　　　) sensitivity　低感受性
(5) (　　　　　　　　) glucose level　低グルコースレベル
(6) (　　　　　　　　) aortic regurgitation　軽度大動脈弁逆流
(7) (　　　　　　　　) density　低密度

2 「高度」であることを示すのはwell、severe、highです。以下の語句にはそれぞれどれを使うのが最も適切かを考え、空所に記入しましょう。

(1) (　　　　　　　　) differentiated carcinoma　高分化癌
(2) (　　　　　　　　) sensitivity　高感受性
(3) (　　　　　　　　) aortic regurgitation　高度大動脈弁逆流
(4) (　　　　　　　　) density　高密度
(5) (　　　　　　　　) circumscribed nodule　境界鮮明な結節
(6) (　　　　　　　　) dysplasia　高度異形成
(7) (　　　　　　　　) glucose level　高グルコースレベル

解答はp.278参照

ストーリーのまとめ

摘出された組織の病理診断により、浸潤癌ではあるがリンパ管侵襲がないことが明らかになりました。さらに、エストロゲン受容体の発現は中程度以上で、HER2/*neu*タンパクの発現も2＋であったが、*HER2/neu*遺伝子の増幅がないなどの腫瘍細胞の性格が分かりました。次は、補助治療の方針が決められます。

症例２：Breast Cancer／乳癌

Unit 5 : Test Results 検査結果

ここまでの内容をよく思い出しながら、まとめを読んでみましょう。

Summary of Test Results

Dr. Ryan: ㉗As summarized by Dr. Sgroi, this patient had a breast cancer of pathological **stage** T2N0, according to the American Joint Committee on Cancer staging **criteria** for breast cancer, with a tumor size of 2.3 cm, **grade** II, and no tumor identified in the sentinel lymph node. ㉘The tumor cells were positive for estrogen and progesterone receptors, and negative for *HER2/neu* amplification. ㉙At this point, we needed to decide on the optimal **systemic therapy** for this patient.

語句の解説

□□ **stage**
[stéidʒ | Sテイジ]

名 病期、病気の進行時期、進展度
関 staging 病期分類

□□ **criterion**
[kraitíːriən | Kライティーリアン]

名 診断基準、判断基準
複 criteria [Kライティーリア]

別冊 p.16「複数形語尾のルール」

□□ **grade**
[gréid | Gレイド]

名 悪性度分類、段階、グレード

悪性度を決定し分類することを grading といいます。

□□ **systemic therapy**

全身療法

手術や放射線照射といった局所的な治療に対して、薬剤などの投与で全身に効果を期待する治療法のことをいいます。

検査結果のサマリー

Dr. Ryan：㉗Sgroi先生が要約したように、この患者の乳癌はAmerican Joint Committee on Cancer の乳癌に対する進行期**診断基準**によれば、2.3 cmの腫瘍径、**グレード**2の細胞異型度、そしてセンチネルリンパ節に転移腫瘍が確認されないということでもって病理学的進行**病期**はT2N0であった。

㉘腫瘍細胞はエストロゲン受容体とプロゲステロン受容体陽性で、*HER2/neu*遺伝子増幅は陰性であった。

㉙この時点で、この患者の最適な**全身治療法**を決定する必要があった。

読解のヒント　悪性腫瘍の「grade」と「stage」とは？

本文㉗の「grade II」や「stage T2N0」の意味を見てみましょう。

細胞異型度gradeとは、細胞・核形態の異型性や増殖速度を評価することによって決められる病理学的悪性度の指標です。乳癌の場合には核グレード分類nuclear gradingあるいは組織学的グレード分類histological gradingによってgrade I、II、IIIのいずれかに分類されます。

病期分類stageは、腫瘍が発生した部位からどの程度の広がりを示して進行しているかを評価するものです。他の多くの癌の場合と同様に、乳癌の病期分類も、その基本は世界的に広く用いられているUICCのTNM分類に基づいて作られています。ここではUICCのTNM分類に沿ってAmerican Joint Committee on Cancerが作成した病期(進行期)分類で話が進められています。T(tumorのt)は、原発巣における腫瘍の大きさや広がりを示し、T2とは、乳房内の原発巣が2.0 cmを超えるが5.0 cm以下であることを意味します。N(リンパ節lymph nodeのn)は、リンパ節転移を示しN0、1、2、3となります。この患者ではリンパ節転移がなかったので、N0です。その他、ここでは扱っていませんが、M(metastasisのm)というのは、原発巣の乳房からはなれた遠隔臓器、たとえば骨髄や肝臓などへの転移がある場合に用いられるものです。治療方針の決定や予後判定がなされるので、gradeとstageは非常に重要な指標です。

＊国際対がん連合(Union Internationale Contre le Cancer)で、フランス代表から提案された対癌活動の国際学術機関で、ジュネーブに事務局をおいています。

Adjuvant Therapy after Operation

㉚The patient under discussion recovered well from lumpectomy and **sentinel-lymph-node** biopsy. ㉛After a discussion regarding the benefit of **chemotherapy** as compared with **endocrine** therapy alone, the decision was made to proceed with treatment with **anastrozole** alone. ㉜The patient received adjuvant radiation **therapy** and is presently doing well, one year after she received the **diagnosis** of breast cancer.

□□ **chemotherapy**
[kèmouθérəpi | キモウθエラピ]

名 **化学療法** ！発音・アクセント注意

化学物質または薬剤を用いる疾病の治療．通常，腫瘍性疾患に対して用いる。発音は「ケモー」ではなく、「キモセラピー」。薬だけを飲んでもダメで、病は「気も」大事！

□□ **endocrine**
[éndəkrən | エンダKラン]

名 形 **内分泌(の)、内分泌腺の** ！アクセント注意

反 exocrine外分泌の

□□ **therapy**
[θérəpi | θエラピ]

名 **治療、療法**

関 therapeutics治療学(術)

□□ **diagnosis**
[dàiəgnóusis | ダイアGノウシS]

名 **診断**

動 diagnose[ダイアGノウS]診断する

既出語：lumpectomy(→p.78)、biopsy(→p.68)

手術後の補助的治療

㉚この患者は腫瘤摘出術とセンチネルリンパ節生検から順調に回復した。
㉛**内分泌**療法のみの場合と比較したときの**化学療法**の利点について話し合った後、アナストロゾール単独療法を進めることが決定された。
㉜患者は補助療法として放射線**療法**を受け、乳癌の**診断**を受けてから1年後の現在も順調である。

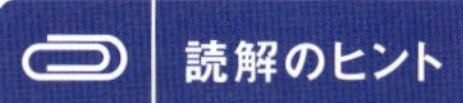

診断を左右する動詞群

本文㉜ ... after she **received** the diagnosis of breast cancer.
患者は診断を受け取りreceive、医者は患者に診断を与えるgiveというような言い方をします。このように「動詞＋a/the diagnosis」のパターンに使える動詞をまとめてみましょう。

「診断をする」グループ
carry out / conduct / form / reach / settle / establish / make / lead to / result in

「診断に合う、診断を支持する」グループ
fit / favor / support / suggest

「診断に合わない、除外する」
argue against / rule out

その他
confirm / considerなど。
これらの動詞はまた、「A/The diagnosis + be +動詞p.p.」の受身形でも用いることができます。

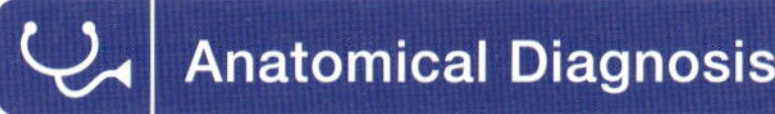

解剖学的診断

Invasive ductal carcinoma, T2N0, positive for estrogen receptor and progesterone receptor, negative for *HER2/neu* amplification.
浸潤性乳管癌、T2N0、エストロゲン受容体とプロゲステロン受容体発現陽性、*HER2/neu*遺伝子増幅陰性

Dr.レイの医学用語解説……11

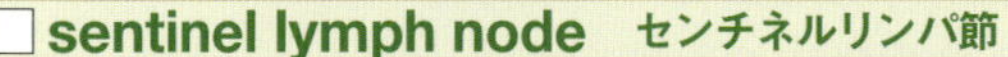

□ sentinel lymph node　センチネルリンパ節

sentinelというのは見張り、歩哨という意味です。センチネルリンパ節というのは、悪性腫瘍からのリンパ流を最初に受けるリンパ節のことです。乳房内のどの部位に発生するかによってセンチネルリンパ節の部位も変わる可能性があります。実際には、注入されたアイソトープや色素を最初に受け取るリンパ節として確認されます。

□ anastrozole　アナストロゾール

乳癌のホルモン療法に使われるアロマターゼ阻害薬です。体内でのアロマターゼによるアンドロゲンからエストロゲンへの変換を競合的にブロックする抗エストロゲン剤で、エストロゲン依存性乳癌細胞の増殖を抑制します。

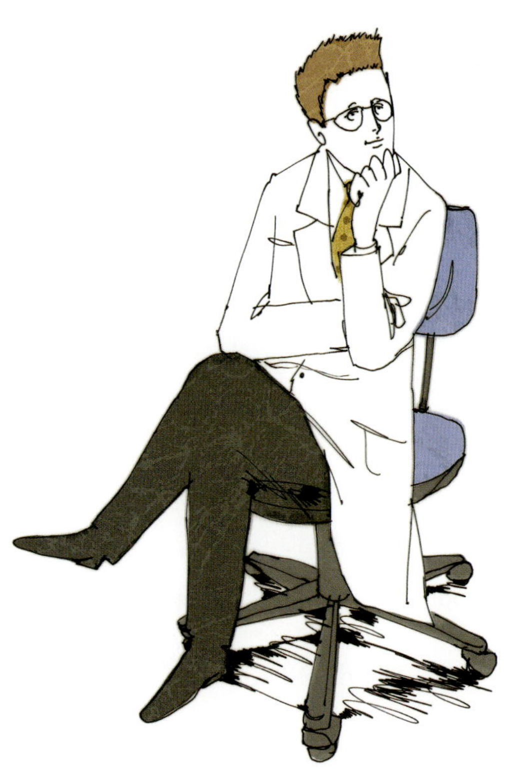

Review Quiz

この症例に登場した医学用語の中で、特に重要なものをA群に挙げています。それらの説明として正しいものをB群から選んでその記号を空所に記入しましょう。

A群

例：stage　病期　（ A ）

(1) criteria　診断基準　（　　）

(2) lumpectomy　腫瘤摘出術　（　　）

(3) chemotherapy　化学療法　（　　）

(4) immunohistochemistry　免疫組織化学　（　　）

(5) grade　悪性度分類　（　　）

(6) lesion　外傷ないし病変　（　　）

B群

(A) A period in the course of a disease.

(B) Removal of either a benign or malignant lesion from the breast.

(C) A classification of the degree of malignancy or differentiation of tumor tissue.

(D) A list of manifestations of a disease or disorder.

(E) A wound, injury or a pathologic change in the tissues.

(F) Treatment of disease by means of chemical substances or drugs.

(G) Demonstration of specific antigens in tissues by the use of markers that are either fluorescent dyes or enzymes.

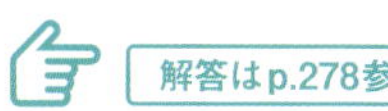
解答はp.278参照

ストーリーのまとめ

乳癌の診断と治療について一緒に学んできました。早期乳癌の発見と診断に対する注意点や、癌の悪性度や進行度によって治療方法を選択することも検討された症例だったと思います。次の症例3では、最近世界的にも話題になった狂牛病BSEと関連したプリオン病について、勉強していきましょう。

Unit 6 : Listening and Repeating

この症例で学習した医学用語を中心に、耳で発音を確認してほしいものや、発音練習をしてもらいたいものを集めています。臨床の現場でも通用する英語能力を身につけるため、積極的に練習しましょう。

Vocabulary 単語編

まず、CDを聞かずにそれぞれの単語を発音してみましょう。次に、CDで発音とアクセントを確認して、後について同じように発音してみましょう。

① 複合語の聞き取りにチャレンジ！ 聞こえた単語を書いてみましょう（解答は p.278）。

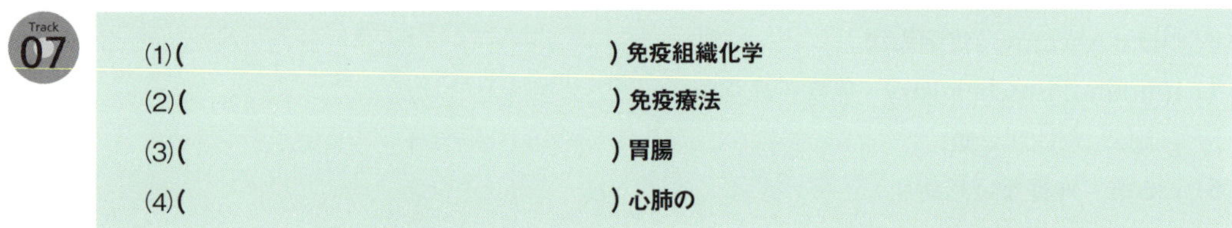

Track 07

(1)(　　　　　　　　　　　　) 免疫組織化学

(2)(　　　　　　　　　　　　) 免疫療法

(3)(　　　　　　　　　　　　) 胃腸

(4)(　　　　　　　　　　　　) 心肺の

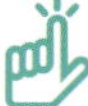

ポイント：それぞれの単語の構成要素を知っていると聞き取りやすい　immune（免疫）+hist（組織）+chemistry（化学）

② ラテン語の難読語の発音を確認しましょう。

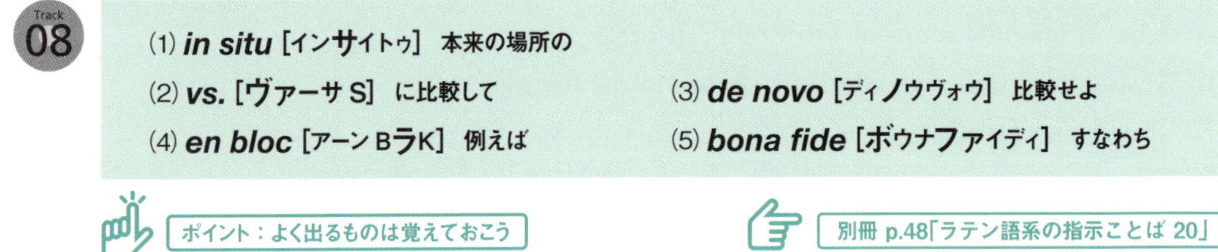

Track 08

(1) *in situ* [インサイトゥ] 本来の場所の

(2) *vs.* [ヴァーサS] に比較して

(3) *de novo* [ディノウヴォウ] 比較せよ

(4) *en bloc* [アーンBラK] 例えば

(5) *bona fide* [ボウナファイディ] すなわち

ポイント：よく出るものは覚えておこう

別冊 p.48「ラテン語系の指示ことば 20」

③ -opsy（検査を表す連結形）で終わる単語を聞いてみましょう。

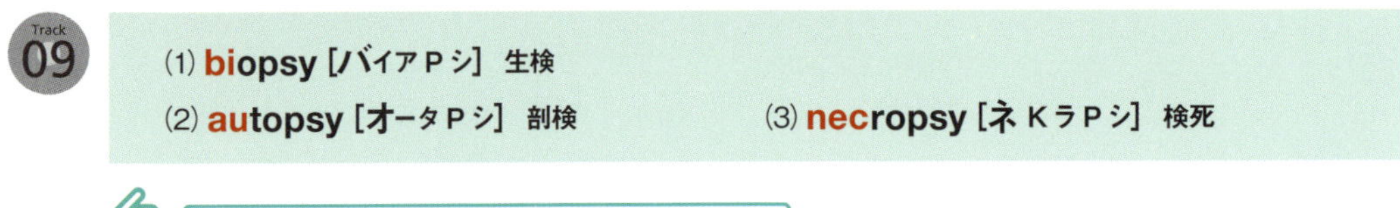

Track 09

(1) **bi**opsy [バイアPシ] 生検

(2) **au**topsy [オータPシ] 剖検

(3) **nec**ropsy [ネKラPシ] 検死

ルール：-opsy で終わる単語は、第一音節にアクセント

④ -tomy (切開術) -ectomy (切除) で終わる単語を聞いてみましょう。

(1) **lumpectomy** [ラ M ペ K タミィ] 腫瘤摘出術
(2) **anatomy** [アナタミィ] 解剖学
(3) **appendectomy** [アペンデ K タミィ] 虫垂切除
(4) **craniotomy** [K レイニアタミィ] 開頭術
(5) **gastrectomy** [ギャ ST レ K タミィ] 胃摘出術
(6) **laparotomy** [ラパラタミィ] 開腹術
(7) **nephrectomy** [ニ F レ K タミィ] 腎摘出術

ルール：接尾語-tomy, -ectomyの直前の音節にアクセント

⑤ 複数形の不規則変化「女のルール」編

	単	複
(1) 基準	criterion	criteria
(2) 肩峰	acromion	acromia
(3) 霰粒腫	chalazion	chalazia
(4) 神経節	ganglion	ganglia
(5) ミトコンドリア	mitochondrion	mitochondria
(6) 現象	phenomenon	phenomena

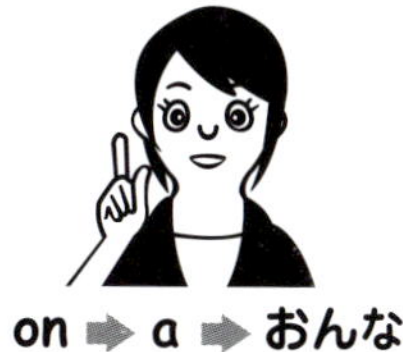

ルール：単数、複数で語尾が「on→ a 」と変化する「女のルール」を覚えよう

Sentences 例文編

本文に出てきた語句を含む例文を、発音やイントネーションに注意して音読してみましょう。

(1) **specimen** [S ペ S マン]
A stool **specimen** was negative for occult blood.
便潜血反応は陰性であった。

(2) **malignant** [マリ G ナン T]
Microscopic examination of the urine showed **malignant** cells.
尿の顕微鏡学的検査で、悪性細胞が見つかった。

(3) **adjuvant** [アジュヴァン T]
If no residual tumor is detected, the patient proceeds to **adjuvant** chemotherapy.
残存腫瘍が見つからなければ、患者は補助的化学療法に進むことになる。

図とレジェンド

Figure 1 : Radiologic Studies of the Breast and Lumpectomy Specimien 図1 乳房と摘出腫瘤のX線解析

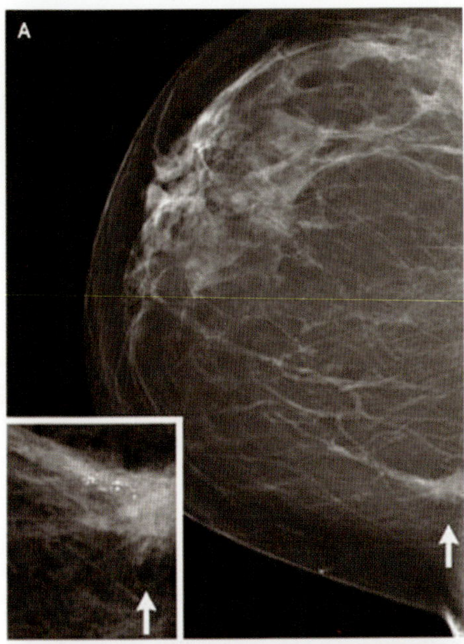

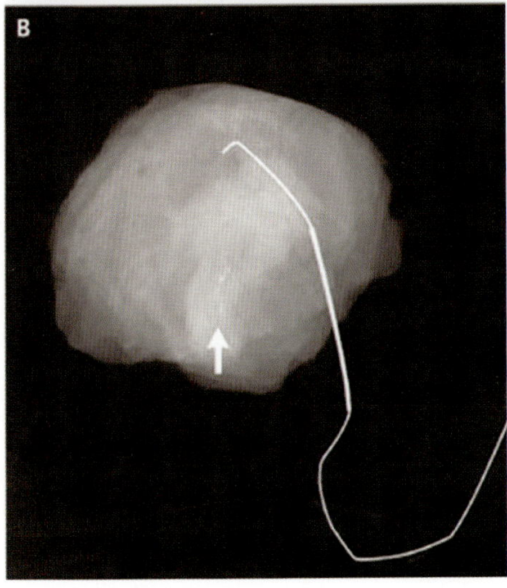

Figure 1

The craniocaudal view from the mammogram reveals an ill-defined mass with very small associated calcifications in the inferior portion of the breast (Panel A), close to the chest wall (arrow). Magnification shows greater detail (Panel A, inset). The fine, white specks are clustered calcifications; these are typically found in the intraductal portion of a cancer. The radiograph of the specimen obtained by lumpectomy (Panel B) confirms the presence of both the microcalcifications and the tumor mass (arrow).

頭尾方向の乳房X線画像では、非常に小さな石灰化を伴った辺縁不整の腫瘤が、乳房の下部（パネルA）で胸壁（矢印）に近い部分にあることが明らかになった。拡大図で詳細が確認できる（パネルA、挿入図）。微細な白い斑点は、散在する石灰化であり、これらは癌の乳管内部に典型的に見られる。腫瘤摘出手術によって得られた標本のX線画像によって（パネルB）、微小石灰化と腫瘤両方が確認できる（矢印）。

［解説］

パネルAは右乳房のCC撮影で、写真の情報が外側、下方が内側です。この患者の腫瘤の位置はp.67の「読解のヒント」にある通りですから、“inferior portion of the breast”とあるのは、この写真の下方に腫瘤があるということです。

Figure 2 : Histopathological Features of the Resected Breast Cancer 図2 摘出された乳癌の組織病理学的特徴

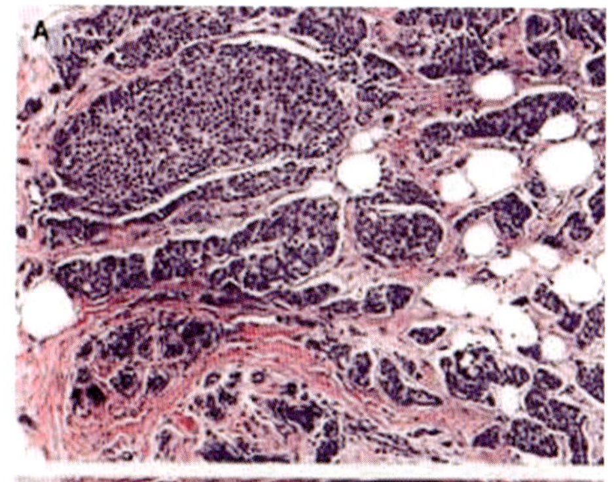

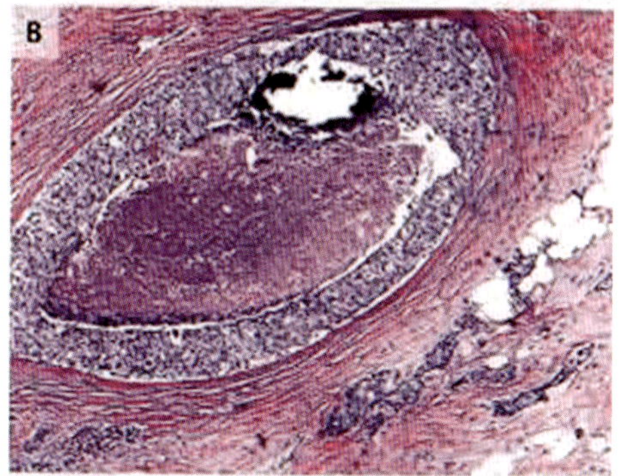

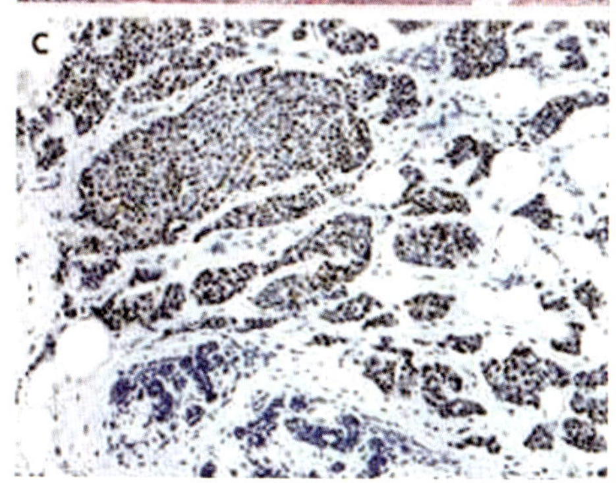

Figure 2

A tissue section from the tumor, stained with hematoxylin and eosin, reveals nests and cords of malignant ductal epithelial cells invading fibroadipose tissue (Panel A) and associated ductal carcinoma in situ harboring microcalcifications (Panel B). The malignant ductal epithelial cells show nuclear expression of estrogen-receptor protein (Panel C, immunoperoxidase stain).

腫瘍の組織切片標本は、ヘマトキシリン−エオシン染色された。線維脂肪組織に浸潤する巣状と索状配列を示す悪性乳管上皮細胞（パネルA）と、それに伴った微小石灰化を含む乳管上皮内癌（パネルB）が認められる。悪性乳管上皮細胞は、エストロゲン受容体蛋白が核に発現している（パネルC、免疫ペルオキシダーゼ染色）。

［解説］

パネルA：青紫色に見える塊（巣状と索状）が乳癌細胞です。塊と塊の間に、膠原線維（赤）と脂肪細胞（白）が介在しています。

パネルB：リング状青紫色に見える生存癌細胞とその円腔に充満する壊死（暗赤色）が認められます。両者の境界部で12時方向に黒色の微小石灰化（破れている）が見えます。

パネルC：核はヘマトキシリンで青く染まりますが、エストロゲン受容体陽性では、褐色になります。図下方には陰性の正常乳管組織が対照として見えています。

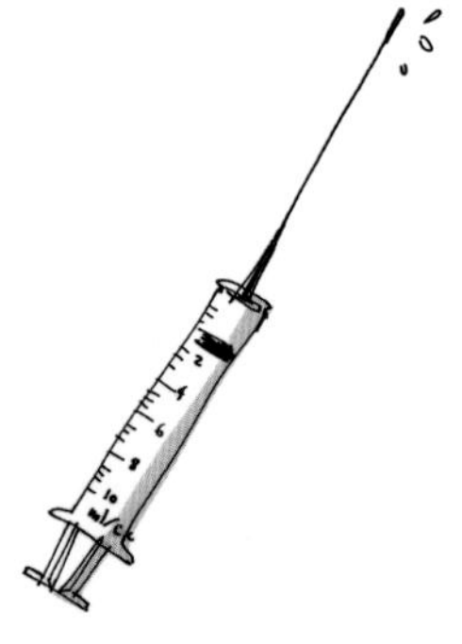

症例3：

Prion Disease

プリオン病

症例３：Prion Disease／プリオン病

An 80-Year-Old Man with Fatigue, Unsteady Gait, and Confusion
倦怠感、不安定歩行、錯乱を呈した80歳男性

Vol.353, No.10, pp.1042-1050, September 8, 2005
The New England Journal of Medicine
Case Records of the Massachusetts General Hospital
http://www.nejm.com/

プリオン病(クロイツフェルト・ヤコブ病などの)の原因となるプリオン蛋白は、DNAもRNAも含まれない全く新しい病原因子として1982年にStanley B. Prusiner博士らによって発見、命名されました。1997年にはプリオン蛋白発見の功績でノーベル医学生理学賞がPrusiner博士に与えられています。プリオン病の原因や発症、経過について見ていきましょう

Introduction

レイ先生が、リョウ君、ハルカさんと、プリオン病について話しています。

ハルカさん　：**プリオン病prion disease**ってどんなものなのですか、レイ先生。

レイ先生　：プリオン病は、異常プリオンとよばれる感染能力のある蛋白粒子が脳に蓄積して起こると考えられています。

リョウ君　：**狂牛病mad cow disease**もプリオン病ですか？

レイ先生　：そうです。正式には**ウシ海綿状脳症bovine spongiform encephalopathy** (BSE)といわれるもので、ヒトでは**クロイツフェルト・ヤコブ病Creutzfeldt-Jakob disease**がプリオン病の代表ですね。プリオン病にかかった脳にはどのような変化が見られますか？ハルカさん。

ハルカさん　：海綿状脳症spongiform encephalopathyともいわれるように、無数の小さな穴があいて脳組織が海綿のようになるらしいですね。

レイ先生　：そうです。空胞変性vacuolar degenerationと呼ばれる変化で、大脳皮質の萎縮も見られます。

太字は今回の症例の重要なキーワード。右ページで意味と内容を確認しておこう。

Keywords

1 prion disease　プリオン病

プリオン病は、異常型のプリオン蛋白prion proteinが脳に蓄積する疾患です。蛋白性感染粒子proteinaceous infection particleから命名されています。プリオン病の代表的なものが、クロイツフェルト・ヤコブ病です。

2 mad cow disease　狂牛病
bovine spongiform encephalopathy　ウシ海綿状脳症

略してBSEとも呼ばれているものです。1990年代に英国で流行したウシのプリオン病です。感染したウシを食することでヒトにも感染するとされ、(新)変異型クロイツフェルト・ヤコブ病(new) variant Creutzfeldt-Jakob diseaseと呼ばれるようになりました。

3 Creutzfeldt-Jakob disease（CJD）　クロイツフェルト・ヤコブ病

CJDには、家族性familialに発生するものと、弧発性sporadicに見られるものがあり、前者が10〜15%、後者が85〜90%を占めています。医原性iatrogenicとしては、脳硬膜dura materの移植によって感染した例や、成長ホルモン投与や角膜移植corneal transplantationによるCJDの発生も報告されています。

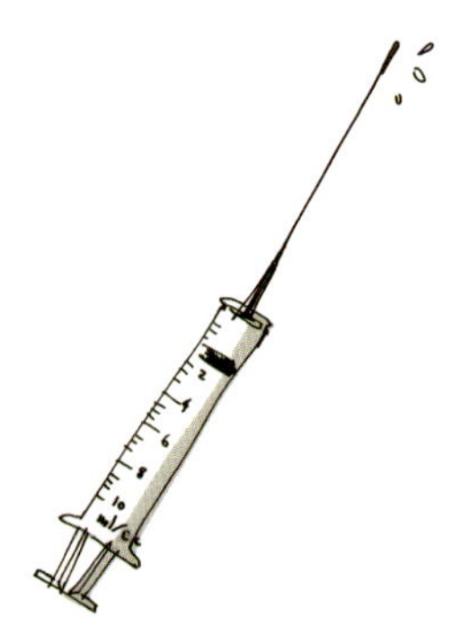

CASE 3

症例３：Prion Disease／プリオン病

Unit 1：Findings on Admission　入院時所見

４週間前まで元気に生活していた80歳の男性が、疲労fatigue、不安定歩行unsteady gait、錯乱confusionを主訴として入院してきました。身体診察では、高血圧、ごく軽度の収縮期駆出性雑音および、歩行障害が見られました。

Physical Examination

❶The **blood pressure** was 147/81 mm Hg, the pulse 61 beats per minute, and the respiratory rate 18 breaths per minute; the temperature was 36.2°C and the oxygen saturation 98 percent. ❷There was a **systolic ejection murmur** (grade 1 of 6) at the right upper **sternal** border. ❸The patient had difficulty walking in a straight line. ❹The remainder of the general **physical examination** was normal.

語句の解説

□□ **blood pressure**
血圧
略 BP
別冊p.58「医学の基本略語 230」
動脈圧の単位はmm Hg、静脈圧はmm H_2Oで表します。

□□ **systolic**
[sistálik | シSターリK]
形 収縮期(性)の
名 systole[シSタリ]収縮期　反 diastole[ダイアSタリ]拡張期

□□ **ejection murmur**
駆出性雑音
関 murmurは、医学英語では心臓、肺、血管を聴診して聞こえる雑音をさします。
別冊p.42「英単語 医学用法 vs.一般的用法 40」
駆出性雑音とは、大動脈または肺動脈に心室から血液が駆出されることにより生じる収縮期雑音。

□□ **sternal**
[stə́:nəl | Sターナ L]
形 胸骨の
関 sternum 胸骨、複数形はsterna。
別冊p.16「複数形語尾のルール」

□□ **physical examination**
身体診察
五感のうち、主に視覚、触覚、嗅覚、聴覚を用いて医師が身体の異常を検出する方法です。

既出語：oxygen saturation（→p.24）

身体診察

❶**血圧**147/81 mm Hg, 脈拍数61、呼吸数18、体温36.2℃、酸素飽和度は98％であった。

❷**胸骨**右上部縁に**I/VI度の収縮期駆出性雑音**があった。

❸患者は直線上歩行が困難であった。

❹その他の一般**身体診察**は正常であった。

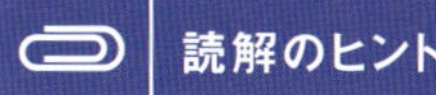

検査結果（数値・単位）の読み方

本文には数字や単位がいろいろ出てきました。数値を読むのは苦手だという方もいると思いますが、読み方を覚えておけば、いざという時に慌てずにすみます。 別冊p.12「数・シンボル」

数値・単位	読み方・解説
BP 147/81	BP（ビーピー） one forty-seven over eighty-one
mm Hg	millimeter mercury または millimeter Hg（エイチジー）
36.2℃	thirty-six point two degrees centigrade または thirty-six point two degrees Celsius
＞	greater/more than 例 A ＞ B（A is greater/more than B.）
＜	less/smaller than 例 A ＜ B（A is less/smaller than B.）
＋	one plus 陽性か陰性かという場合は、それぞれ＋、－ではなくpositive、negative、あるいは＋ve、－veと書かれることが多い。
＋＋、＋＋＋	two plus、three plus ※以下、数が増えても同様
－	minus
muscle strength 4/5	muscle strength four over five
IU	international unit ビタミン、酵素、ホルモンなどの国際的統一単位です。

症例３：Prion Disease／プリオン病

Neurological Examination

❺A neurology consultant reported that the patient was **alert** and **oriented** and did not appear to be **confused**. ❻An examination revealed a few beats of **horizontal nystagmus** with left and right far **lateral gaze** and **fatiguing**, **decreased sensation** to all stimuli on the right foot and **calf**, and mild **ataxia** on **tandem gait**; the **Romberg test** was positive.

語句の解説

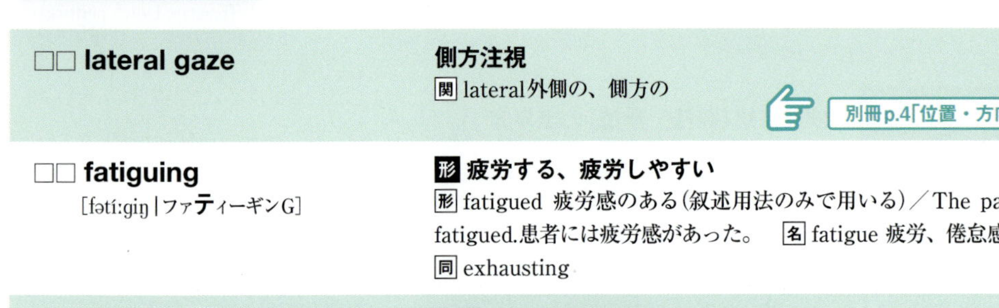

語句	解説
□□ **lateral gaze**	**側方注視** 関 lateral外側の、側方の 別冊p.4「位置・方向の表現」
□□ **fatiguing** [fətíːgiŋ｜ファティーギンG]	**形 疲労する、疲労しやすい** 形 fatigued 疲労感のある(叙述用法のみで用いる)／The patient was fatigued.患者には疲労感があった。 名 fatigue 疲労、倦怠感 同 exhausting
□□ **decreased sensation**	**感覚低下、感覚鈍麻** 関 delayed sensation遅延感覚
□□ **calf** [kǽf｜カF]	**名 ふくらはぎ** 複 calves 関 calf bone腓骨(＝fibula)
□□ **ataxia** [ətǽksiə｜アタKシア]	**名 運動失調** 同 ataxy、incoordination 形 ataxic運動失調の taxisは、order(秩序)やcoordination(協調)と同じ意味、at-は否定の接頭辞です。ataxiaとは随意運動において筋の協調的運動が得られない状態、すなわちぎこちない動きを表します。
□□ **Romberg test**	**ロンベルク試験** 同 station test 類 Romberg signロンベルク徴候

神経学的検査

❺神経科の報告によると、患者の**意識ははっきりして**おり、**見当識は保たれ**、**錯乱**状態は見られなかった。

❻検査によって、数回続く左右**側方注視**性および**疲労**性**水平眼振**が現れ、右足と**ふくらはぎ**のあらゆる刺激に対する**感覚低下**と**継ぎ足歩行**の際の軽度**運動失調**も見られた。**ロンベルク試験**は陽性であった。

読解のヒント　人名を冠した神経学的検査neurological examinationや徴候

継ぎ足歩行tandem gaitや踵・膝試験heel-to-knee testのように、体の部位や動作がそのまま表現された言葉は覚えやすいのですが、Romberg徴候、Babinski徴候などのように人名のみが手がかりのものは、その内容が想像できません。覚えるしかありませんので、ここで知識を整理しておきましょう。本文中に出てきたものの他、有名な試験方法について、その得られる徴候をまとめて挙げておきます。

Romberg sign ロンベルク徴候（ドイツの医師）
開眼時の閉脚起立は可能だが、閉眼起立時に不安定性が増強すれば陽性となり、固有感覚統制力の消失を示します。大径末梢神経線維障害や脊髄後索病変で陽性となります。

Babinski sign バビンスキー徴候（フランスの神経学者）
足底刺激に母趾が伸展（正常では屈曲）し、外転する病的反射のことです。同側の錐体路障害pyramidal tract lesionによって生じます。

Kernig sign ケルニッヒ徴候（ロシアの内科医）
髄膜炎、くも膜下出血によって項部硬直を生じる髄膜刺激症状のひとつです。

Lasègue sign ラゼーグ徴候（フランスの医師）
腰仙髄部の髄膜や神経根が刺激されている状態で坐骨神経痛sciatic neuralgiaのときに見られます。

Lhermitte sign レールミット徴候（フランスの神経科医）
患者の頭を屈曲すると電撃痛が脊髄下方に広がります。頸部脊髄後索障害にみられる徴候です。

Dr.レイの医学用語解説……12

□ systolic ejection murmur (grade 1 of 6)　収縮期駆出性雑音（I度／VI度）

収縮期雑音は、収縮中期の駆出性と全収縮期に聞かれる逆流性とに区別されます。この患者では、貧血による軽度の駆出性雑音があると思われます。心雑音のレヴァイン分類Levine classification of heart murmurは、心雑音をI度（極端に弱く、かろうじて聞き取れる）～VI度（胸壁に耳を近づけるだけで聞くことができる）の6段階に分けたもので、心雑音の強さを表現するのに広く用いられています。

□ alert　（意識）清明

意識が清明であるとは、覚醒状態alert wakefulnessの状態にあることを言います。グラスゴー・コーマ・スケールGlasgow coma scaleでは、意識清明は15点に相当します。

p.22「consciousness」

□ oriented　見当識のある

見当識orientationとは、時、場所、周囲の状況などを正しく判断する能力をいいます。見当識は、知覚、注意力、記憶、意識などが障害されると、失見当識disorientationと呼ばれます。

□ confusion　昏蒙、錯乱

通常は、軽度の意識混濁consciousness cloudingのある状態をいいます。意識混濁状態では、場所、時、人を認識し、注意力を向けることに曇りが生じます。

□ horizontal nystagmus　水平眼振

眼振とは、眼球の不随意性律動性の振動で、急速相に水平性に生じるものを水平性眼振といいます。眼の異常を表す英語はなぜか「眼にやさしくない」ものが多いので、この機会に代表的なものを見てみましょう。

〈眼の異常を表す言葉〉

strabismus	斜視（＝squint）
myopia	近視（＝nearsightedness）
hyperopia	遠視（＝farsightedness）
nyctalopia	夜盲症（＝day sight, night blindness）
astigmatism	乱視（＝distorted vision）

□ tandem gait　継ぎ足歩行

tandem walkingともいいます。歩行の安定性を検査する方法で、一方の踵を他方のつま先につけながら一直線上を歩いてもらいます。小脳性失調cerebellar ataxiaや前庭性失調vestibular ataxiaなどで、継ぎ足歩行が障害されます。

Review Quiz

p.105の「読解のヒント」で数値・単位の読み方を説明しました。それを参考に、次の読み方を（　　）に記入してください。

(1) BP 147 / 81mm Hg　　BP one forty-seven (　　) eighty-one millimeter (　　)
(2) 36.2 ºC　　thirty-six point two (　　　　)
(3) 10.28 μU / ml　　ten point two eight micro (　　) (　) milliliter
(4) 5.0 IU / L　　five point zero (　) (　)(　) liter
(5) A > B　　A is (　　　) B
(6) A < B　　A is (　　　) B
(7) The urine was positive for protein (+++)　(　　　)

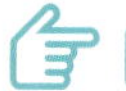
解答はp.278参照

ストーリーのまとめ

入院時の身体診察では、おもに水平眼振horizontal nystagmus、右の足とふくらはぎの知覚減弱、継ぎ足歩行試験における不安定性、ロンベルク試験陽性などの神経学的徴候が認められました。さらに患者は、高度の不眠insomniaや高血圧hypertensionを合併しています。これらの神経学的徴候の原因を調べるために、頭部の画像診断が行われます。

CASE 3

症例３：Prion Disease／プリオン病

Unit 2 : Differential Diagnosis 鑑別診断

ここではMRIによる脳の画像解析所見と神経学的検査の結果をあわせてクロイツフェルト・ヤコブ病(CJD)という診断がなされます。

MRI Study (1)

Dr. Richard T. Johnson: ❼May we see the **imaging studies**?

Dr. R. Gilberto Gonzalez: ❽A fluid-attenuated inversion recovery **pulse-sequence** MRI of the head performed during the patient's first admission showed **parenchymal tissue** loss with some **widening** of the **sulci** and the **ventricles**.

語句の解説

□□ **pulse-sequence**

パルスシーケンス

磁気共鳴映像法(MRI)において、各パルスのON/OFFのタイミングや振幅を変えて組み合わせる一連のパルス系列チャートをいいます。

□□ **parenchymal tissue**

実質組織

反 stromal tissue 間質組織

その臓器、組織の機能を担う固有の部分のこと。

□□ **widening**
[wáidəniŋ | ワイダニンG]

名 **拡大**

本文では、脳実質の消失や萎縮のために脳溝や脳室が相対的に広がって見えることをいっています。

□□ **sulcus**
[sʌ́lkəs | サLカS]

名 **溝**

別冊p.16「複数形語尾のルール」

複 sulci[サLサイ] 同 groove、furrow

脳回gyrus[ジャイラS]の間の溝のことです。gyrusの複数形はgyri[ジャイライ]です。

□□ **ventricle**
[véntrikl | ヴェンTリKL]

名 **脳室**

形 ventricular[ヴェンTリキュラー]室の

脳や心臓などに正常に存在する空洞や室のこと。ここでは脳室のことです。

MRI解析(1)

Dr. Richard T. Johnson: ❼画像解析を拝見してもよろしいでしょうか？

Dr. R. Gilberto Gonzalez: ❽患者の初回入院時に行われた頭部のFLAIR法**パルスシーケンス**MRIが、大脳**溝**と脳**室**の**拡張**を伴う脳**実質組織**の喪失を示していた。

読解のヒント　基本的なMRI用語を知っておこう

MRI(magnetic resonance imaging)は磁気共鳴診断法と呼ばれる画像診断法です。撮影法には、スピンエコー(SE)によるT1強調画像(T1WI)やT2強調画像(T2WI)やプロトン強調画像(PDWI)があります。最近では高速スピンエコー(FSE)も代用されます。反転回復法(IR)を組み合わせた脂肪抑制画像(STIR)、脳脊髄液抑制FLAIR法、MR血管撮影法(MRA)も含まれます。

略語	名称	特徴
DWI	Diffusion-Weighted Image(拡散強調画像)	水分子の拡散(ブラウン運動)を反映。浮腫などにより拡散が低下した部分が高信号となる。
FLAIR	Fluid-Attenuated Inversion Recovery(FLAIR法)	IR法の1つで脳脊髄液を低信号に抑制したT2WIが得られる。脳溝脳室付近の病変が見やすい。
FSE	Fast Spin Echo(高速スピンエコー)	従来のSE法にくらべてスキャン時間が短縮され、強度のT2WIや高分解画像が得られる。
Gd	Gadolinium(ガドリニウム)	常磁性体。MRI造影剤。別冊p.30「医学に登場する元素」
IR	Inversion Recovery(反転回復法)	STIRやFLAIR画像を得るために使われる。
MRA	MR Angiography(MR血管撮影)	血管の流れが速いほど高信号になる。
PDI	Proton Density Image(プロトン密度強調画像)	主としてプロトンの量(密度)を反映している。スピン密度像(spin density image)とも呼ばれる。
SE	Spin Echo(スピンエコー)	一般的パルス系列でT1WI、T2WIを得ることができる。
STIR	Short T1 Inversion Recovery(STIR法)	脂肪抑制法であり、脂肪信号を低下させる。
T1WI	T1 Weighted Image(T1強調画像)	水が低信号になる。解剖学的構造がわかりやすい。
T2WI	T2 Weighted Image(T2強調画像)	多くの病変が高信号になる。解剖的構造がわかりにくい。

高信号：白　　低信号：黒

症例3：Prion Disease／プリオン病

MRI Study (2)

❾There were **multifocal** signal abnormalities in the **white matter**, a **nonspecific finding** commonly seen in patients of this age. ❿The **diffusion-weighted images** (Fig. 1) showed multifocal areas of reduced diffusion involving the **basal ganglia** as well as the cortical mantle, throughout both hemispheres and the cerebral cortex.[1-3]

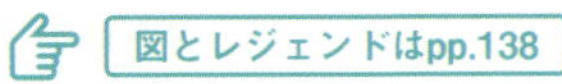

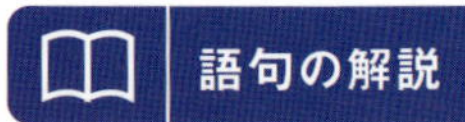

□□ **multifocal** [mʌ̀ltifóukəl | マLティ**フォ**ウカL]
形 多焦点の、多病巣性の、多発性の
反 unifocal 単焦点の、単発性の

□□ **white matter**
白質
類 alba 白色の、substantia alba/white substance 白質
脳と脊髄において、有髄神経線維が密集しているために、白っぽく見える部分です。大脳、小脳においては髄質と呼ばれる部分に相当します。

□□ **nonspecific finding**
非特異的所見
名 specificity 特異性　反 specific 特異的な
非特異的所見とは、他の疾患でも見られる所見ということです。

□□ **diffusion-weighted image**
拡散強調画像
p.111「読解のヒント」

既出語：white matter（→p.40）

MRI解析(2)

❾ **多発性**の信号異常が**白質**にあったが、この年齢の患者に一般的に見られる**非特異的所見**であった。

❿ **拡散強調画像**〔図1〕では、拡散減弱した領域は多巣性で、皮質外套と同様に大脳基底核を巻き込んでいて、それは、両側の大脳半球と大脳皮質のあらゆるところに見られた(文献1-3)。

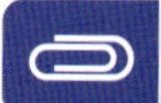 **読解のヒント** 大脳の各部の呼び方

本文中に出てくるMRIの所見を理解するための基本的な大脳各部位の呼び方を復習してみましょう。

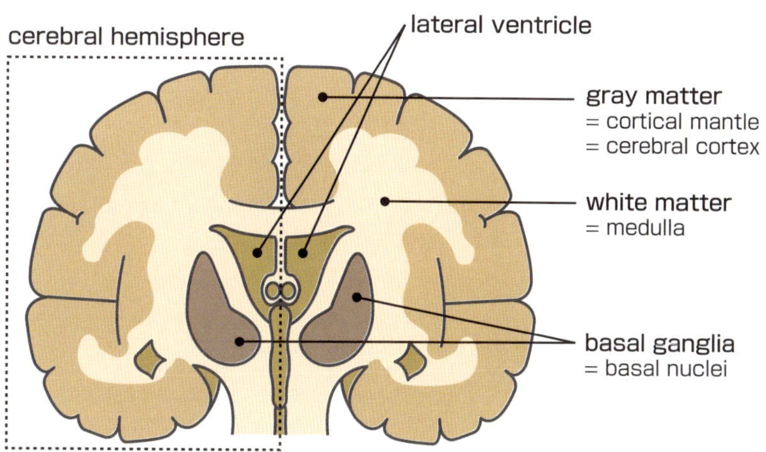

white matter白質
basal ganglia大脳基底核
cortical mantle皮質外套
cerebral cortex大脳皮質

gray matter灰白質
basal nuclei大脳基底核
cerebral hemisphere大脳半球

Summary of Imaging Diagnosis

⓫In summary, I think this man had **Creutzfeldt-Jakob disease**. ⓬The late age at **onset**, the **prominence** of **insomnia**, and the **fulminant** course make this an **atypical** story, but I suspect we will find the characteristic spongiform **pathological features** of **sporadic** Creutzfeldt-Jakob disease.

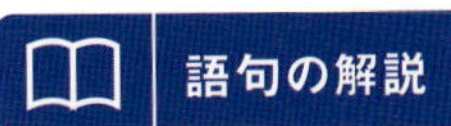

□□ **Creutzfeldt-Jakob disease**	**クロイツフェルト・ヤコブ病** 略 CJD ※Hans G. Creutzfeldt と Alfons M. Jakob はいずれもドイツの神経精神科医です。
□□ **prominence** [prάmənəns｜Pラマナン S]	名 **目立つこと** 関「突起」という意味もあります。
□□ **insomnia** [insάmniə｜インサMニア]	名 **不眠症** ❗アクセント注意 類 somnolence/somnolency 傾眠　形 somnolent 眠い、傾眠傾向にある
□□ **atypical** [eitípikəl｜エイティピカL]	形 **非定型的な** 反 typical 典型的な、定型の　関 atypical cell 異型細胞
□□ **pathological feature**	**病理学的特徴** この場合は顕微鏡で見た形の特徴、すなわち形態学的な morphological 特徴の意味。

画像診断のまとめ

⓫要約すると、私は、この男性は**クロイツフェルト・ヤコブ病**であったと考える。

⓬**発症**年齢が遅いこと、**不眠症**が**顕著であること**、**劇症の**経過をたどったことが、この症例を**非定型的な**ものにしているが、**孤発性**クロイツフェルト・ヤコブ病の特徴的な海綿状の**病理学的所見**が確認されるであろうと推測する。

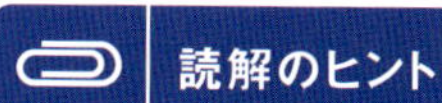

-form（～状の）／構文チェック

-form（～状の）という表現

本文⓬に出てくるspongiformという語は、sponge（スポンジ）に-form（～状の）という語尾がついたものです。医学の表現には、このようにあるものの様子を何かにたとえて言うものが多くあります。-formは-likeよりも格調高く、論文などにも使われる、地位を得た表現です。他にもいくつか例を見てみましょう。

emboliform nucleus	**栓状**核（小脳中心白質内にある核）
falciform ligament of liver	**肝鎌状**間膜
fungiform papille	**茸状**乳頭
hydatidiform mole	**胞状**奇胎
plexiform layers of retina	網膜**網状**層
vermiform appendix	**虫**垂
cuneiform bone	**楔状**骨（足根骨のひとつ）

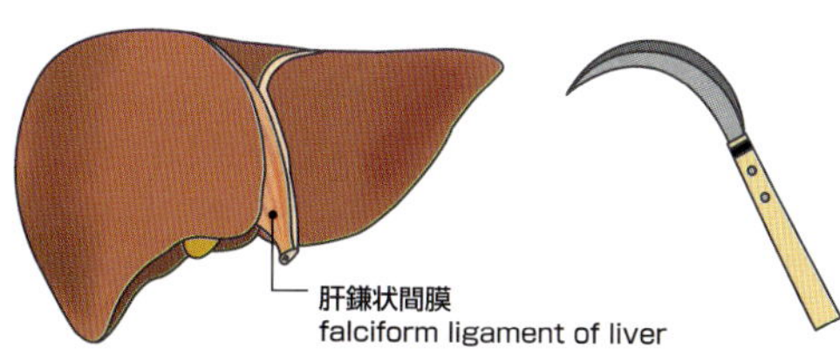

構文チェック

次に、本文⓬の前半の構文に注目しましょう。主語が3つあり、動詞makeを使った重要な表現が使われています。

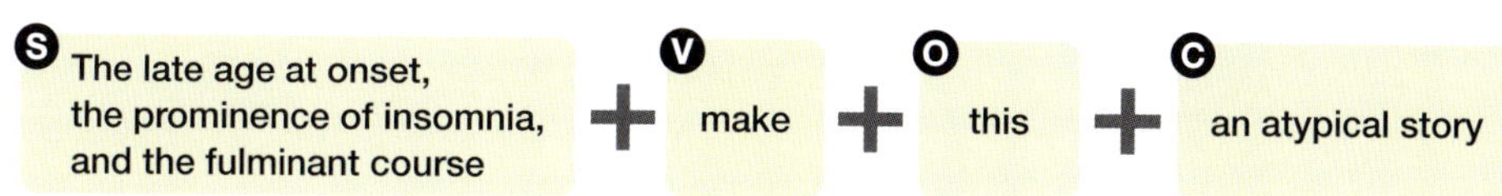

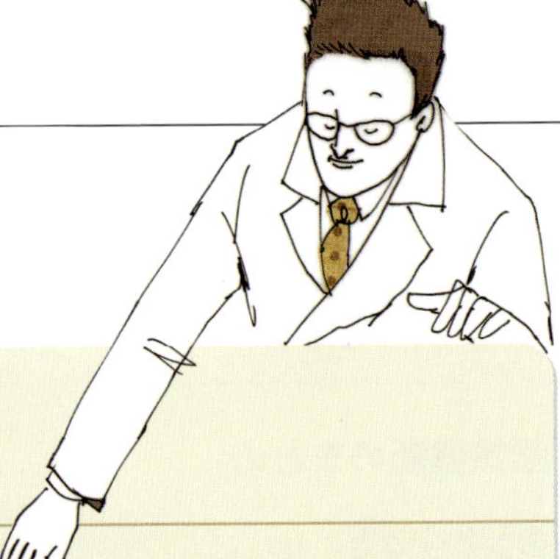

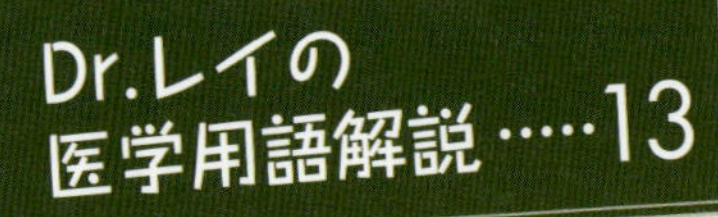

□ imaging studies (analyses)　画像解析

画像imageという言葉は、画像診断diagnostic imaging、imaging diagnosisなどと広く使われており、病巣の影を写し出すものすべてを含むということができます。具体的にはX線、超音波、CT、マンモグラフィなどによって得られた画像がこれにあたります。これに対して顕微鏡は影を見ているわけではなく、組織の実体を観察しているので、imaging studiesには含まれません。

□ basal ganglia (basal nuclei)　大脳基底核

大脳深部に存在する神経核群を大脳基底核といいます。

□ onset　発症

一般英語では襲撃のattackという意味ですが、医学英語では、病気などの始まり、開始をいいます。現病歴history of present illnessでは、病気がいつからどのように始まっているかというonsetを含めます。病気そのもの以外にも、たとえば陣痛発作onset of laborや思春期発来onset of pubertyといった使い方もあります。

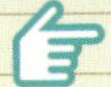
別冊p.42「英単語 医学的用法 vs. 一般的用法 40」

□ fulminant　劇症の

[**フ**Lミナン T]

反 indolent（経過が）緩徐な（＝slow to develop or heal）

病気や症状についての表現で、急速かつ激しい経過を示す場合に使います。sudden and severe at onsetといえば分かりやすいでしょうか。

例 fulminant hepatitis劇症肝炎　　fulminant hyperpyrexia劇症過高体温
fulminant course劇症経過　　fulminant dysentery電撃性赤痢

□ sporadic　散在（性）の、散発（性）の、孤発（性）の

sporadicには、2つの異なった使われ方があります。1つはendemic（流行性の）の逆の意味で、その疾患の発症が、時間的にも空間的にも少ないことをいいます。もう1つはhereditary（遺伝性の）の反対の意味で、遺伝的背景なしに発症する場合に使われます。本文⑫の孤発性CJDというのは、遺伝性hereditaryあるいは家族性familialでないCJDということです。

Review Quiz

このユニットでは、画像診断により、sporadic Creutzfeldt-Jakob disease孤発性（散発性）クロイツフェルト・ヤコブ病の所見が確認されました。その内容について以下の各文が一致していればT、間違っていればFに○をつけましょう。

(1) Cerebral parenchymal tissue was found intact by the MRI study.　(T / F)
(2) Multifocal areas of reduced diffusion in the DWI were confined to the left hemisphere.　(T / F)
(3) The patient had an atypical fulminant course for Creutzfeldt-Jakob disease.　(T / F)
(4) The spongiform changes in cerebral parenchyma were not expected in this case.　(T / F)
(5) This patient was believed to have hereditary Creutzfeldt-Jakob disease.　(T / F)

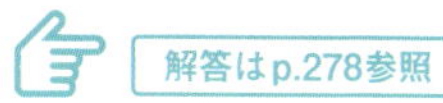
解答はp.278参照

ストーリーのまとめ

この男性はMRI画像解析によって、大脳溝と脳室の拡張を伴う脳実質組織の消失が見つかりました。さらに詳しくみていくと、左右両側の大脳半球、皮質のみならず深部の大脳基底核にも画像上異常所見が見られました。これらのことから生検診断を待たずに、臨床的にCJDに罹っていたと判断されました。次のユニットでは、プリオン病の脳生検について見てみましょう。

Unit 3 : Discussion 考察

この症例では、脳組織の生検は行われなかったわけですが、CJDの確定診断のために生検の必要性と問題点を比較して、その適応はいかにあるべきかという考察がなされます。また、通常の滅菌操作では不活性化されにくい感染性プリオンの取り扱いに対する配慮などにも言及されています。

About Biopsy in CJD

A Physician: ⓭Would you ever need to perform a biopsy, or is the clinical diagnosis sufficient?

Dr. Johnson: ⓮We perform biopsies on about 1 of 10 patients with **symptoms suggestive of** Creutzfeldt-Jakob disease. ⓯This diagnosis almost **invariably** starts as a **mystery** but within a few months becomes obvious. ⓰During that early period, biopsies may be **indicated** because of **management** considerations or social circumstances. ⓱Small **cortical** biopsies are quite easy and safe. ⓲ However, because of fear of **contracting** the disease, the problem can be convincing the **neurosurgeons** to perform the biopsy and the **pathologists** to process it.

語句の解説

□□ **symptom**
[símptəm | シMPタM]
名 症状、疾病の主観的徴候
類 sign 徴候、疾病の客観的症候

□□ **suggestive of ～**
暗示的な、～を示唆する
類 suspected of ～ ～の疑いがある

□□ **invariably**
[invέəriəbli | インヴェアリアBリ]
副 いつも変わることなく
反 variably 変わりやすく

□□ **management**
[mǽnidʒmənt | マニジマンT]
名 (治療)管理 ! アクセント注意

□□ **cortical**
[kɔ́:tikəl | コーティカL]
形 皮質の
関 cortical biopsy 皮質生検

CJDの生検について

1人の医師: ⓭生検を行う必要があるでしょうか？ 臨床診断で十分でしょうか？

Dr. Johnson: ⓮クロイツフェルト・ヤコブ病を**思わせる症状**を持つ患者のうちおよそ10人に1人には生検を行う。

⓯初期には診断がつかないのが**通常**だが、数カ月のうちには明らかになる。

⓰**治療方針**の考慮または社会的状況のために、初期の段階で生検の適応があるかもしれない。

⓱小規模の**皮質の**生検はごく簡単で安全である。

⓲しかし、罹患の恐れがあるため、神経外科医に生検を行うように、また病理学者にそれを検査するように説得することが問題となることもある。

読解のヒント　プリオン病における生検の恐ろしさ

大脳皮質の生検手技そのものは易しく安全なものですが、プリオン蛋白が拡散し、感染する可能性があることを考えると、生検で執刀する外科医や組織から顕微鏡標本を作って検査する病理医の安全も考慮せざるを得ないでしょう。また、異常プリオン蛋白が通常の消毒剤や酸・アルカリ処理、酵素処理さらにはホルマリン固定、オートクレーブによっても不活化されず、感染性が維持されるので、本文⓲のようにプリオン病における生検の恐ろしさが、やや誇張されて"because of fear of contracting the disease"という表現になっているようです。

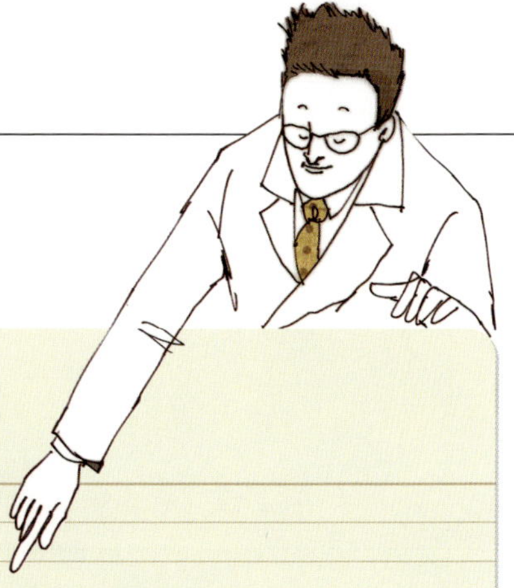

Dr.レイの医学用語解説……14

□ **physician** 医師

□ **neurosurgeon** (脳)神経外科医

□ **pathologist** 病理医

physicianは、本来、physicには薬(を飲ませる)という意味が含まれていることから、医師の中でも内科、あるいは一般医(⇔専門医)general practitioner(GP)を指し、外科医surgeonと区別して使われることもあります。「neuro神経の」という言葉と「surgeon外科医」を合わせて(脳)神経外科医を示します。その他、pathologistのように、語尾を-istで表す専門医もたくさんあります。

別冊p.20「医者や診療科の呼び方」

□ **mystery** 謎

形 mysterious謎の、不明な

病気の原因が不明であったり、病態を説明できなかったりする場合に使われる言葉です。他にenigma(形 enigmatic)、puzzle(形 puzzling)という言葉も使われます。はっきりしないときは、nebulous(不明瞭な)、ambiguous(あいまいな、紛らわしい)、学会で意見が定まっていないものにはcontroversial(議論の余地がある、意見の分かれる)といった表現を使うことがあります。いくら勉強してもmysteryが尽きないのが病気です。

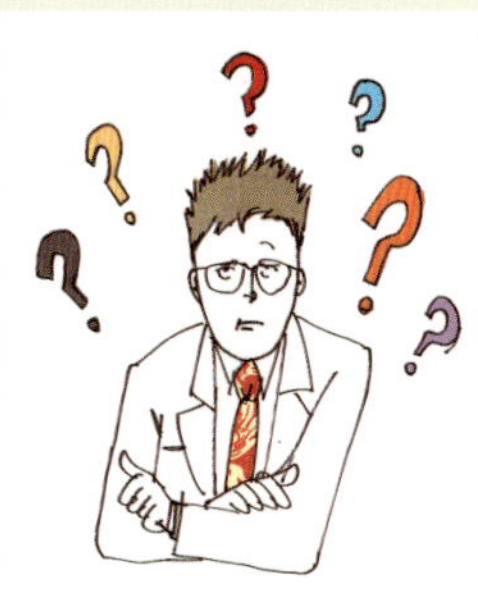

□ **indicated** 適用のある、適応のある

名 indication適用、適応、指示　反 contraindication禁忌

高度の診断や治療には人体への侵襲はつきものです。実施する前にしっかりとした目的とそれによるデメリットを検討して、「適応」を確認することが大切です。

□ **contracting** 罹ること

contractは、一般に「引き合う、収縮する、契約する」という意味ですが、医学では「病気に罹る、罹患する」という意味で使われるのが一般的です。他に「～(病気)に罹る」という言い方をする場合は、簡単にcatch ～、have ～、get ～とすることもできます。suffer from ～「～(病気)に苦しむ」や、be (come/go) down with ～「～(病気)で倒れる」といった言い方も一般的ですね。

Review Quiz

このユニットには、physician（医師）、neurosurgeon（神経外科医）、pathologist（病理医）が登場しました。専門医や医学の専門家の呼び名は、この-cian、-on、-istに-erを加えた4つの語尾で分類することができます（→別冊p.20「医者や診療科の呼び方」）。以下は、よく耳にする代表的な専門医の種類です。日本語に訳してみましょう。

-ist

(1) gynecologist （　　　　　）　(2) psychiatrist （　　　　　）

(3) otolaryngologist （　　　　　）　(4) urologist （　　　　　）

-on

(5) orthopedic surgeon （　　　　　）　(6) oral surgeon （　　　　　）

-cian

(7) obstetrician （　　　　　）　(8) pediatrician （　　　　　）

-er

(9) coroner （　　　　　）　(10) general practitioner （　　　　　）

解答はp.278参照

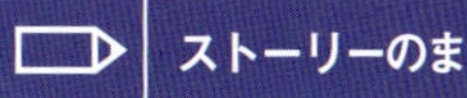

入院後は、アセチルコリンエステラーゼの阻害薬であるアルツハイマー病の治療薬rivastigmineが投与されましたが、しだいに無口で傾眠傾向somnolentとなり、大きな振幅の振戦tremorやミオクローヌスmyoclonus、束攣縮fasciculationが続きました。そして入院23日目に死亡。開頭のみの病理解剖が行われました。次のユニットでは、剖検で明らかとなった脳の病理組織学的な所見を見ていきましょう。

Unit 4 : Diagnosis of Prion Disease
プリオン病の診断

BSE（Bovine Spongiform Encephalopathy）の名前でも知られる、海綿状spongiformという脳組織の特徴的な形態的変化がこの患者の脳に確認され、それをもとに、さらに類似疾患の鑑別診断が進められていきます。

Spongiform Changes

⑲The cerebral cortex showed widespread but **patchy** spongiform changes (Fig. 2A), most prominent in the deep cortical layers; the **vacuoles** arose within **neuronal cell bodies** and **dendrites** (Fig. 2A, inset). ⑳Spongiform changes were diffusely present in the **striatum** (Fig. 2B) and in the **cerebellar** cortex (Fig. 2C).

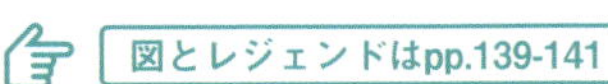
図とレジェンドはpp.139-141

語句の解説

□□ **patchy**
［pǽtʃi｜パッチィ］
形 **斑状の、巣状の**
関 patchy fibrosis巣状線維化　反 diffuseびまん性の

□□ **vacuole**
［vǽkjuòul｜ヴァキュオウL］
名 **空胞、小胞**
関 vacuolization空胞化、空胞形成

□□ **neuronal cell body**
神経細胞体
軸索突起および樹状突起と区別される神経細胞の細胞体の部分のことです。

□□ **dendrite**
［déndrait｜デンDライT］
名 **樹状突起**
同 dendritic process、dendron
神経細胞から分岐する原形質突起のひとつで、この他に軸索突起axonがあります。

□□ **striatum**
［straiéitəm｜STライエイタM］
名 **線条体**　❗発音・アクセント注意
尾状核caudate nucleusと被殻putamenを合わせたものです。

□□ **cerebellar**
［sèrəbélər｜セラベラー］
形 **小脳の**　❗アクセント注意
名 cerebellum［セラベラM］　※cerebrum大脳は［セラBラM］と読みます。小脳皮質cerebellar cortexも大脳と同様に灰白質でできています。

海綿状変化

⓳大脳皮質は広範囲であるが**巣状**の海綿状変化を示していた〔図2A〕。最も顕著だったのは皮質深層部で、**神経細胞体**や**樹状突起**の中に**空胞**が発生していた〔図2A、挿入図〕。
⓴海綿状変化は**線条体**〔図2B〕や**小脳**皮質〔図2C〕にびまん性に存在していた。

読解のヒント プリオン病の脳組織の変化とその英語表現を整理しておこう

海綿状変化spongiform changeによる脳の萎縮atrophyの好発部位は大脳皮質cerebral cortex（灰白質gray matter）です。次いで大脳基底核basal ganglia（特に線条体striatum）、視床thalamus、小脳cerebellumも侵されています。海綿状変性spongiform degenerationは、直径5～25mmほどの空胞vacuoleの形成によるものです。神経突起neuritic process（軸索axonと樹状突起dendrite）や神経細胞体の中に空胞が形成され、最終的に、神経細胞脱落neuronal lossとアミロイド斑amyloid plaqueを伴った海綿状変化spongiform change、さらに皮質萎縮cortical atrophyが、孤発性プリオン病の特徴的な変化になります。低酸素血症hypoxemiaによる海綿状態の空胞化が、血管周囲や神経細胞周囲に集中する傾向があるのとは対照的です。

Diagnostic Features of Prion Disease

㉑These features are **diagnostic** of prion disease (**transmissible** spongiform encephalopathy and Creutzfeldt-Jakob disease). ㉒The **hallmarks** of **fatal familial insomnia** and **fatal sporadic insomnia** — severe **neuronal loss** and **gliosis** in the **thalamus** and the **inferior olivary nucleus** — were absent, excluding these two **entities.**[11,12,18]

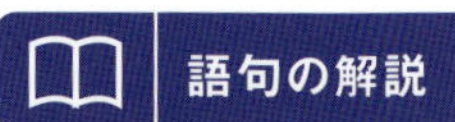

□□ **diagnostic** [dàiəgnɑ́stik｜ダイアG**ナ**Sティ K]	形 **診断に特徴的な、診断的な**
□□ **transmissible** [trænsmísibl｜Tランs**ミ**ッシBL]	形 **感染性の、伝播性の** 動 transmit感染する　関 sexually transmitted disease (STD) 性感染病
□□ **hallmark** [hɔ́:lmɑ̀:rk｜**ホー**LマーK]	名 **顕著な、あるいは代表的な特徴** 類 typical/distinctive feature典型的な特徴
□□ **fatal familial insomnia** □□ **fatal sporadic insomnia**	**致死性家族性不眠症** **致死性孤発性不眠症** 頑固な不眠、記憶障害、ミオクローヌス交感神経興奮状態が認められます。
□□ **neuronal loss**	**神経細胞の欠損** 名 neuron神経、神経細胞
□□ **thalamus** [θǽləməs｜**θア**ラマS]	名 **視床**
□□ **entity** [éntəti｜**エ**ンタティ]	名 **単位、独立体、実体** ここではdisease entity疾患単位の意味で使われています。独立してそれ自体完全な意味をもつ病気や状態の集合を指します。日本語でも「これらの症状は１つのエンティティとみなすことができる」というように使われます。

プリオン病の診断的特徴

㉑これらの特徴は、プリオン病(**伝染性**海綿状脳症およびクロイツフェルト・ヤコブ病)と**診断できる**ものである。

㉒**視床**と下オリーブ核における高度の**ニューロン欠損**やグリオーシスといった、**致死性家族性不眠症**と**致死性孤発性不眠症**の**特徴**は存在しなかった。このことは、これら2つの**病気**を除外することになる(文献11、12、18)。

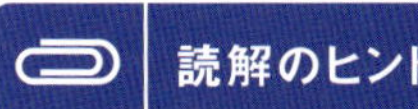

致死性家族性不眠症FFIもプリオン病の一型

進行性の不眠を主症状とする共通点から、致死性家族性不眠症(FFI)が鑑別診断にあげられていますが、FFIはプリオン病の一種です。ヒトのプリオン病には以下の疾患が見つかっています。

ヒトプリオン病の分類
Sporadic CJD 孤発性クロイツフェルト・ヤコブ病
Familial forms 家族性 ・Familial CJD 家族性クロイツフェルト・ヤコブ病 ・Gerstman-Sträussler-Scheinker (GSS) disease ゲルストマン・シュトロイスラー・シャインカー病 ・Fatal familial insomnia (FFI) 致死性家族性不眠症
Iatrogenic CJD 医原性クロイツフェルト・ヤコブ病
New variant CJD 新変異型クロイツフェルト・ヤコブ病
Kuru クールー

Dr.レイの医学用語解説……15

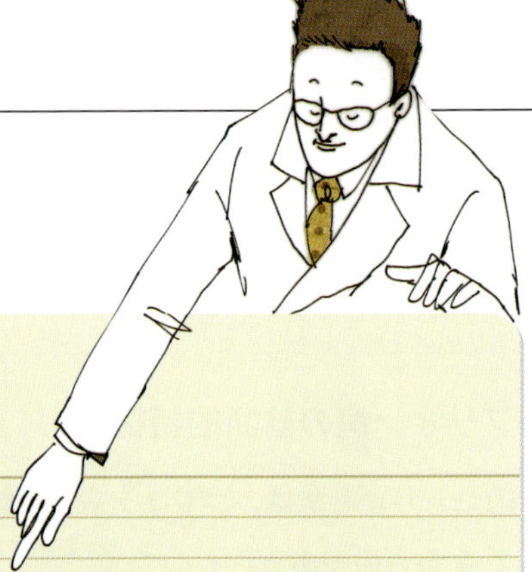

□ **gliosis** 神経膠症、グリオーシス

[Gライ**オ**ウシS]

中枢神経系病変において、神経膠細胞glia[G**ラ**ィア]が反応性に増殖する状態を総称してグリオーシスといいます。中枢神経系には、線維芽細胞による真の線維化・肉芽形成は生じませんが、線維性アストロサイトastrocyteの突起が増加することによって、神経細胞や神経線維の変性、消失を補う反応としてグリオーシスが起こります。

□ **inferior olivary nucleus** 下オリーブ核

延髄腹側部にある神経核で、主・内側・背側副の3つのオリーブ核からなります。

□ **molecular layer** 分子層

□ **granular layer** 顆粒層

いずれも3層からなる小脳皮質の層のひとつです。最外層が分子層、中間層がプルキンエ細胞層Purkinje cell layerで、最内層が顆粒層になります。

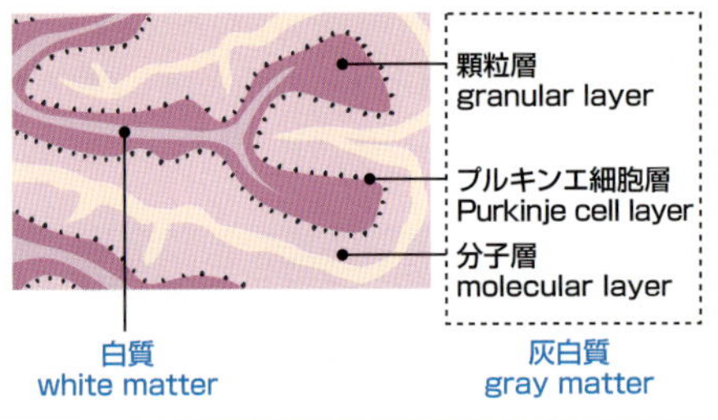

Review Quiz

このユニットでは、MRIの画像を分析してプリオン病の診断を下しています。その内容について以下の各文が一致していればT、間違っていればFに○をつけましょう。

(1) Spongiform changes were diffusely distributed throughout the cerebellar cortex. (T / F)
(2) Spongiform changes involved the deep cortical layers. (T / F)
(3) Neuronal loss and gliosis in the thalamus were present in this case. (T / F)
(4) Diagnostic features of prion disease were not found in the histological examination. (T / F)

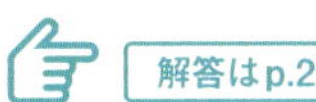
解答はp.278参照

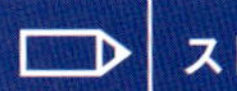

ストーリーのまとめ

MRI解析による脳皮質萎縮の所見から予想されていたように，病理学的検査では、大脳皮質cerebral cortex、線条体striatum、小脳皮質cerebellar cortexに海綿状変化spongiform changeが認められました。不眠という症状から、プリオン病の一種である致死性家族性不眠症や致死性孤発性不眠症が鑑別診断に挙げられましたが、視床や下オリーブ核に病変がないことで否定されました。この時点でプリオン病であることが明らかにされましたが、次のユニットでは、どのタイプの異常プリオン蛋白が蓄積しているかという点を調べるために、プリオン病専門の病理解析センターに分析を依頼することになります。

Unit 5 : Definitive Diagnosis 確定診断

異常プリオンの検出のために、脳組織が専門のセンターに送られることになりました。通常の生化学的な検出方法に加えて、プリオン蛋白が酵素消化に抵抗性であることを利用した特殊な証明方法が行われます。

Immunohistochemical and Biochemical Studies

㉓**Samples** of brain tissue were sent to the National Prion Disease Pathology Surveillance Center, directed by Dr. Pierluigi Gambetti (www.cjdsurveillance.com/), as is done for all suspected cases of prion disease in our institution. ㉔The **immunohistochemical** and biochemical studies performed there that support the **histologic diagnosis** are based on the differences between the normal **cellular form** of the **prion protein** (PrP[C]) and the **pathologic** form of the protein (PrP[Sc]).

語句の解説

□□ **sample**
［sǽmpl｜サMPL］

名 サンプル、試料、標本
類 specimen検体（被検物）、標本、blood specimen血液検体

□□ **immunohistochemical**
［ìmjunouhìstəkémikəl｜イミュノウヒSタケミカL］

形 免疫組織化学の
名 immunohistochemistry免疫組織化学

ここでは、抗プリオン抗体を用いて組織上でプリオン蛋白沈着を可視化する方法のことです。

□□ **histologic diagnosis**

組織学的診断
頭 histo-は、組織という意味です。類 pathologic diagnosis病理学的診断（組織から標本を作成して顕微鏡で診断すること）

□□ **cellular form**

細胞型

普通に細胞内で作られる正常の型という意味で使われています。つまり、pathologic formに対する正常型。

□□ **prion protein**

プリオン蛋白（質）
略 PrP　音 protein［PロウティーN］

p.134「Dr. レイの医学用語解説」

□□ **pathologic**
［pæ̀θəlɑ́dʒik｜パθァラジK］

形 病理学、病的な、異常の

ここでのpathologic formというのは「病気のときに見られる異常な型」という意味です。

免疫組織化学的および生化学的解析

㉓脳組織の**サンプル**は、当病院でプリオン病が疑われる全てのケースと同様、Dr. Pierluigi Gambettiが監督する国立プリオン病病理解析センター（www.cjdsurveillance.com/）に送られた。

㉔そこで実施された**組織学的診断**を補うべき**免疫組織化学的**検査および生化学的検査は、**プリオン蛋白**の正常の**細胞型**（PrP^{C}）と**病原型**（PrP^{Sc}）における違いに基づいて行われた。

読解のヒント　構文のチェック

本文㉔では、通常のHE染色による組織診断histologic diagnosisを補うために、免疫組織化学的、および生化学的方法を追加することを言っています。長い文ですので、主語と述語を見失わないようにしましょう。主語のstudiesの前後にいくつもの修飾語がついています。

㉔The immunohistochemical and biochemical **studies** (S) performed there that support the histologic diagnosis **are based on** (V) the difference between...

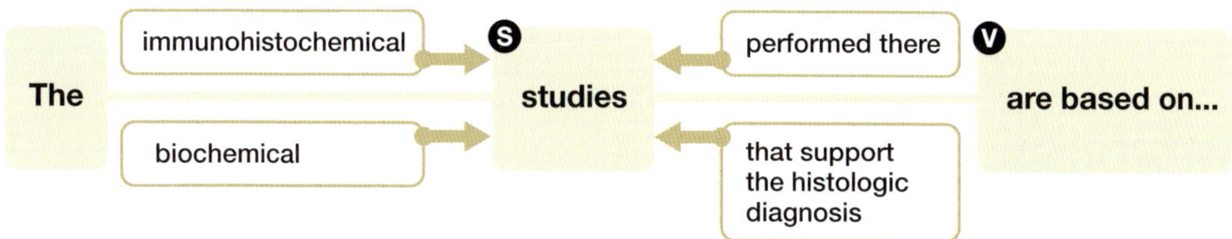

that以下はto support the histologic diagnosis...と書き換えることができます。

症例3：Prion Disease／プリオン病

Detection of Abnormal Prion Protein

㉕ The **fixed** tissue was **treated** to eliminate PrP^{C} and **stained** with use of immunohistochemistry for PrP; positive **immunoreactivity** was observed in **cerebellum** (Fig. 2D) and cerebral cortex, indicating the presence of PrP^{Sc} and thus confirming the diagnosis of Creutzfeldt-Jakob disease.

図とレジェンドはpp.139-141

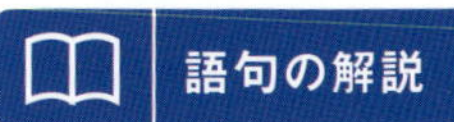

語句の解説

□□ **fix**
[fíks | **フィ** KS]

動 固定する
名 fixation（組織の）固定

病理学的検査のために新鮮組織をホルマリンなどで処理することです。

□□ **treat**
[trí:t | T**リー**T]

動 処理する

treatは、医学では普通「（病気、病人を）治療する」という意味で用いますが、ここでは「組織が蛋白消化酵素で処理される」という意味で使われています。

□□ **stain**
[stéin | S**テ**ィン]

動 染色する

普通は染色液で組織を染めることをいいますが、ここでは広く、IHCで発色することをいいます。

□□ **cerebellum**
[sèrəbéləm | セラ**ベ**ラM]

名 小脳　! アクセント注意
形 cerebellar 小脳の　類 cerebrum 大脳

既出語：immunohistochemistry（→p.68、p.128 immunohistochemical）

異常プリオン蛋白の検出

㉕**固定された**組織は正常型プリオン蛋白質PrP^{C}を取り除くための**処理をして**から、プリオン蛋白PrPのための免疫組織化学でもって**染色された**。**小脳**〔図2D〕と大脳皮質に免疫陽性反応が観察された。すなわち、異常プリオン蛋白PrP^{Sc}の存在が示され、したがってクロイツフェルト・ヤコブ病の診断が確認されたのである。

読解のヒント　異常プリオンPrP^{Sc}の免疫組織化学的検出

本文㉕では、「正常型プリオン蛋白を取り除く処理を」とありますが、ここでは実にうまい方法でPrP^{Sc}が脳組織中に沈着していることを見えるようにしています。本文㉕のtreatedというのは、実は下図にあるようにproteinase Kという蛋白分解酵素の処理を行ったということです。すなわち、正常背景として組織中に存在するPrP^{C}はproteinase Kで消化分解されてプリオン蛋白に対する抗体に認識されなくなりますが、異常プリオン蛋白PrP^{Sc}は抵抗性ですから同じ抗体が結合できます。抗体にはあらかじめDAB発色できるようなperoxidaseという酵素を結合させてありますので、組織上で検出する通常の免疫組織化学的方法につなげています。

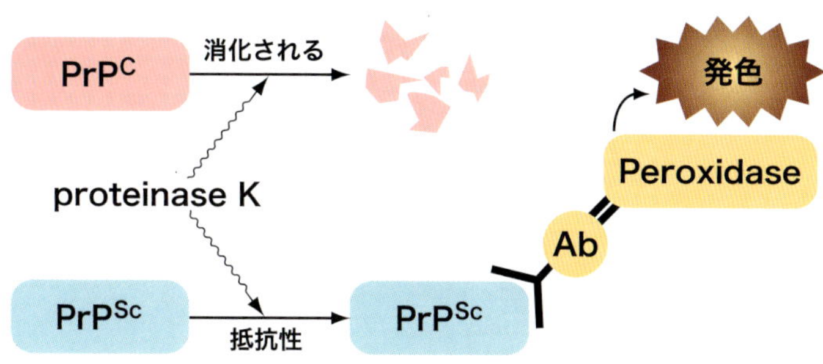

Variant CJD

㉖Because of this patient's history of travel to England, the question of whether or not his condition represented **vCJD** could theoretically arise.[19] ㉗**Neuropathologically**, vCJD cases differ from the classic type of Creutzfeldt-Jakob disease in the finding of **florid plaques**[20] (Fig. 2E), which have a dense core and a surrounding **rim** of delicate **fibrils**, both of which contain PrP^{Sc} (Fig. 2F). ㉘The plaques are numerous in the cerebral cortex, tend to cluster, and often form the centers of localized areas of prominent spongiform change — quite different from the findings in this case.

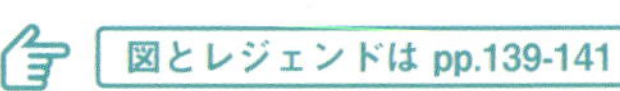
図とレジェンドは pp.139-141

語句の解説

□□ **vCJD**

名 **変異型クロイツフェルト・ヤコブ病**

最初のvは、variant（変異型の）の略です。new-variant CJD新変異型CJDと呼ばれることもあります。

□□ **neuropathologically**
[njù:roupəθəlάdʒikəli｜ニューロウパθァラジカリ]

副 **神経病理学的に** ❗アクセント注意

名 neuropathology 神経病理学

□□ **florid**
[flɔ́:rid｜FローリD]

形 **花が咲いたような形の、鮮紅色の**

ここではPrP^{Sc}の沈着が斑状に合して、咲いた花のように見えるという表現です。

□□ **plaque**
[plǽk｜プラK]

名 **斑、斑状のもの**

関 senile plaque 老人斑

□□ **rim**
[rím｜リM]

名 **縁**

類 edge（物の）縁

□□ **fibril**
[fáibril｜ファイBリL]

名 **原線維、細線維**

ここではneurofibril神経原線維あるいは神経細線維のことを指します。神経細胞質体、樹状突起、軸索に見られる好銀性の細線維構造です。

既出語：cluster（→p.74 clustered）

変異型CJD

㉖患者の英国旅行歴から、患者の症状が**変異型クロイツフェルト・ヤコブ病**に相当するかどうかという疑問が理論上生じた(文献19)。

㉗**神経病理学的に**、変異型クロイツフェルト・ヤコブ病は**フロリド斑**(文献20)〔図2E〕が検出されるという点が、定型的クロイツフェルト・ヤコブ病と異なっている。斑は有芯で、**細線維**で**縁**取られており、芯も縁も異常型プリオン蛋白〔図2F〕を含んでいる。

㉘斑は大脳皮質に多く存在し、集まる傾向が見られ、しばしば著しい海綿状変化の中心部を形成する。これらの変化は、この症例の所見とは全く異なっている。

読解のヒント 狂牛病と変異型CJD

患者に英国旅行歴があるので、変異型CJDを議論に取り上げているようです。狂牛病mad cow diseaseあるいは、ウシ海綿状脳症bovine spongiform encephalopathy(BSE)は1990年代に英国で流行しました。その後、1996年に牛肉の経口摂取による感染の可能性が指摘され、これが(新)変異型CJDと呼ばれるようになりました。この変異型の異常プリオン蛋白はMM2型です。本文にも詳しく説明されているように、変異型CJDではフロリド斑florid plaqueが特徴的ですので、この患者のパターンとは異なっています。したがって、結論的には孤発性CJDの診断に確定しました。

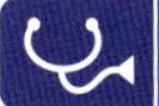

Anatomical Diagnosis 解剖学的診断

Prion disease (sporadic Creutzfeldt–Jakob disease with MM1) PrP^{Sc}.

プリオン病(孤発性クロイツフェルト・ヤコブ病MM1型)PrP^{Sc}

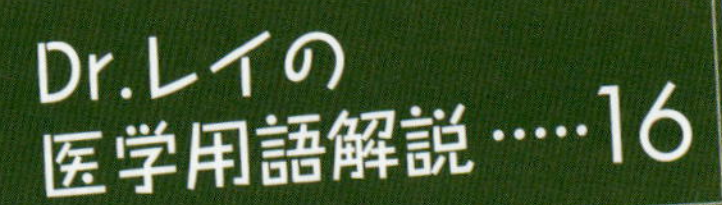

□ PrP^{C} vs. PrP^{Sc}　細胞性プリオンと病原性プリオン

PrPは、プリオン蛋白prion proteinの略です。

PrP^{C}の最後のCは、cellular（細胞の）からきており、「正常細胞に存在する」という意味になります。一方、PrP^{Sc}のScは、ヒツジに見られる伝染性海綿状脳症スクレイピーscrapieに関連する異常プリオンからとった名前です。

□ immunoreactivity　免疫活性

抗原に特異的に反応する抗体を用いて反応させた際に、組織などの中に目的とする抗原が存在して、抗原抗体間の結合反応が成立することを「免疫反応があるimmunoreactive」といいます。

□ MM1　MM1

プリオン蛋白遺伝子のコドン129には、メチオニンmethionine（M）とバリンvaline（V）の２つの対立遺伝子（アレルallele）の組み合わせによって、MM、MV、VVの３種類の多型性polymorphismが存在します。一方、プリオン蛋白をプロテアーゼ処理で消化すると、その分子量は21KDa（１型）と19kDa（２型）の２種類になることが知られています。孤発性CJDはMM1、変異型CJDはMM2の異常プリオン蛋白の蓄積によるものです。この患者も、ウェスタンブロットWestern blot法（蛋白電気泳動抗体検査）でMM1型のPrP^{Sc}であることが明らかになっています。

Review Quiz

プリオン病について学んだこの症例に登場した、重要な医学用語を復習しましょう。以下のそれぞれの言葉を英語に直してください。空所には単語が１つずつ入ります。空所に示されている単語の最初の１文字をヒントに考えてみましょう。

(1) 牛海綿状脳症 (b　　　　)(s　　　　)(e　　　　)
(2) 運動失調 (a　　　　)
(3) 錯乱 (c　　　　)
(4) 脳溝 (s　　　　)
(5) 脳室 (v　　　　)
(6) 不眠症 (i　　　　)
(7) 非定型な (a　　　　)
(8) 劇症の (f　　　　)
(9) 散発性の・孤発性の (s　　　　)
(10) 遺伝性の (h　　　　)
(11) 小脳の (c　　　　)
(12) 視床 (t　　　　)

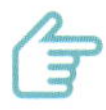
解答はp.278参照

ストーリーのまとめ

会社役員を務め、スポーツ(水泳や自転車、ウェイトリフティング)を楽しんでいた80歳男性が、疲労fatigue，不安定歩行unsteady gait、錯乱confusionを訴えて入院。不眠や多彩な神経症状を呈し、画像解析でCJDと診断されたものの、入院後わずか23日目に死亡しました。興味深いことに、今日まで知られている定型的classic CJDと変異型variant CJDいずれもほとんどすべての症例は、コドン129のメチオニンがMM型であるらしいことがわかっています。他の型(MV、VV)の人は、CJD発症から守られていると考えられるのか、あるいは潜伏期が非常に長くずっと後になって発症することになるのかはまだ謎だそうです。なんとも不気味な病気ではないでしょうか。君らは大丈夫？

さて、次の症例では、出産直後の女性に発生した大動脈解離の症例を取り上げます。

Unit 6 : Listening and Repeating

この症例で学習した医学用語を中心に、耳で発音を確認してほしいものや、発音練習をしてもらいたいものを集めています。臨床の現場でも通用する英語能力を身につけるため、積極的に練習しましょう。

Vocabulary 単語編

まず、CDを聞かずにそれぞれの単語を発音してみましょう。次に、CDで発音とアクセントを確認して、後について同じように発音してみましょう。

① 聞き分けの難しい単語

まず、CDで2つの単語をそれぞれ聞き比べてみましょう。左、右の順に読み上げています。

cerebellar 小脳の ⟷ **cerebral** 大脳の
cerebellum 小脳 ⟷ **cerebrum** 大脳
hypertension 高血圧 ⟷ **hypotension** 低血圧
hyperthermia 高体温 ⟷ **hypothermia** 低体温

以下の各文をCDで聞き、どちらの単語が使われているか答えましょう。

(1) The patient had **(cerebellar / cerebral)** edema.
(2) Microscopical examination of the **(cerebellum / cerebrum)** was performed.
(3) The patient had severe **(hypertension / hypotension)**.
(4) The patient had mild **(hyperthermia / hypothermia)**.

② アクセント

(1) **fascicu*la*tion** 束攣縮 (2) **vacuo*la*tion** 空胞形成 (3) **medi*ca*tion** 投薬
(4) **calcifi*ca*tion** カルシウム沈着 (5) **pro*tru*sion** 突出
(6) **ex*ci*sion** 切除 (7) **in*va*sion** 侵入 (8) ***tor*sion** 捻転

ルール：-tion, -sion で終わる単語は、その1つ前にアクセントがある

③ 複数形の不規則変化「牛のルール」は発音注意

(1) 刺激	単 stimul**us**	複 stimul**i**
(2) 脳回	単 gyr**us**	複 gyr**i**
(3) 血栓	単 thromb**us**	複 thromb**i**
(4) 脳溝	単 sulc**us**	複 sulc**i**

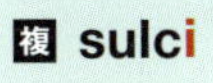

us ➡ i ➡ うし

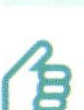

ルール：単数、複数で語尾が「us → i」と変化する「牛のルール」を覚えよう

Sentences 例文編

本文に出てきた語句を含む例文を、発音やイントネーションに注意して音読してみましょう。

(1) **sporadic** [S ポラディ K]

Sporadic Creutzfeldt-Jakob disease has a worldwide incidence of 1 per 1 million population per year.

孤発性クロイツフェルト・ヤコブ病は、世界で人口100万人あたり毎年1人の率で発生している。

(2) **insomnia** [インサ M ニア]

The hallmarks of fatal familial **insomnia** were absent.

致死性家族性不眠症の顕著な特徴は見られなかった。

(3) **parenchymal** [パレンキマ L]

A CT scan before surgery showed a **parenchymal** lesion.

手術前のCT検査で、実質病変が見つかった。

症例3：Prion Disease／プリオン病

図とレジェンド

Figure 1 : An Axial Diffusion-Weighted Magnetic Resonance Image. 図1 拡散強調磁気共鳴横断像

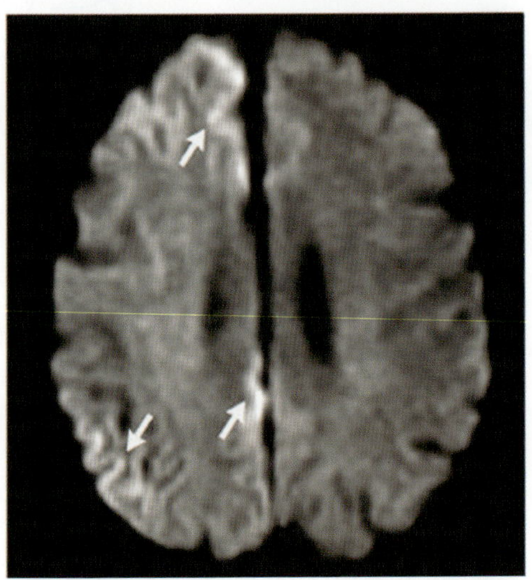

Figure 1

There are multifocal cortical **regions** of abnormal diffusion (arrows).

大脳皮質に多発性の拡散領域が認められる（矢印）。

［解説］

axial 形 横断像の、軸の／region 名 領域、部分／

diffusion-weighted image (DWI) 拡散強調画像 （→ p.111「読解のヒント」）

DWIは水分子の拡散が低下した異常部分が高信号（白くなる）で検出されます。ここでは、右大脳にある皮質外套領域の異常が代表して示されていますが、大脳基底核を含むいたるところでこのような変化が見られたとしています。なお、矢印で示された白く光っている部分では、拡散が低下して高信号になっています。

Figure 2 : Photomicrographs of the Brain. 図2 脳の顕微鏡写真

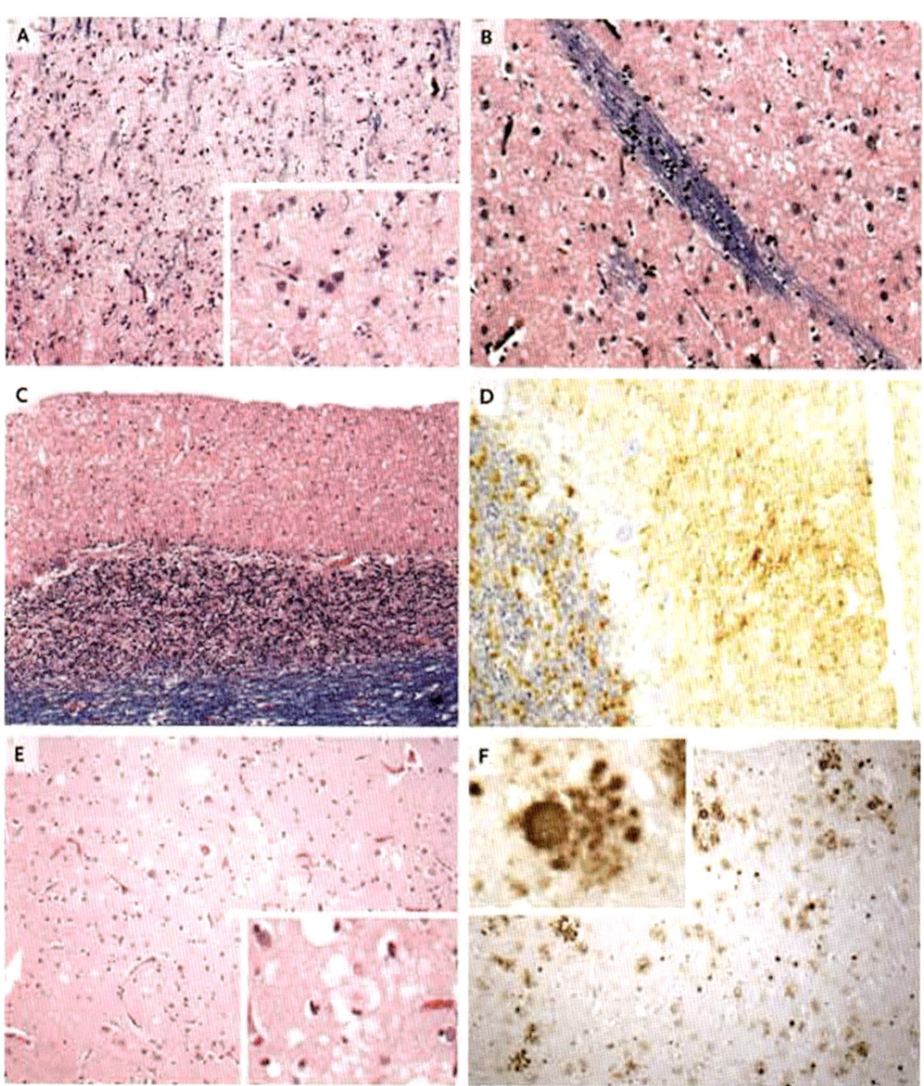

Figure 2A, B

The cerebral cortex (Panel A) has widespread spongiform changes. Neuronal cell bodies (Panel A, inset) contain vacuoles. The striatum (Panel B) has prominent spongiform changes involving the gray matter, with sparing of the white-matter bundles; the contrast between the intact white matter and the spongiotic gray matter increases a pathologist's confidence when making the diagnosis on the basis of a **stereotactic biopsy** that these vacuoles do not represent artifact.

Quoted from *The New England Journal of Medicine*, Vol.353, No.10, p.1047, September 8, 2005

症例３：Prion Disease／プリオン病

大脳皮質（パネル A）では広範な海綿状変化が見られる。神経細胞体（パネル A 挿入図）は空胞を含んでいる。線条体（パネル B）は白質束を残しながら、灰白質に顕著な海綿状変化をきたしている。変化のない白質と、海綿状になった灰白質との対比は、定位脳生検の診断をするにあたって、空胞がアーチファクトではないという病理医の自信を深めることになるであろう。

［解説］

stereotactic biopsy 定位（的）生検

組織学的検査のために、MRI や CT ガイドのもとに目的部位の脳組織の小片を採取する方法です。

パネル B の「白質束」というのは、青く染まっている斜めの索状構造のことです。これは、ルクソールファストブルー・ヘマトキシリンで染色された標本ですので、髄鞘のある領域、すなわち白質は青く見えています。もし空胞が脳標本作成時にしばしば見られる人工産物 artifact であるなら、この青い白質領域にも同様に空胞が分布するであろうということを前提にした解説になっているわけです。

Figure 2C, D

The cerebellum (Panel C) has prominent spongiform changes involving the molecular layer. Immunostaining of the cerebellum for PrP (Panel D) shows granular staining in the **molecular and granular-cell layers**.

小脳（パネル C）は分子層に顕著な海綿状変化が認められた。PrP タンパクに対する小脳の免疫染色は（パネル D）分子層と顆粒細胞層に顆粒状の染色を示した。

［解説］

molecular and granular-cell layers （→ p.126「Dr. レイの医学用語解説」）

パネル C 上層（赤）が海綿状変化を伴った分子層 molecular layer です。中間部の青紫色の核が密集する領域が顆粒層 granular layer で、下に見える青い線維（髄鞘が青く染色されている）が集まって見える領域が白質です。Purkinje 細胞は分子層と顆粒層の間に横に並んで見える細胞です。パネル D では、分子層（右側）と顆粒細胞層（左側）いずれにも、多数の陽性褐色顆粒が認められ、PrP^{Sc} の沈着を示しています。

Figure 2E, F

A section of cerebral cortex from a case of variant Creutzfeldt-Jakob disease (vCJD) (Panel E) shows more localized spongiform changes than those seen in classic Creutzfeldt-Jakob disease. A plaque of PrP-amyloid (Panel E, inset) is located in the center of an area of spongiform change. Immunostaining of vCJD for PrP (Panel F and inset) shows localization of the staining to the amyloid plaque. (Panel A, Panel B, and Panel C are stained with Luxol fast blue hematoxylin and eosin, Panel E and inset with hematoxylin and eosin, and Panel D and Panel F and inset with immunoperoxidase stain for PrP, courtesy of Dr. Pierluigi Gambetti, National Prion Disease Pathology Surveillance Center.)

別の変異型 CJD 患者の大脳皮質切片（パネル E）では、定型的 CJD に見られるよりも海綿状変化が局限している。PrP アミロイド斑（パネル E　挿入図）は海綿状変化をおこした領域の中心部に位置している。変異型 CJD の PrP に対する免疫染色（パネル F　および挿入図）はアミロイド斑に局在して認められる。

（国立プリオン病病理解析センターの Dr. Pierluigi Gambetti の好意による。パネル A、B と C はルクソールファストブルー・ヘマトキシリン - エオシン染色法で処理され、パネル E とその挿入図はヘマトキシリン―エオシン染色法で、パネル D、F とその挿入図は PrP に対する免疫ペルオキシダーゼ法で処理されている）

Quoted from *The New England Journal of Medicine*, Vol.353, No.10, p.1047, September 8, 2005

［解説］

Luxol fast blue hematoxylin and eosin ルクソールファストブルー・ヘマトキシリン・エオシン染色

Luxol fast blue hematoxylin and eosin ルクソールファストブルー・ヘマトキシリン・エオシン染色

別名クリューバー・バレラ染色 Kluver-Barrera's stain とも呼ばれる染色法です。LFB（Luxol Fast Blue）という色素とミエリンの特異的な親和性を利用して、髄鞘 myelin sheath を青色に染めます。脱髄 demyelination を起こした場合には、青く染まらなくなります。

パネルFのレジェンドにある"localization of the staining to the amyloid plaque"では、「localization of A to B（AがBに一致して局在している）」という表現を用いています。つまり、プリオン蛋白がアミロイド斑に集中して認められることを説明しているのです。

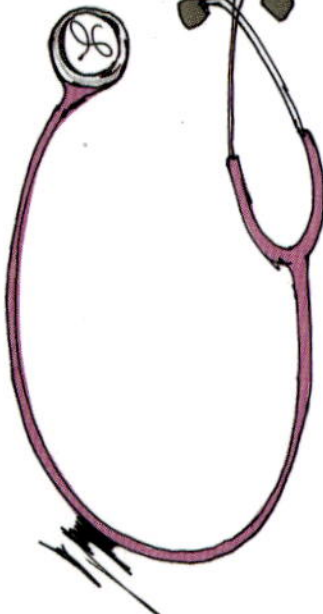

症例4：

Aortic Dissection

大動脈解離

症例4：Aortic Dissection／大動脈解離

A 38-Year-Old Woman with Acute Onset of Pain in the Chest
突然の胸痛に襲われた38歳女性

Volume 350, No.25, pp.1666-1674, April 15, 2004
The New England Journal of Medicine
Case Records of the Massachusetts General Hospital
http://www.nejm.com/

大動脈は、中膜mediaが弾性線維elastic fiberや平滑筋細胞smooth muscle cellを含むことで血圧に耐えるようになっています。ところが、さまざまな原因で中膜に病変がおよぶと、大動脈解離aortic dissectionを起こしたり、大動脈瘤aortic aneurysmが形成されたりします。

Introduction

レイ先生とリョウ君、ハルカさんが、大動脈解離の原因について話しています。

レイ先生：　**大動脈解離aortic dissection**の**リスクファクターrisk factor**を知っていますか？

リョウ君：　一般的な高血圧hypertensionや動脈硬化arteriosclerosisではないですか？

ハルカさん：マルファン症候群も大動脈解離を合併するって聞いたことがあります。

レイ先生：　そうだね。ところで、同じように大動脈壁の構造が変化する疾患として、妊娠に関連した大動脈解離を知っていますか？　その原因として**妊娠誘発高血圧pregnancy-induced hypertension**だけでなく、女性ホルモンの作用も注目されているんですよ。

 太字は今回の症例の重要なキーワード。右ページで意味と内容を確認しておこう。

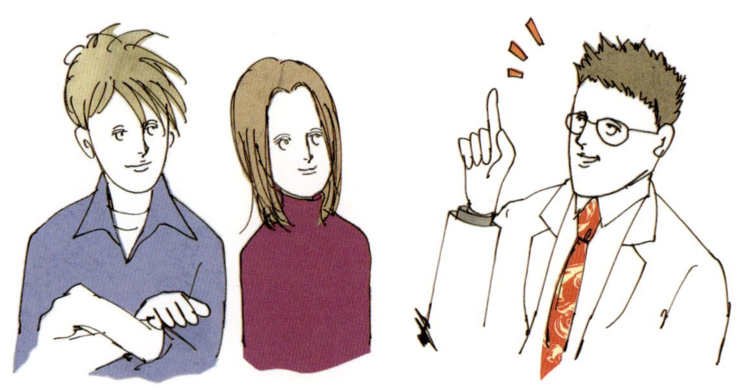

Keywords

1 aortic dissection 大動脈解離

大動脈解離とは、大動脈中膜に裂隙が生じることです。中膜の解離が内膜に生じた亀裂entryと交通して、大動脈壁内にも偽腔false lumenが形成され、全体として瘤状に腫れたものを解離性大動脈瘤dissecting aneurysmといいます。一般に動脈瘤aneurysmは、下図のように紡錘状fusiform、嚢状saccular、および解離性dissectingに分類されます。

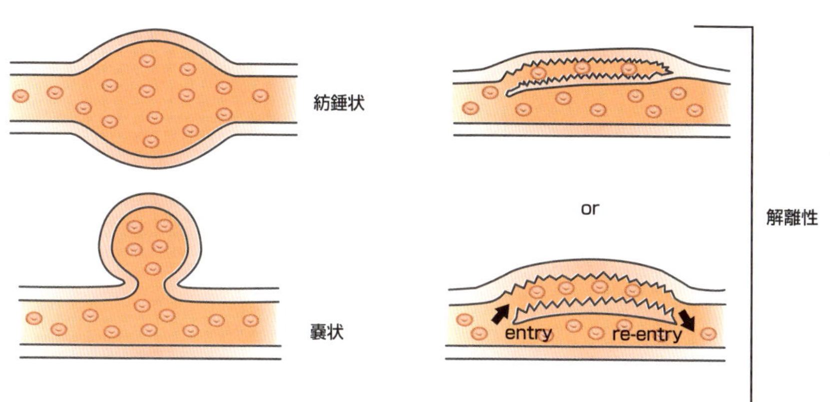

2 risk factor 危険因子、リスクファクター

因果関係が明らかな決定因子のようなものから、必ずしも直接的な原因とならないもの、さらには統計的関連を示す因子などまで含まれます。大動脈解離の危険因子は、高血圧hypertension、動脈硬化症atherosclerosis、マルファン症候群Marfan syndromeなどの中膜変性疾患、大動脈二尖弁bicuspid aortic valveそして妊娠pregnancyなどです。

3 pregnancy-induced hypertension 妊娠誘発高血圧

妊娠性高血圧gestational hypertensionともいいます。妊娠中に血圧が異常に上昇することを言い、重症の場合は胎盤発育不良を引き起こし、流早産の原因のひとつにもなります。

症例４：Aortic Dissection／大動脈解離

Unit 1 : Present Illness 現病歴

38歳の女性が、11回目の妊娠で帝王切開によって第４子を出産しましたが、退院１週間後に突然の胸背部痛に襲われて、再び入院することに……。その現病歴history of present illnessを追ってみましょう。

Onset of Illness (1)

❶A 38-year-old woman was admitted to the hospital because of the acute onset of pain in the chest and upper back.
❷Two weeks before admission, the patient had **given birth** by **cesarean section** at eight and a half months' **gestation to** a healthy female **infant**. ❸Early in the pregnancy, the patient had experienced chest pain. ❹A **cardiac ultrasonographic** examination revealed mild **aortic regurgitation**, and the result of a cardiac **stress test** was normal.

語句の解説

□□ **give birth to ～**	**～を出産する** 類 deliver a baby, be delivered of a baby
□□ **gestation** [dʒestéiʃən｜ジェSテイシャン]	名 **妊娠（期間）** 形 gestational 同 pregnancy 関 妊娠浮腫 gestational edema
□□ **cardiac** [kɑ́:rdiæ̀k｜カーディアK]	形 **心臓の、噴門の** 関 心拍停止 cardiac arrest
□□ **ultrasonographic** [ʌ̀ltrəsounəgræ̀fik｜アLTラソウナGラフィK]	形 **超音波エコーの** ！発音・アクセント注意 音 ultra-を「ウルトラ」と読まないこと。 同 ultrasonographic、echographic、sonographic
□□ **stress test**	**ストレス試験、負荷試験** 心機能と心筋灌流に対するストレスの作用を確かめる標準的な方法。

病気の始まり(1)

❶38歳の女性が、胸部と背部の急激な痛みのために入院した。

❷入院の２週間前、患者は**帝王切開**によって**妊娠**８カ月半で、健康な女**児**を**出産した**。

❸妊娠初期、患者は胸の痛みを感じていた。

❹**心臓の超音波エコー**検査によって、軽い**大動脈弁逆流**があることが判明したが、心臓の**負荷試験**の結果は正常であった。

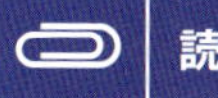

読解のヒント　主訴の表現／出産に関する表現

主訴を提示する定型表現

主訴というのは、患者が受診するに至る理由となった主な症状のことです。これは、書き方がほぼ決まっていて、本文❶は、現病歴の冒頭に**主訴**を提示する場合の定型的表現となります。

❶ A 38-year-old（年齢） woman（性別） **was admitted** to the hospital（病院） **because of** the acute onset of pain in the chest and upper back（症状(主訴)）.

give birth to ～

本文❷の文を見てみましょう。

❷Two weeks before admission, the patient had **given birth** by cesarean section at eight and a half months' gestation **to** a healthy female infant.

A gives birth to B(母親Aが赤ちゃんBを産む)という重要表現が使われています。toが離れたところにあるので、見失わないようにしましょう。この表現は、B is given birth to by Aという受身の形でもよく使われます。受身になってもtoが残ることに注意しましょう。

症例４：Aortic Dissection／大動脈解離

Onset of Illness (2)

❺At that time, she was **gravida** 11, **para** 3, having had seven first-**trimester** **miscarriages**. ❻The **delivery** was **complicated** by loss of blood and a drop in the **hematocrit** to 17 percent; she did not receive a **transfusion**, and oral iron supplementation was begun. ❼She **was discharged** one week after delivery.

語句の解説

□□ **trimester**
[traiméstər | Tライ**メ**Sター]

名 トリメスター、妊娠の1期　❗発音・アクセント注意
類 semester学期

全妊娠期間を前・中・後の3つに分けたものにほぼ同じです。

□□ **miscarriage**
[mìskǽridʒ | ミS**キャ**リジ]

名 流産（妊娠22週未満の排出について言う）
類 abortion　関 premature birth早産（妊娠22週以後37週未満）

□□ **delivery**
[dilívəri | ディ**リ**ヴァリ]

名 分娩
類 labor陣痛

p.149「読解のヒント」

□□ **complicate**
[kámpləkèit | **カ**MPラケイT]

動 合併する、併発する
名 complication合併症

別冊 p.42「英単語 医学的用法 vs. 一般的用法 40」

□□ **hematocrit**
[hi:mǽtəkrit | ヒー**マ**タKリT]

名 ヘマトクリット（Hct）　❗発音注意
音 [ヒーマタKリT]ともいいます。

血液中に占める赤血球の容積パーセントのことで、貧血を評価する指標のひとつです。

□□ **transfusion**
[trænsfjú:ʒən | TランS**フュ**ージャン]

名 輸血
同 blood transfusion　動 transfuse輸血する　類 infusion輸液、drip infusion点滴輸液

□□ **be discharged**

退院する
同 be released from the hospital、come out of the hospital、leave the hospital

p.54「Dr. レイの医学用語解説」

病気の始まり(2)

❺このとき、患者は11回目の妊娠で、それまでに3回の出産と7回の妊娠初期における**流産**を経験していた。

❻今回の**分娩**は、多量の出血を伴い、**ヘマトクリット**が17パーセントまで落ちた。**輸血**は受けなかったが、経口での鉄分補充療法が始まった。

❼患者は出産から1週間後に**退院した**。

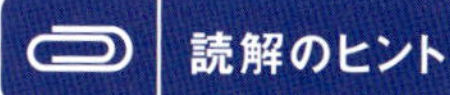
読解のヒント　「低下」の表現／「出産」の表現

「低下」を意味するa drop in ～

本文❻では、ヘマトクリットの数値が低下したことを表すのにa drop in the hematocritという表現を使っています。これは、何かの数や数値が減少あるいは低下することを表すのによく使われます。

Administration of prednisone caused **a drop in** the temperature and a slight improvement in symptoms.(プレドニンの投与によって熱が**下がり**、症状が少し改善した)

The decrease in left ventricular diastolic volume results in **a drop in** systolic arterial pressure.(左室拡張期容量の低下の結果、収縮期動脈圧が**低下**した)

その他、症例集で実際によく使われる「低下、減少」の表現もまとめて覚えておきましょう。

The partial pressure of carbon dioxide rose from 35 to 62 mm Hg, with **a fall in** pH from 7.58 to 7.27.(炭酸ガス分圧は35から62 mm Hgに上昇し、pHは7.58から7.27に**低下**した)

Intermittent fevers began with anorexia and **a reduction in** the frequency of bowel movements.(間欠的な発熱が、食欲不振、腸運動頻度の**減少**とともに始まった)

この症例の本文㉕にも、**a decrease in** ground substance(基質の**減少**)という表現が出てきます。

delivery vs. labor

delivery、labor/labourはお産に関連した言葉ですが、それぞれ意味が異なります。deliveryは分娩、娩出など赤ちゃんが出てくる過程を指し、laborは陣痛labor painsが始まったときから赤ちゃんが生まれるまでの時間や過程に重点をおいた表現です。アメリカの病院などには、LDR(P) room = labor, delivery, recovery (postpartum) roomと呼ばれる部屋があります。これは、陣痛、分娩、回復(産後)すべてに対応できる機能を備えた部屋、という意味です。

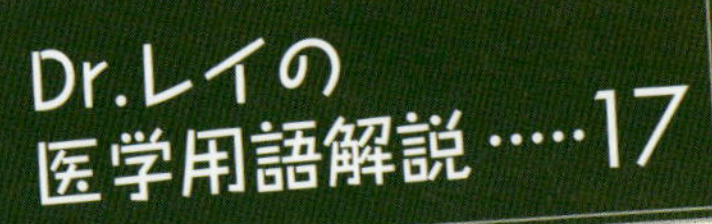

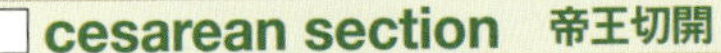

□ cesarean section　帝王切開

音 cesarean［シ**ゼ**イリアン］caesareanあるいはCesarianとも書きます。
通常の経膣分娩vaginal deliveryと違って、腹壁を通して子宮を切開する腹式子宮切開術のことです。ドイツ語ではKaiserschnitt（カイザーシュニット）というところから、帝王切開分娩のことをしばしば「カイザー」と略して呼びます。

□ infant　乳児

１歳以下の乳児をinfantといいます。生まれて１カ月以内は新生児newborn（＝neonate）です。生まれる前の段階では、受胎から妊娠第８週までを胎芽embryo、妊娠第９週から出生までは胎児fetusと呼び分けられています。小児childというのは14歳くらいまでで、その後、少年boy、少女girlと呼ばれる時期を経て、思春期puberty（第二次性徴完了まで）や青年期adolescence、そして成人adultと成長していくわけです。成人期以外はいずれも過ぎ去りし遠い昔のことではありますが……。

□ aortic regurgitation (AR)　大動脈弁逆流（大動脈閉鎖不全症）

［エイ**オ**ーティK リガージ**テ**イシャン］
大動脈弁閉鎖不全（症）aortic insufficiencyと同じ意味で、大動脈弁aortic valveに閉鎖不全があり、心室拡張期に左心室内に血液が逆流regurgitationを起こすことをいいます。弁に異常がなくても、大動脈弁の口径が拡大した場合にも血液は逆流します。反対に血管内腔が狭くなって流れにくい状態は大動脈弁狭窄aortic stenosis（AS）といいます。

□ gravida　妊婦

□ para　経産婦

gravida［G**ラ**ヴィダ］、para［**パ**ラ］
後に数字をつけて、それぞれ妊娠と出産の回数を表すのに使われます。例えば、妊娠３回、出産２回であれば、gravida 3, para 2（略してg3, p2）となります。ラテン語の接頭辞primi-（Ⅰ）、secundi-（Ⅱ）、terti-（Ⅲ）をつけて、primipara、secundipara、tertigravidaなどと書く場合もあります。

Review Quiz

お産に関連した２つの語、delivery（分娩）とlabor（陣痛）の違い（p.149 解説参照）に注意して、次の（　　　）の中のいずれか適切な方を選びましょう。

(1) The patient had a normal full-term (delivery / labor).
(2) The patient underwent tubal ligation immediately after (delivery / labor).
(3) The risk of uterine rupture was discussed during (delivery / labor).
(4) (Delivery / Labor) was induced at 41 weeks of pregnancy.
(5) The baby was (delivered / labored) by cesarean operation.

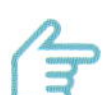
解答はp.278参照

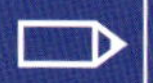
ストーリーのまとめ

ここまでの患者の既往歴と現病歴を簡単にまとめておきましょう。

既往歴 Past History（PH）

gravida 10, para 3（妊娠第I期における流産７回）

現病歴 Present Illness（PI）

gravida 11, para 3
今回の妊娠初期に胸痛、超音波エコー検査で軽度の大動脈弁閉鎖不全
↓（妊娠期間８カ月半）
帝王切開によって健康な女児を出産（この時点でgravida 11, para 4に）
分娩時出血、鉄剤投与で治療
↓（１週間）
退院
↓（２週間）
胸背部痛で再入院

Unit 2 : Present Medical Condition 現症

帝王切開による出産・退院の１週間後に、喉を中心に前胸部や背部に放散する痛みが始まり、軽度の呼吸困難、喘鳴、発汗、寒気と悪心を伴い、病院に搬送されました。現症について見ていきましょう。

Physical Examination

❽The temperature was 36.1°C, the pulse 89 beats per minute, and the **respiratory rate** 24 breaths per minute. ❾The blood pressure was 140/65 mm Hg in both arms, and the **arterial oxygen saturation** was 100 percent while the patient was breathing ambient air. ❿She was pale, short, and overweight. ⓫There was no **rash** or **lymphadenopathy**, and there were no **splinter hemorrhages**. ⓬The **jugular venous pressure** was normal, and the thyroid gland was not enlarged. ⓭The lungs were clear. ⓮A **decrescendo pandiastolic murmur**, grade 3 of 4, was heard along the upper sternal area, and a grade 1 systolic murmur was present. ⓯The abdomen showed only a healing **surgical incision**. ⓰There was **peripheral edema** (+); the pulses in the arms and legs were ++ and equal bilaterally.

語句の解説

□□ **respiratory rate**	**呼吸数** 分当たりの呼吸の回数として記録された呼吸の頻度。
□□ **rash** [rǽʃ｜ラシュ]	名 **皮疹、発疹**
□□ **lymphadenopathy** [limfæ̀dinάpəθi｜リMファディナパθィ]	名 **リンパ節症、リンパ節腫脹（症）** ❗アクセント注意 尾 -pathy「病気」を表す
□□ **surgical incision**	**外科的切開、手術の切り口**
□□ **peripheral edema**	**末梢浮腫** 体幹に対して末梢、すなわち四肢の浮腫を意味します。

既出語：ambient（→p.30）、sternal（→p.104）

身体診察

❽患者の体温は36.1℃、脈拍数89/分、**呼吸数**は24/分であった。

❾血圧は両方の腕で140/65 mm Hg、室内気呼吸時の**動脈血酸素飽和度**は100%であった。

❿患者は顔色が悪く、小柄で過体重であった。

⓫**発疹**は見られず、**リンパ節腫脹**でもなかった。また、**線状出血**も見られなかった。

⓬**頚静脈圧**は正常で、甲状腺の腫大もなかった。

⓭肺音は清明であった。

⓮グレード４中、３度の**減弱する汎拡張期雑音**が、上部胸骨領域で聞かれ、１度の収縮期雑音もあった。

⓯腹部では、治癒しつつある**術創**が見られるのみであった。

⓰**末梢性浮腫**〔+〕が見られ、腕と脚の脈圧は++で、左右同じであった。

読解のヒント　現症Present Medical Condition

基本的診察、すなわち身体診察physical examinationや神経学的検査neurological examinationで得られる所見を、現症といいます。実際の診察記録には、通常次のものが含まれます。

1. **主訴 Chief Complaint (CC)**
2. **現症歴 Present Illness (PI)**
3. **既往歴 Past History (PH)**
4. **家族歴 Family History (FH)**
5. **身体診察 Physical Examination (PE)**

主訴の部分は決まった書き方がありますので、p.147「読解のヒント」で確認しておきましょう。

Dr.レイの医学用語解説……18

□ arterial oxygen saturation　動脈血酸素飽和度

動脈血中のヘモグロビンhemoglobin 1分子に対して最大で4分子の酸素oxygenが結合できます。結合可能な酸素容量に対して実際に結合している酸素容量の比率を、酸素飽和度といい、SaO_2(%)で表されます。酸素分圧60Torr以下で呼吸不全respiratory failureになり、そのときのSaO_2は90%前後です。測定にはパルスオキシメータpulse oximeterがよく用いられます。緊急救命の現場、たとえばドラマのER(Emergency Room)の中では、pulse oxymetryを"pulse ox"と略して言っているようです。

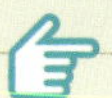
別冊p.66「発展的学習のナビゲーター」

□ splinter hemorrhage　線状出血

細菌性心内膜炎bacterial endocarditis で見られる、縦に走る小さな線状の爪下出血です。splinterは(木などの)裂片、とげを意味します。通常の皮下出血が円形あるいはそれに近い形であるのに対して、線状であることからsplinter hemorrhageと呼ばれているのです。

□ jugular venous pressure　頸静脈圧

頸静脈圧は、右房圧right atrial pressureを反映するので、右室機能を知る指標のひとつとなります。

□ decrescendo pandiastolic murmur　漸減性汎拡張期雑音

この症例のように大動脈弁逆流症aortic regurgitationがある場合には、II音にはじまり、漸減性decrescendoで全拡張期性pandiastolicの、高調音な雑音が聞かれます。

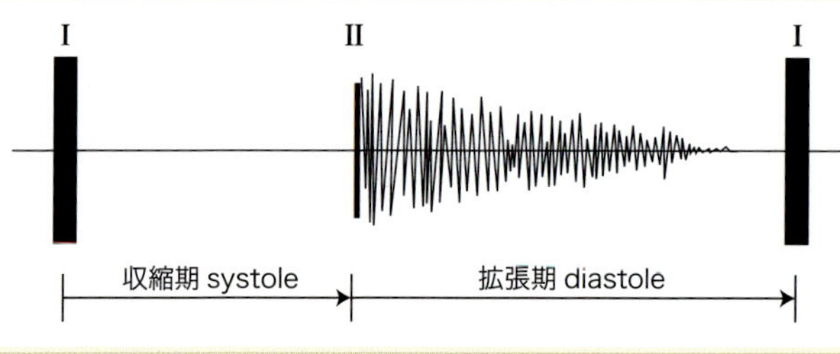

Review Quiz

p.152の本文❽❾を参考に、CDを聞いて、当てはまる数字や英単語を（　　　　）の中に入れましょう

論文風

(1) The patient's temperature was (　　a　　)°C, the blood pressure (　　b　　) mm Hg, the pulse (　　c　　) beats per minute, the respiratory rate (　　d　　) breaths per minute, and the (　　e　　) oxygen saturation (　　f　　) percent while she was breathing (　　g　　) air.

ER風

(2) Carol Brown, (　　h　　), BP (　　i　　), pulse (　　j　　), sat (　　k　　), GCS(　　l　　), with a scalp Lac.........

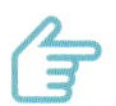

解答はp.278参照

ストーリーのまとめ

身体診察の結果、血圧140/65 mm Hgと軽度の高血圧および3度の漸減性全拡張期雑音と1度の収縮期雑音があることから、大動脈弁閉鎖不全の存在が示唆されます。このことだけで胸背部痛を説明することができるのでしょうか。次のユニットでは、画像診断によって痛みの原因を精査することになります。

症例４：Aortic Dissection／大動脈解離

Unit 3 : Imaging Diagnosis 画像診断

心雑音と胸背部痛の原因を探るために、胸部造影CTによる解析が行われます。特に大動脈の異常について詳細な検討が行われます。図１のCT画像（→p.180）を見ながら、文章を読み進めましょう。

CT Scanning (1)

Dr. Alan J. Greenfield: ⑰The CT scans of the chest obtained on the second hospital day, both before and after the **administration** of **intravenous** contrast material (Fig. 1), show a normal **aortic contour** and a **streaky density** in the **mediastinum** that follows the aortic contour.

図とレジェンドはp.180

Dr. Alan J. Greenfield：マサチューセッツ総合病院の放射線科医

語句の解説

□□ **administration**
[ædmìnəstréiʃən | アDミナST**レ**イション]
名 投薬をすること
動 administer（薬を）投与する 関 prescribe（薬を）処方する
別冊 p.42「英単語 医学的用法 vs.一般的用法 40」

□□ **intravenous**
[ìntrəví:nəs | インTラ**ヴィ**ーナS]
形 静脈内の
別冊 p.48「ラテン語系の指示ことば 20」

□□ **aortic contour**
大動脈の輪郭 ！発音注意
音 [エイ**オ**ーティK **コ**ントー]

□□ **streaky density**
線条影、索状の密度ムラ

□□ **mediastinum**
[mì:diæstáinəm | ミーディアS**タ**イナM]
名 縦隔
形 mediastinal 縦隔の

CT診断(1)

Dr. Alan J. Greenfield: ⓱入院2日目、**静脈内に造影剤を投与する**前後に撮られた胸部CT写真〔図1〕はいずれも、大動脈の輪郭が正常であることと、それに続く**縦隔**の中で**大動脈の輪郭**に沿って**線条影**があることを示している。

読解のヒント　胸部CT像(正常)のポイント

CT画像〔図1〕をよりよく理解するために、それぞれの部位の名称を日本語と英語で確認しておきましょう。下図左は、正常の大動脈レベルでのスライスの高さを示し、下図右はその断面を図式化したものです。

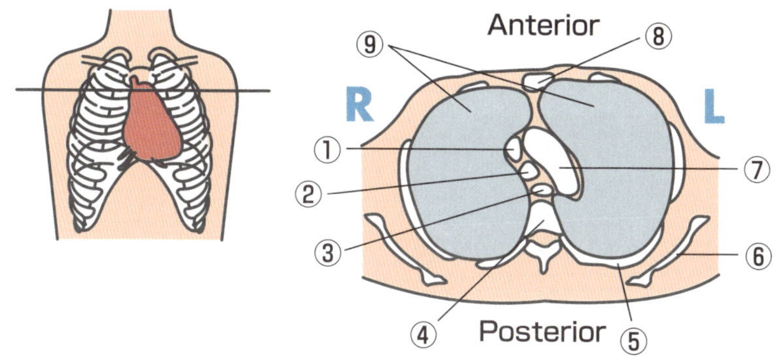

① 上大動脈
ascending aorta
② 気管
trachea
③ 食道
esophagus
④ 推骨
vertebra
⑤ 肋骨
rib
⑥ 肩甲骨
scapula
⑦ 大動脈弓
aortic arch
⑧ 胸骨
sternum
⑨ 肺
lungs

CT Scanning (2)

⑱Just above the aortic root, in the **periaortic** region, there is an area of slightly increased density, which could represent an **extravascular** **hematoma**. ⑲The aortic root is dilated, measuring 4.5 cm in diameter. ⑳The aortic root shows some irregularity, which represents **pulsation** **artifact**. ㉑There is evidence of a small **pericardial effusion**. ㉒No **pulmonary emboli** are seen. ㉓The descending aorta is normal, and there are small bilateral pleural effusions.

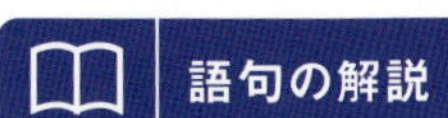

□□ **periaortic**
[pèrieiɔ́:tik | ペリエイ**オ**ーティK]

形 **大動脈周囲の、大動脈隣接の**
頭 peri-「～の周囲の、近くの」という意味を表す接頭語

別冊 p.4「位置・方向の表現」

□□ **extravascular**
[èkstrəvǽskjulər | エKSTラ**ヴァ**Sキュラー]

形 **管外の、脈管外の、リンパ管外の**
動 extravasate脈管外に滲出する

別冊 p.4「位置・方向の表現」

□□ **pulsation**
[pʌlséiʃən | パL**セ**イシャン]

名 **拍動、脈動**
類 apex beat、pulsus cordis心尖拍動

脈拍または心臓などの規則的な拍動についていいます。

□□ **pericardial**
[pèriká:diəl | ペリ**カ**ーディアL]

形 **心膜の、心臓周囲の(=pericardiac)**
頭 peri- 周囲の　関 epicardium心外膜

別冊 p.4「位置・方向の表現」

□□ **effusion**
[ifjú:ʒən | イ**フ**ュージャン]

名 **滲出(液)**
関 pleural effusion胸水、cardiac effusion心嚢水

血管やリンパ管から組織や腔内に液体が流れ出ること。あるいはその液体の貯留のこと。ただし腹水はascites[アサイティーZ]といいます。

CT診断(2)

⓲動脈起始部直上の**大動脈周囲**に、やや密度の濃くなった個所があり、それは**血管外の**血腫を示している可能性がある。

⓳大動脈起始部は拡張しており、直径4.5cmである。

⓴大動脈起始部がやや不整に見えるのは、**脈動**によるアーチファクトだと思われる。

㉑少量の**心嚢水貯留**が確認できる。

㉒肺塞栓は見られない。

㉓下行大動脈は正常で、少量の両側胸水がある。

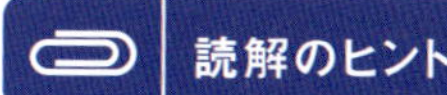

CT所見の読影

正常のCT像(p.157イラスト)、図1のレジェンド(p.180)および本文⓱～㉓を比較してみましょう。大動脈壁内に異常が生じていて、それが大動脈壁外、すなわち縦隔に広がる線条影として表現されているのが見えてくるはずです。

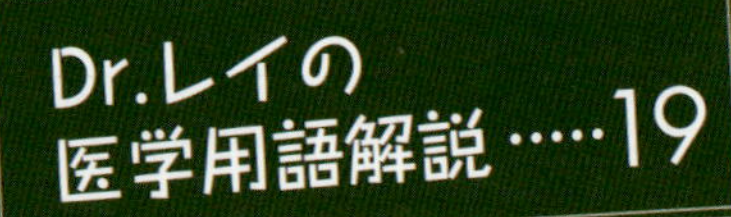

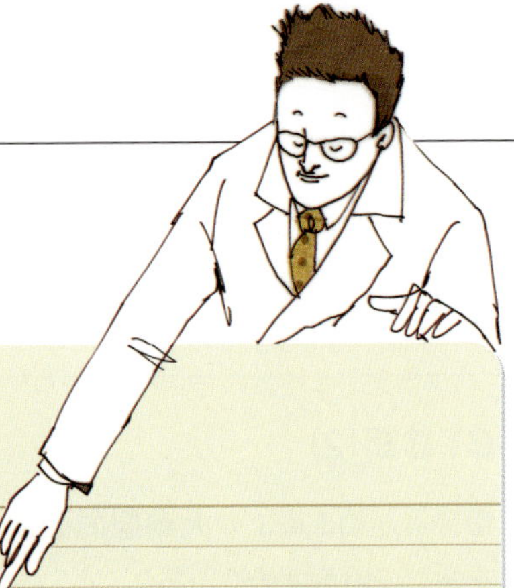

□ contrast material 造影剤

同 contrast medium、contrast agent

生体の軟部組織と異なるX線透過性あるいは常磁性を持つことを利用して、体内に投与される物質です。消化管ではバリウムbarium、血管系、泌尿生殖器系にはヨード化合物、MRIではガドリニウムgadlinium(常磁性体)が用いられます。

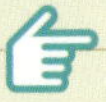
別冊 p.30「医学に登場する元素」

□ hematoma 血腫

血管の破綻により、血管外にもれ出た血液が貯留あるいは凝固して、塊を形成したものを血腫といいます。血管の破綻がなく、血管内で血液が固まったものは血栓thrombusとして区別されます。この症例のように大動脈が縦隔内で破綻した場合は、縦隔血腫mediastinal hematomaとなります。その他、皮下血腫subcutaneous hematoma、硬膜外血腫epidural hematomaなどがあります。胸腔に出血した場合にも、血胸hemothoraxと呼ばれ血腫として扱われます。

□ artifact アーチファクト、人工産物

[**ア**ーティファKT]

形 artifactitious, artifactual アーチファクトの、人工産物の 類 artificial 人工の

画像や組織標本などに技術的な問題から混入する影や異物などのことをいいます。その組織や構造の本来の形を反映していないので、誤読を招く可能性があるので十分に注意する必要があります。組織学や病理学の顕微鏡観察実習で、何時間も悩んでいたものを先生に聞いてみたら、実はアーチファクトだった、という経験はありませんか？

□ pulmonary emboli 肺塞栓

単 embolus

肺動脈枝内に存在する塞栓embolusのことです。このような状態を肺塞栓症pulmonary embolismと呼びます。脚や骨盤内の静脈に形成された血栓が遊離して運ばれ、肺動脈枝塞栓を起こす血栓性塞栓症thromboembolismが多いです。長期臥床や術後、さらにはエコノミークラス症候群で見られます。

Review Quiz

このユニットの本文ではextra-(外部の、範囲外の)、peri-(周囲の、隣接した)、intra-(内部に)、という接頭語が使われていました。同じような意味を持つ接頭語としてex-(外の)、in-(中へ)、para-(周辺の、副次的な)、endo-(内部の)、などがあります。下記の医学用語にはどの接頭語が入るか、日本語を見て考えて、単語を完成させてみましょう。

例 extrasystole 期外収縮
(1)________scope 内視鏡
(2)________cardium 心膜
(3)________sympathetic 副交感神経の
(4)________cardium 心内膜
(5)________cranium 頭蓋骨膜
(6)________hale 吸息する、吸入する
(7)________cranial 頭蓋内の
(8)________cretion 排出、排泄
(9)________cellular fluid 細胞外液

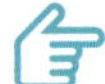
解答はp.278参照

ストーリーのまとめ

胸部造影CTの詳細な解析によって、大動脈の輪郭aortic contourは保たれているように見えましたが、大動脈起始部直上に血管外の血腫を示す所見が見つかりました。大動脈壁に破綻が生じて血液が血管外に出たことが明らかとなったわけです。では、なぜ大動脈解離が起こったのでしょうか。特に妊娠との関連について、次のユニットで考えてみましょう。

Unit 4 : Pregnancy and Aortic Dissection 妊娠と大動脈解離

この患者は妊娠および出産を機に大動脈解離が発生しましたが、実際には妊娠と大動脈解離との関係はどのように考えられているのでしょうか。その根拠となる統計学的なデータや大動脈壁変化の組織学的所見を含めて、文献的考察がなされます。

Cases in Literature

㉓ **Autopsy** studies suggest that at least half of all aortic dissections reported in women younger than 40 years of age occur in the setting of pregnancy, most often in the third trimester or the **puerperium**.[1,3] ㉔ Although this **association** has been questioned by some investigators,[4] there is a reasonable body of evidence supporting its biologic **plausibility**, and there are numerous case reports **attesting to** the occurrence of aortic dissection in pregnant women in the absence of other known **predisposing** risk factors.[5-7]

語句の解説

□□ **puerperium**
[pjù:ərpíəriəm | ピューアピアリアM]

名 産褥

分娩の終結から子宮の完全退縮までの期間。通常、6週間（42日間）とされます。

□□ **association**
[əsòusiéiʃən | アソウシエイシャン]

名 関連性
動 associate 付随させる、関連させる

□□ **plausibility**
[plɔ̀:zəbíləti | プローザビラティ]

名 もっともらしさ、妥当性
形 plausible もっともらしい

□□ **attest to ～**

～を証拠立てる、立証する、証明する

□□ **predispose**
[prì:dispóuz | Pリーディ S ポウ Z]

動 病気に罹りやすくする、素因を与える
関 predisposing cause 素因（それ自体は状態を起こさないが，状態に対する感受性やなりやすさをもたらすもの）

既出語：trimester（→p.148）

報告症例

㉓剖検調査によると、40歳未満の女性に見つかる大動脈解離のうち、少なくとも半数は妊娠に関連したものである。多くの場合妊娠後期か、**産褥**期に起こっている（文献1、3）。
㉔妊娠と大動脈解離の**関連性**は、ある研究者たちから疑問視されてきたが（文献4）、その生物学的な**妥当性**を支持する多くの証拠が存在する。また、大動脈解離の素因となる既知のリスクファクターを他に持たない妊娠中の女性に、大動脈解離が起こっていることを**証明する**多数の症例報告がある（文献5－7）。

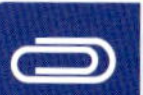
読解のヒント 大動脈解離aortic dissectionについて

大動脈解離は通常50歳から70歳の男性に好発します。その原因としては、高血圧、糖尿病、動脈硬化、大動脈二尖弁、マルファン症候群、Ehlers-Danlos症候群（EDS）、妊娠中毒症、梅毒などが挙げられます。内膜亀裂intimal tearによるエントリーの発生部位としては、約半数が上行大動脈ascending aortaに起こり、その症状のひとつが、この症例にも見られる突発的な胸背部痛です。また、大動脈解離の合併症として、大動脈弁閉鎖不全症aortic regurgitation（AR）があります。大動脈解離が破裂すると直ちに出血性ショックhemorrhagic shock、心のう腔への出血、すなわち心タンポナーデcardiac tamponadeを起こして、急速に死に至る危険があります。このような背景から、本文では、正常な妊娠、出産は決して病気ではない生理的なプロセスであるはずなのに、大動脈解離という致死性の高い疾患との関連性があるということについて、過去の症例も含めて慎重に検討しているわけです（p.145「Keywords」参照）。

Histological Features of Aortic Dissection

㉕Manalo-Estrella and Barker describe several changes within the aortas of 16 pregnant women, including **fragmentation** of **reticulin fibers**, a decrease in ground substance, loss of the normal **corrugated** appearance of **elastic fibers**, and **hypertrophy** and **hyperplasia** of smooth-muscle cells.[8] ㉖Subsequent investigations have identified **estrogen** and **relaxin** as the most likely causes.

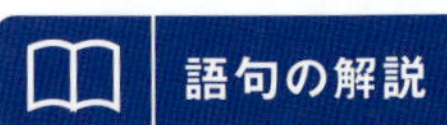

語句の解説

□□ **fragmentation**
[frӕgməntéiʃən | FラGマンテイシャン]

名 **断片化、分断**
関 fragment断片、かけら、segmentation分節、分割

fragmentationには、「壊れて分かれる」という意味が含まれます。

□□ **reticulin fiber**

細網線維
関 reticulinレチクリン(細網繊維の成分名)

膠原細線維が集合してできており、argyrophil fiber好銀線維とも呼ばれます。

□□ **corrugated**
[kɔ́:rəgèitid | コーラゲイティD]

形 **波形の**
名 corrugation波形、しわ

□□ **elastic fiber**

弾性線維

固定状態で黄色味をおびているので黄色線維yellow fiberとも呼ばれます。

□□ **hypertrophy**
[haipə́:trəfi | ハイパーTラフィ]

名 **肥大** ！アクセント注意
反 atrophy萎縮

細胞の数は変わらず、その大きさが増すことを表します。

□□ **hyperplasia**
[hàipə:pléiziə | ハイパーPレイジア]

名 **過形成**
反 hypoplasia低形成

細胞の大きさは変わらず、数が増加することを表します。

大動脈解離の組織学的特徴

㉕Manalo-EstrellaとBarkerは、16名の妊婦の大動脈に起こったさまざまな変化を記載している。それらは**細網線維**の**断片化**や基質の減少、**弾性線維**の**波形**構造が消失すること、平滑筋細胞の**肥大**と**過形成**である（文献８）。

㉖その後の研究によって、可能性が最も高い原因は**エストロゲン**と**リラキシン**であると特定された。

読解のヒント　大動脈の組織学的変化について

本文㉕では、妊娠に関連した大動脈解離の際の大動脈壁の変化を組織学的に見た所見が述べられています。それらのポイントを下のように模式図にしてみました。

(1) fragmentation of reticulin fibers

大動脈壁全体ですが、特に内膜（I）や外膜（A）に代表して示したように、細網線維が断片化します。

(2) a decrease in ground substance

平滑筋細胞や種々の線維の間を埋めている無構造な物質である基質が減少します。

(3) loss of the normal corrugated appearance of elastic fibers

中膜（M）にある弾性線維性の有窓膜は、線維が波状corrugatedであることによってすべりを防止して、血圧に耐えうる強度を維持することができますが、右図のMでは、波形構造が消失していることを示しています。

(4) hypertrophy and hyperplasia of smooth muscle cells

中膜（M）では、この有窓膜に挟まれて規則正しく配置されているはずの平滑筋細胞の数が増えてhyperplasia、分布に異常が見られたり、細胞のサイズが大きくhypertrophyなったりします。

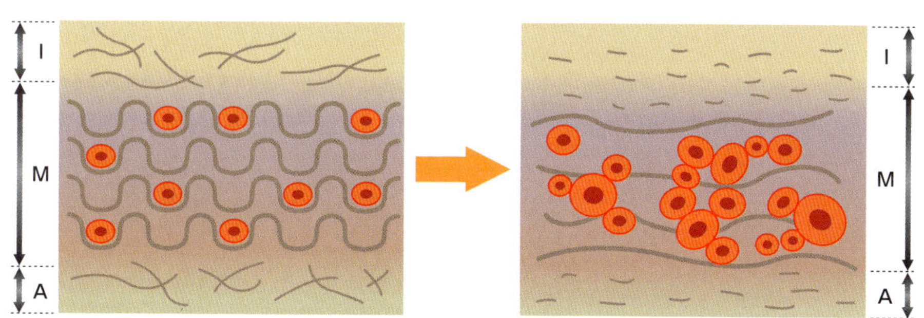

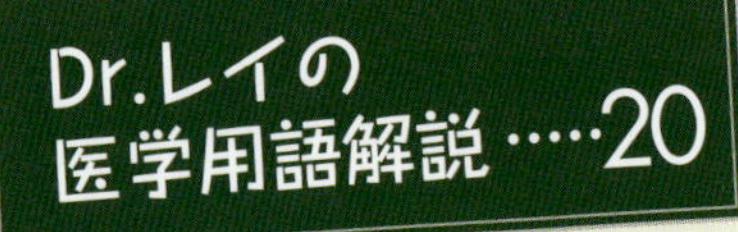

☐ **autopsy**　剖検（病理解剖）

疾病の原因、病態、死因を調べる目的で遺体を解剖することが剖検または病理解剖です。一方、体の内部構造の観察や記載を目的とする解剖、あるいは教育的な目的で行う解剖は、resectionあるいはanatomyといいます。さらに、異常死体などについて行われる解剖は法医解剖forensic autopsy/medical legal autopsyとして区別されます。

☐ **predispose**　病気に罹りやすくする、素因を与える

名 predisposition素因、疾病素質

個体に属する形態学的あるいは機能的症状によって、ある病気に罹りやすい素質をpredispositionといいます。

例 These immune abnormalities are too subtle to predispose her to infection with opportunistic pathogens.（これらの免疫異常はあまりにも軽微なので、彼女を日和見感染の病原体に罹りやすくする素因を与えるというほどではない）

☐ **estrogen**　エストロゲン

卵胞ホルモン、あるいは女性ホルモンfemale sex hormoneともよばれます。エストロンestrone（E1）、エストラジオール17β-estradiol（E2）、エストリオールestriol（E3）など天然に約30種存在します。雌性動物に発情estrus現象をうながすのみならず、その他多くの作用が知られていますが、リラキシンrelaxinの受容体発現量の調節にエストロゲンestrogenが関係していることから名前が挙がって本文㉖に登場しています。

☐ **relaxin**　リラキシン（レラキシン）

主として妊娠した真黄体corpus luteum verumから分泌されるホルモンの一種です。胎盤、子宮、前立腺からも分泌されます。恥骨結合の開大や子宮頸管を軟化させて、分娩を助ける役割があります。リラキシンによって、ペプチダーゼ、カテプシンBなどのプロテアーゼproteaseが活性化され、タンパク分解が亢進することが関係すると考えられています。

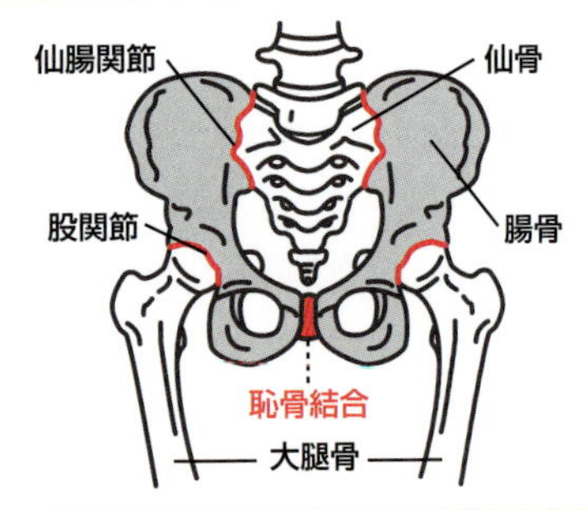

Review Quiz

このユニットには、妊娠と出産に関する語句が多く登場しました。本文やその解説で出てきたものを中心に、妊娠、出産に関する語句をまとめて確認してみましょう。

(1) 子宮外妊娠 (e　　　　) pregnancy
(2) 陣痛 (l　　　　)
(3) 分娩 (d　　　　)
(4) 流産 (m　　　　)／(a　　　　)
(5) 自然流産 (s　　　　) (a　　　　)
(6) 妊婦 (g　　　　)
(7) 経産婦 (p　　　　)
(8) 胎芽（受精後8週未満） (e　　　　)
(9) 胎児（8週以降） (f　　　　)
(10) 新生児 (n　　　　)
(11) 帝王切開 (c　　　　) (s　　　　)
(12) 避妊 (c　　　　)
(13) 子癇 (e　　　　)

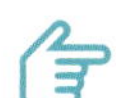
解答はp.278参照

ストーリーのまとめ

このユニットでは、妊娠に関連して大動脈解離が起こり得るという文献的な考察が述べられていました。両者の関連性については疑問視されていた時期もありましたが、報告例が重ねられ、組織学的にも大動脈壁の変化が明らかになってきています。さらには、その後の研究によって、エストロゲンとレラキシンの2つのホルモンが原因であることが特定されたようです。この患者の場合は、画像診断で得られた情報や文献的な証拠をあわせ検討した結果、外科的治療の適応indicationがあると判断されました。

Unit 5 : Surgical Treatment 外科的治療

画像診断で大動脈解離と診断され、次に外科的治療が行われることになりました。胸骨正中切開から縦隔に入り、大動脈の一部を人工血管に置換するという大手術が行われることになります。

Median Sternotomy

Dr. Stuart L. Houser: ㉗Dr. Jennifer Walker performed an urgent **surgical exploration** through a **median sternotomy**. ㉘There was a large, **serosanguineous** pericardial effusion; the ascending aorta had a sausage-like appearance with a bluish-purple hue, especially on the left side.

㉙When the aorta was opened, a near-**circumferential intimal tear** just above the **coronary ostia** was seen. ㉚The abnormal area of the aorta was resected, and **reconstruction** with an aortic tube **graft** and **resuspension** of the aortic valve were performed.

Dr. Stuart L. Houser：マサチューセッツ総合病院の病理医

語句の解説

□□ **surgical exploration**
外科手術、外科的診査
関 exploration診査
別冊p.42「英単語 医学的用法 vs.一般的用法 40」

□□ **median sternotomy**
胸骨正中切開（術）
尾 -tomy「切開」を表します。
p.171「Review Quiz」

□□ **serosanguineous**
[sìːrəsæŋgwíniəs｜シーラサン**ギ**ニアS]
形 漿液血液状の

□□ **circumferential**
[sərkʌ̀mfərénʃəl｜サーカMファ**レ**ンシャL]
形 円周の、周縁の

□□ **intimal tear**
内膜亀裂
関 intima内膜

□□ **reconstruction**
[rìːkənstrʌ́kʃən｜リ(ー)カンST**ラ**Kシャン]
名 復元、再構築、再建
動 reconstruct復元する

胸骨正中切開術

Dr. Stuart L. Houser: ㉗Dr. Jennifer Walkerは**胸骨正中切開**による緊急の**外科的手術**を行った。

㉘大量の**漿液血液状**の心嚢液が見られ、上行大動脈はソーセージ様の外観で青みがかった紫色であり、特に左側が顕著であった。

㉙大動脈が開かれると、ほぼ**全周性の内膜亀裂**が**冠状動脈口**の直上部に見られた。

㉚大動脈の異常部分は切除され、大動脈のチューブ状人工血管の**移植**による**再建**と大動脈弁の**つりあげ**が行われた。

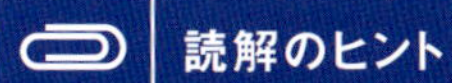

読解のヒント　外科的「切除」のいろいろ

「切除」を表す言葉にもいろいろありますが、症例集では次の3つが最も多く使われています。

(1) **resect / resection**

The tumor was completely **resected**.（その腫瘍は完全に**切除された**）

(2) **excise / excision**

We recommended **excision** of pheochromocytoma.（褐色細胞腫を**切除する**ことを勧めた）

(3) **remove / removal**

Adhesion has been **removed**.（癒着は**取り除かれた**）

resectとexciseはほぼ同様に用いられ、removeは必ずしも切開を必要としない場合にも使われます。その他、extirpationも「切除」という意味で使われます。

(4) **extirpation**

Treating malignant tumor requires total surgical **extirpation**.
（悪性腫瘍の治療には完全**摘出**が必要である）

(5) **-ectomy（連結形で「切除（術）」という意味を付加します）**

Minimal adhesions were found at the site of a previous appendectomy.
（以前の虫垂切除の部位に、ごく軽度の癒着が見つかった）

Dr.レイの医学用語解説……21

□ intimal　内膜の

[名] intima 内膜(=tunica intima)
大動脈は、右図のように弾性線維elastic fiberが豊富で、弾性型動脈elastic artery(⇔筋型動脈muscular artery)に属します。intimaは一層の扁平な内皮細胞endothelial cellとエラスチンelastinに富む結合組織から成ります。

□ coronary ostia　冠状動脈口

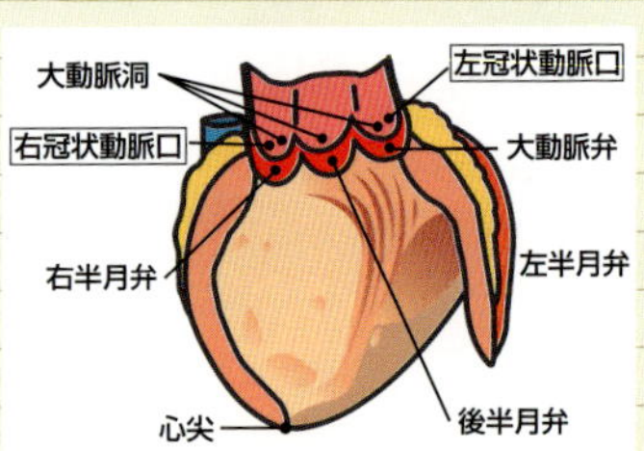

[単] ostium
大動脈起始部に存在する２個所の冠状動脈の開口部のことです(右図参照)。３枚の半月弁によってつくられる３つのポケット(大動脈洞)のうち、２つのみに冠状動脈口があります。

□ graft　移植片、移植すること

移植のための組織または器官をいいます。人工的artificial／syntheticなものと、生体由来のものとがあります。この症例では、人工血管置換術を行ったものと推定されます。生体由来の移植片graftは、その由来の違いによって次のように呼ばれます。

autograft	自家(自己)移植(片)	同一個体内で別の位置に
allograft = homograft	同種移植(片)	たとえばヒトから他のヒトへ
xenograft	異種移植(片)	たとえばブタからヒトへ 動物由来の移植片をzoograftともいいます。

□ resuspension　つりあげ

大動脈解離の治療において、人工血管synthetic vascular prosthesisなどで大動脈を再建した際、大動脈弁逆流aortic regurgitationがある場合には、大動脈弁尖cuspid、あるいは弁交連部を上方に引き戻して固定することをつりあげresuspensionといいます。

Review Quiz

ギリシャ語でtomeは切開を意味します。文中のsternotomyは、sternum（胸骨）の連結形sterno-と-tomy（切開）から作られた言葉です。一方、-ectomyという接尾辞は、切開して取り出す、すなわち切除という意味を持ちます。以下に並んでいるのは、同じく-tomy、-ectomyで終わる、「切開」を表す単語です。それぞれどこを切ることを表しているのか、考えてみましょう。

〈-tomy〉

(1) sternotomy	=	sterno	(胸骨)	+ tomy
(2) laparotomy	=	laparo	( )	+ tomy
(3) tracheotomy	=	trache	( )	+ tomy
(4) thoracotomy	=	thorac	( )	+ tomy

〈-ectomy〉

(5) laryngectomy	=	laryng	( )	+ ectomy
(6) mastectomy	=	mast	( )	+ ectomy
(7) oophorectomy	=	oophor	( )	+ ectomy
(8) orchiectomy	=	orchi	( )	+ ectomy

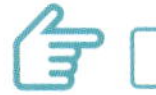
解答はp.278参照

ストーリーのまとめ

CT撮影以外に経食道超音波心エコー検査transesophageal echocardiographyによって、大動脈弁aortic valveの直上部（遠位）に裂孔tearの存在が確認されました。つまり、大動脈解離A型*を診断されたのです。大動脈壁の解離は限局性で、偽腔false lumenは形成されていませんでした。病変部が人工血管synthetic vassel graftに置換replacementされることになりました。

*大動脈解離のStanfordの分類（1970年）
A型：上行大動脈に解離のあるもの／B型：上行大動脈に解離のないもの

Unit 6 : Histopathological Examination 病理組織学的検査

外科的に切除された大動脈壁の詳細な顕微鏡的解析が行われ、画像解析との比較や病態を説明できる所見を探しにいきます。

Microscopic Findings on Resected Aorta (1)

㉛ Microscopical examination of the resected segment of the aorta showed prominent hemorrhage in the **adventitia** (Fig. 3A), which accounted for the thickening of the wall seen on the CT scanning and the bluish **discoloration** seen during the operation. ㉜ There was a small amount of **basophilic** **extracellular material** consistent with the presence of **acidic mucopolysaccharides** in the **tunica media** and a few focal areas of **cystic degeneration** (Fig. 3B). ㉝ Fibrin and neutrophils were focally present in the media, indicating a medial dissection (Fig. 3C).

図とレジェンドはp.181

語句の解説

□□ **adventitia**
[ǽdventíʃiə | アDヴェン**ティ**シア]

名 **外膜** ❗発音・アクセント注意
音 最後は「シア」と発音します。

血管などの構造で、漿膜serosaで被われている部分の結合組織性の膜を指します。血管の他、精管、食道、子宮などにもあります。

別冊p.38「発音・アクセントチェック 100」

□□ **discoloration**
[diskʌ̀ləréiʃən | ディSカラ**レ**イシャン]

名 **しみ、変色**

□□ **basophilic**
[bèisəfílik | ベイサ**フィ**リK]

形 **好塩基性の** ❗発音注意
反 acidophilic、eosinophilic 好酸性の

トレイジンブルーなどの好塩基性色素で紫色に染まる性質をいいます。

□□ **acidic mucopolysaccharides**

酸性ムコ多糖類
同 glycosaminoglycan グリコサミノグリカン

皮膚や軟骨に豊富に存在するヘテロ多糖類です。

□□ **tunica media**

中膜
同 media　関 tunica 層、膜

□□ **cystic degeneration**

嚢胞性変化
関 cyst 嚢胞

摘出大動脈のミクロ像(1)

㉛切除された大動脈の切片の顕微鏡検査によると、**外膜**に大量の出血が確認された〔図3A〕。この出血が、CTで見られた壁の肥厚と、手術中に見られた青みがかった**変色**を説明するものである。

㉜**好塩基性**の細胞外物質が少量存在したが、これは、**中膜**および**嚢胞状変性**のいくつかの巣状領域に**酸性ムコ多糖類**が存在することと矛盾しない〔図3B〕。

㉝線維素と好中球は中膜に限局性に存在しており、中膜の解離を示唆している〔図3C〕。

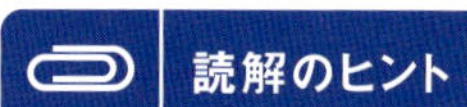

嚢状中膜変性／bluish discoloration

嚢状中膜変性Cystic Medial Degeneration(CMD)

CMDは嚢胞状中膜壊死cystic medionecrosisとも呼ばれます。大動脈の弾性線維の断片化と弾性線維と線維筋性成分の離開が特徴であり、進行すると裂隙状あるいは嚢胞状の空間が未構造の細胞外基質(酸性ムコ多糖類などを含む)で満たされることになります。さらに進行すると弾性板の部分的な消失から破綻が見られます。この変化は、マルファン症候群など先天性の結合組織性疾患でもよく見られる所見です。

bluish discoloration

「色＋ish」は、「〜っぽい色」「〜味がかった色」という表現です。ここでは大動脈壁が「青みがかった変色」をしていたのは、介在する結合組織を通して血腫(壁内の出血)が透けて見えたことを意味していると推定します。

Microscopic Findings on Resected Aorta (2)

㉞Special stains revealed only minimal focal **fracturing** of **elastic laminae** (Fig. 3D) and a uniform pattern of **collagen fibers** - features that tend to exclude a disorder of **connective tissue**. ㉟There was no evidence of **aortitis**.

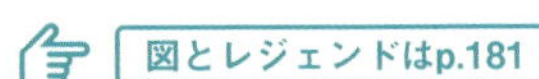
図とレジェンドはp.181

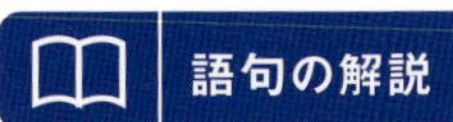

□□ **fracturing**
[frǽktʃəriŋ | Fラ KチャリンG]

名 損傷、破損
動 fracture破損する、骨折する　名 fracture骨折

□□ **elastic lamina**

弾性板
複 laminae
別冊 p.16「複数形語尾のルール」

□□ **collagen fiber**

膠原線維
音 collagen［カラジェン］は、「コラーゲン」と発音しないよう注意

□□ **connective tissue**

結合組織

中胚葉由来の間葉系細胞で構成されます。

□□ **aortitis**
[èiɔːtáitis | エイオータイティS]

名 大動脈炎
尾 -itisは「炎症」を表す接尾辞。複数形は-itidesです。

摘出大動脈のミクロ像(2)

㉞特殊染色によって、ごく小さな巣状の**弾性板損傷**しかないこと〔図3 D〕および**膠原線維**の均一なパターンが明らかになった。これらの特徴によって**結合組織**の異常を除外することになる。

㉟**大動脈炎**の証拠は見られなかった。

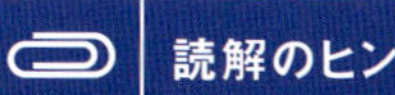

読解のヒント　exclude「除外する」

本文㉞の下線部features that tend to **exclude** a disorder of connective tissueでは、マルファン症候群などの結合組織病にみられるcystic median degenerationの場合には、弾力線維の著しい変性、破壊があるはずなので、**除外できる**と考えているのです。

このように、疾患を消去していき、最終診断に至る過程を**除外診断diagnosis by exclusion**といいます。まず、その流れをまとめてみると下図のようになります。除外診断も**鑑別診断differential diagnosis**の重要なステップのひとつといえるわけです。

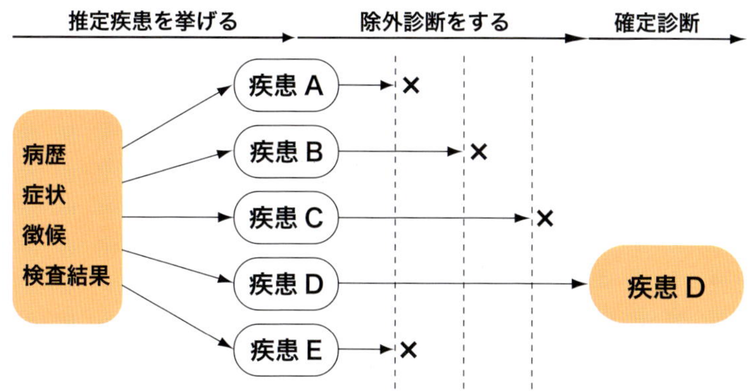

Anatomical Diagnosis　解剖学的診断

Proximal aortic dissection, associated with pregnancy.
妊娠に伴う近位大動脈解離

Dr.レイの医学用語解説……22

□ extracellular material　細胞外物質

細胞間を埋める形で存在する物質のことで、細胞外基質extracellular matrix（ECM）とも呼ばれます。通常は細胞から分泌された線維成分（膠原線維と弾性線維）および礎質（ground substance）から構成されます。後者の基本構成成分にはグリコサミングリカン（酸性ムコ多糖）が含まれ、この症例でもその異常な沈着が変性した大動脈壁に見られているわけです。

□ aortitis　大動脈炎

大動脈の炎症は種々の原因によって引き起こされます。すでに粥状硬化症atherosclerosisや動脈瘤aneurysmが存在する場合には、血液中あるいは血管周囲組織からの細菌感染が起こりやすくなります。その他梅毒性大動脈炎syphilitic aortitisや高安病Takayasu diseaseなどもこの症例の鑑別対象で否定されたことになります。

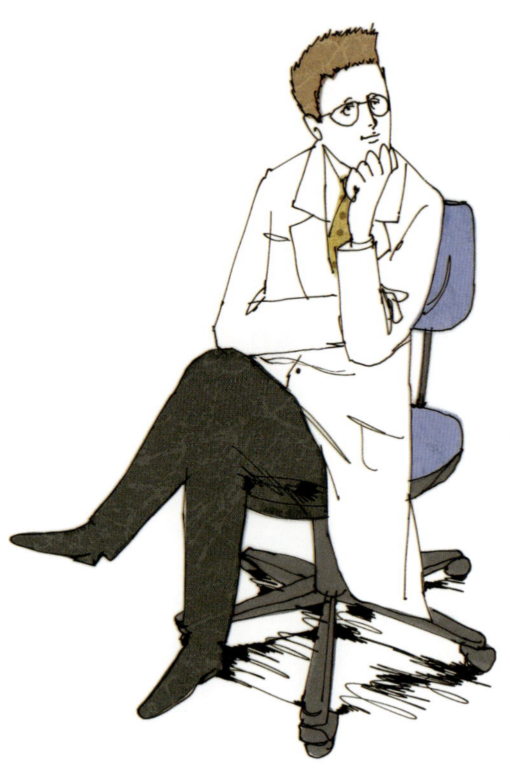

Review Quiz

このユニットの本文中に出てきた単語のクロスワードパズルに挑戦しましょう

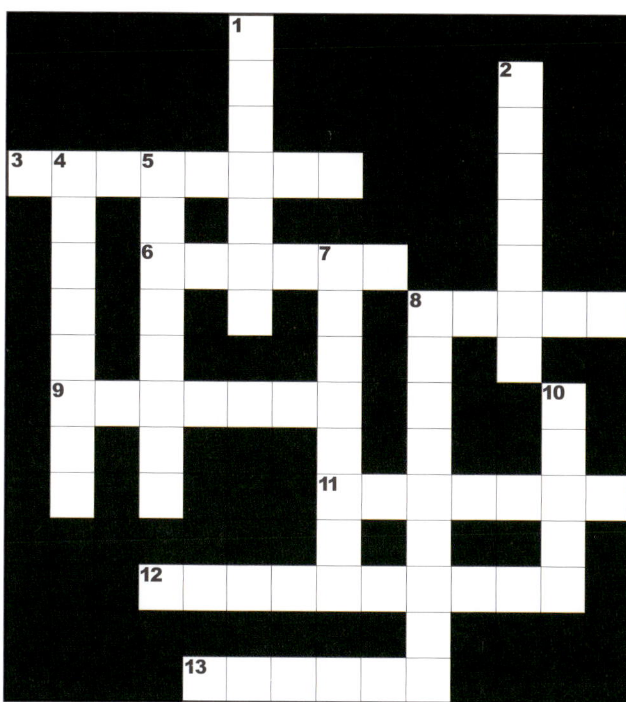

〈たてのヒント〉

1. 剖検
2. 胸骨の
4. 滲出液
5. 大動脈炎
7. コラーゲン
8. 妊娠
10. 中膜

〈よこのヒント〉

3. 血腫
6. 切除する
8. 移植片
9. 内膜の
11. 妊婦
12. 外膜
13. 線維素

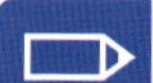
解答はp.278参照

ストーリーのまとめ

この患者は術後経過postoperative courseが順調で、入院から4日目には退院しました。上昇していた赤沈値erythrocyte sedimentation rate（ESR）も正常に戻り、人工血管のために行った凝固能亢進hypercoagulabilityの有無をみる検査にも異常はありませんでした。大動脈解離はいったん発症すると、致死率mortality rateが非常に高い（最初の24時間は1時間ごとに1％ずつ致死率が上がるともいわれています）疾患です。危険因子として、高血圧hypertension、動脈硬化症arteriosclerosis、先天性結合組織病とともに忘れてはならないのは妊娠です。病理組織学的検査では、弾性線維elastic fiberや細胞外基質extracellular matrixを中心とする組織変性が大動脈壁に見られました。

Unit 7 : Listening and Repeating

この症例で学習した医学用語を中心に、耳で発音を確認してほしいものや、発音練習をしてもらいたいものを集めています。臨床の現場でも通用する英語能力を身につけるため、積極的に練習しましょう。

Vocabulary 単語編

まず、CDを聞かずにそれぞれの単語を発音してみましょう。次に、CDで発音とアクセントを確認して、後について同じように発音してみましょう。

① 複数形の不規則変化「馬のルール」編

	単	複
(1) 産褥	puerperium	puerperia
(2) 卵巣	ovarium	ovaria
(3) 卵	ovum	ova
(4) 血清	serum	sera

ルール：単数、複数で語尾が「um → a」と変化する「馬のルール」を覚えよう

um ➡ a ➡ うま

② tri-

「3」を意味する接頭語を使った医学用語を発音してみましょう。

(1) trimester トリメスター　(2) tricuspid 三尖弁の
(3) trial 治験　(4) Hutchinson triad ハッチンソン三徴候
(5) triceps muscle of the arm 上腕三頭筋

ルール：「トリ」「トライ」ではなく「Tライ」と発音しよう

③ -pathy

病気を表す連結形で終わる言葉を聞いてみましょう。

(1) lymphadenopathy リンパ節症・リンパ節腫張
(2) angiopathy 血管ないし脈管障害　(3) cardiomyopathy 心筋症
(4) neuropathy 神経症　(5) coagulopathy 凝固障害
(6) mastopathy 乳腺症

ルール：接尾語-pathyの直前の音節にアクセント

④ **知っている単語でも間違った音のままでは通じない！**

そんな医学用語を聞いてみましょう！

(1) **collagen** コラーゲン	× コラーゲン	○ **カ**ラジェン
(2) **allergy** アレルギー	× アレルギー	○ **ア**ラジー
(3) **adventitia** 外膜	× アドベンティティア	○ アDヴェン**ティ**シア
(4) **basophilic** 好塩基性の	× バソフィリック	○ ベイサ**フィ**リK
(5) **ether** エーテル	× エーテル	○ **イ**ーθァ
(6) **hemoglobin** ヘモグロビン	× ヘモグロビン	○ ヒーモウG**ロ**ウビン

ルール：カタカナ英語では通じない！

Sentences 例文編

本文に出てきた語句を含む例文を、発音やイントネーションに注意して音読してみましょう。

(1) **murmur** [マーマー]

The systolic **murmur** was heard when the patient was moderately dehydrated.

患者が中程度に脱水症状にあったとき、その収縮期雑音が聞かれた。

(2) **hypertrophy** [ハイ**パ**ーTラフィ]

The striking cardiac **hypertrophy** can be associated with the patient's obesity.

際立った心臓肥大は、患者の肥満に合併するかもしれない。

(3) **gravida** [G**ラ**ヴィダ] **para** [**パ**ラ] **gestation** [ジェS**テ**イシャン]

A 27-year-old woman (**gravida** 2, **para** 0) was admitted to the hospital at 24 weeks' **gestation** because of hypertension.

27歳（妊娠2回、出産0回）の女性が妊娠24週で高血圧のため入院した。

図とレジェンド

Figure 1 : CT Images of the Chest Obtained on the Second Hospital Day.　図1 入院2日目に撮影された胸部 CT 画像

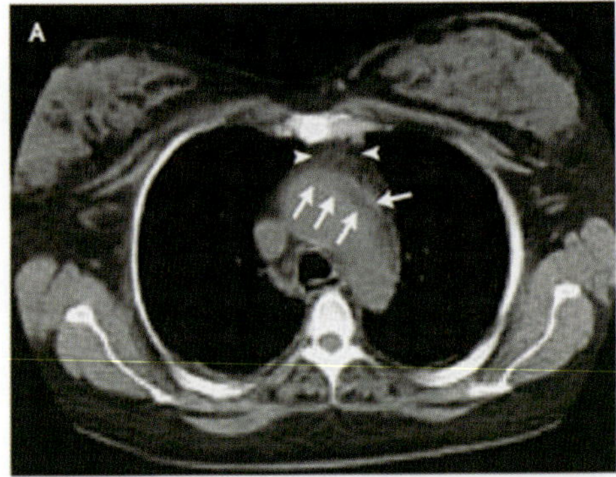

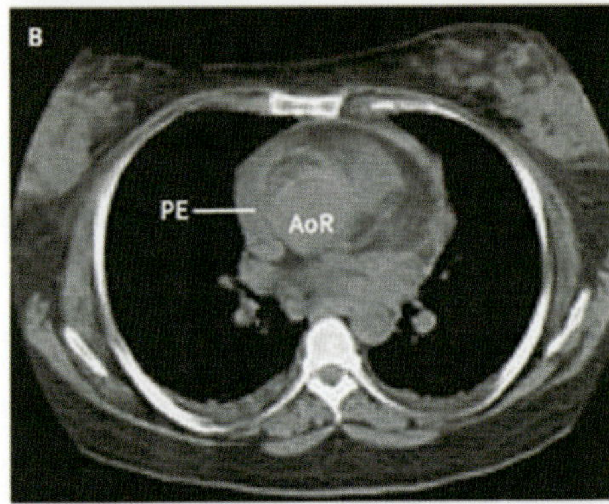

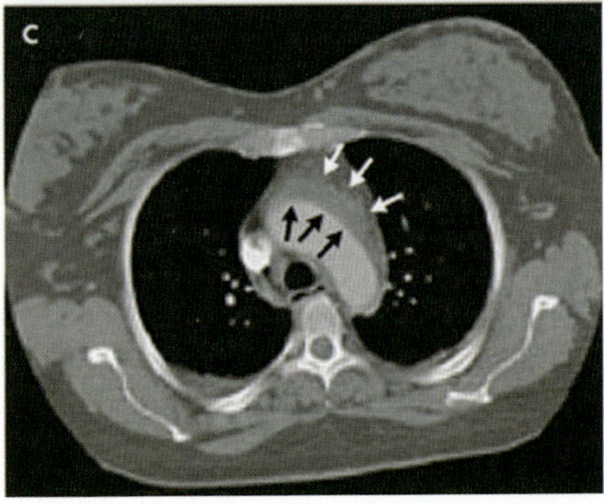

Figure 1

An image through the aortic arch obtained without the use of contrast material (Panel A) shows thickening of the wall of the aorta (arrows), with a streaky density (arrowheads) extending into the mediastinum. The density of the aortic wall is slightly less than that of the aortic lumen. An image from a more inferior region (Panel B) shows dilatation of the aortic root (AoR), a similar streaky mediastinal density, and a pericardial effusion (PE). A third image obtained at the same level as that shown in Panel A, by CT angiography after the administration of contrast material (Panel C), confirms the presence of marked thickening of the aortic wall (arrows).

造影剤を使用せずに撮影された大動脈弓の画像では（パネル A）、大動脈壁が肥厚して（矢印）、縦隔内にまで達している線条影を伴っていることが示されている（矢頭）。大動脈壁の方が大動脈内腔よりもやや薄く写っている。さらに下位の領域の画像（パネル B）は、大動脈起始部（AoR）の拡張、縦隔にある同様の線条影、および心嚢液貯留（PE）を示している。3番目の画像（パネル C）はパネル A と同じ高さで撮影された血管造影 CT 像で、大動脈壁に顕著な肥厚があることが確認される（矢印）。

［解説］
パネルAとCは、p.159「読解のヒント」にある正常構造と各部位の名前を参考にしてください。

Figure 3 : Histologic Sections of the Resected Segment of the Aortic Wall. 図3 切除された大動脈壁の組織切片

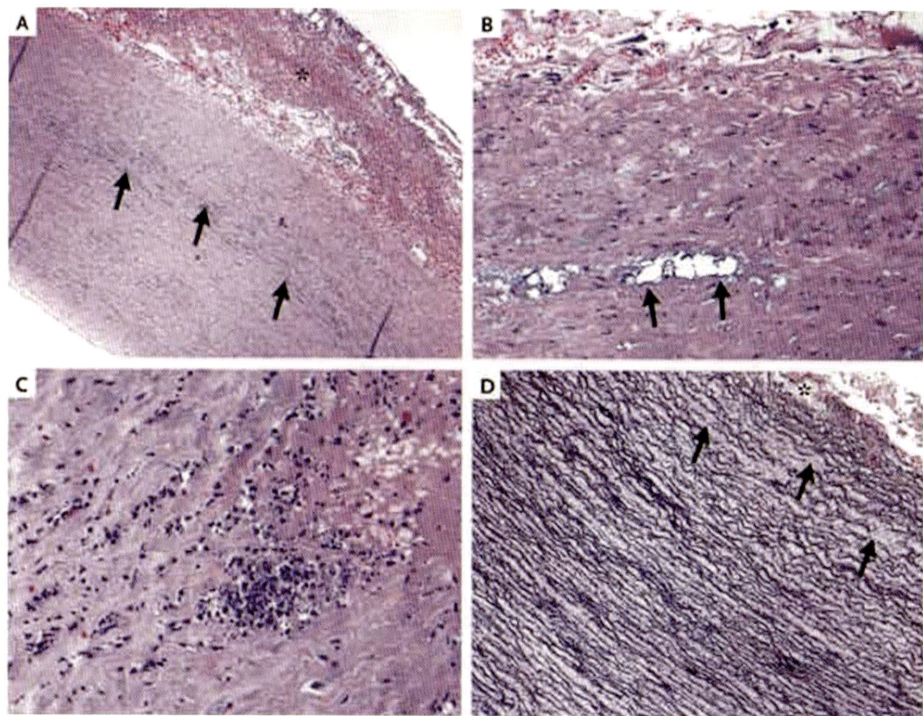

Figure 3

Hemorrhage is seen in the adventitia (Panel A, asterisk), and basophilic pools of extracellular matrix (arrows) are scattered in the tunica media (hematoxylin and eosin, x50). Focal cystic degeneration (Panel B, arrows) is found in the outer third of the tunica media (hematoxylin and eosin, x200). The medial dissection contains fibrin and neutrophils (Panel C, hematoxylin and eosin, x320). There is only focal fragmentation of elastic lamellae in the outer third of the media (Panel D, arrows); the asterisk indicates the adventitia (Verhoeff–van Gieson elastic stain, x100).

外膜に出血が見られ（パネル A のアステリスク）好塩基性の細胞外物質の貯留（矢印）が中膜に散在している（ヘマトキシリン - エオシン染色 ×50）。嚢胞状変性をおこした病巣（パネル B の矢印）が中膜の外側1/3に見られる(ヘマトキシリン - エオシン染色 ×200)。中膜の解離部分には線維素と好中球が含まれる(パネル C ヘマトキシリン - エオシン染色 ×320)。弾性線維の断裂は中膜の外1/3 （パネル D 矢印）にしか見られない。アステリスクが外膜を指し示している（Verhoeff–van Gieson 弾性線維染色 ×100）。

[解説]
パネルA、B、Dはいずれも上側が外膜 adventitia、下側が内膜 intima の方向で撮影されています。

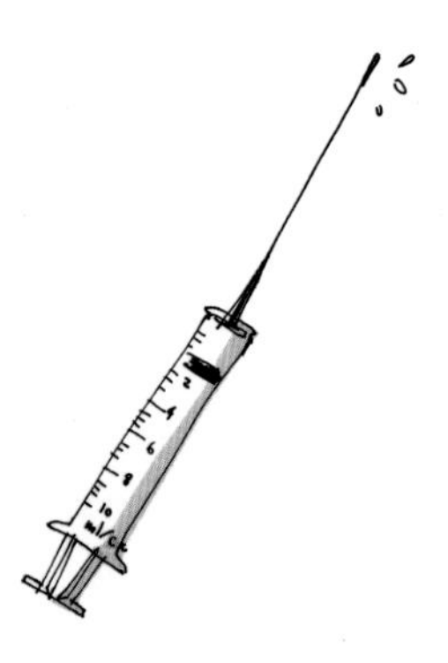

症例5：

Pernicious Anemia

悪性貧血

症例5：Pernicious Anemia／悪性貧血

A 37-Year-Old Woman with Paresthesias of the Arms and Legs
四肢のしびれを訴えた37歳女性

Volume 351, No.13, pp.1333-1341, September 23, 2004
The New England Journal of Medicine
Case Records of the Massachusetts General Hospital
http://www.nejm.com/

悪性貧血は19世紀半ごろに、英国の医師T. Addisonが初めて報告したことからアジソン貧血Addison anemiaとも呼ばれています。当時、致死率の非常に高い疾患であったことから「悪性」という名前が付けられていますが、現在ではビタミンB_{12}の補給により、治癒可能curableな病気になっています。

Introduction

レイ先生とリョウ君、ハルカさんが、悪性貧血について話をしています。

レイ先生：　**貧血anemia**の中で、サイズの大きな赤血球ができるものを知っていますか？

リョウ君：　**悪性貧血pernicious anemia**と呼ばれるもので、骨髄では**巨赤芽球megaloblast**ができます。

ハルカさん：なぜ異常な巨赤芽球が作られてしまうのですか、レイ先生？

レイ先生：　ビタミンB_{12}欠乏や葉酸欠乏などによる、DNA合成障害が原因になっています。ビタミンB_{12}の吸収に必要なものはなんでしょう？

リョウ君：　胃の**内因子intrinsic factor**です。

レイ先生：　内因子はどのような場合に不足しますか？

ハルカさん：胃の全摘手術をした場合や、萎縮性胃炎などで内因子が分泌されなかったり、胃酸欠乏で内因子が活性化されなかったりする場合です。

レイ先生：　そのとおり。さらに内因子に対する抗体が関与する場合もありますね。

太字は今回の症例の重要なキーワード。右ページで意味と内容を確認しておこう。

Keywords

1　anemia　貧血

赤血球の減少によって、血液単位容積あたりのヘモグロビン濃度が減少する状態を貧血anemiaといいます。その基準値には男女で差があり、WHO分類によると男子で13.0g/dl以下、女子で12.0g/dl以下が貧血とされています。

2　pernicious anemia　悪性貧血

ビタミンB_{12}欠乏による巨赤芽球性貧血で、胃粘膜の萎縮や、内因子の欠如などによって、ビタミンB_{12}が吸収できなくなるために生じると考えられています。この発症メカニズムが明らかにされる以前は、予後不良の疾患であったことから「悪性pernicious」という名前になっていますが、この疾患そのものが悪性新生物malignant neoplasmというわけではありません。赤血球数、ヘモグロビン共に減少しますが、大球性赤血球macrocyteの出現を特徴とします。主な症状としては、貧血、消化器症状(舌乳頭萎縮、Hunter舌炎)、神経症状(亜急性連合性脊髄変性症)が知られています。

3　megaloblast　巨赤芽球

ビタミンB_{12}あるいは葉酸欠乏の際に、骨髄で観察される大型化した異常な赤芽球です。DNA合成が阻害されるために細胞分裂ができない状態で蛋白合成が進むことによって血球が大型化します。巨赤芽球が成熟して脱核し、末梢血中の大赤血球macrocyteになります。

4　intrinsic factor　内因子

胃内因子gastric intrinsic factorあるいはキャッスル内因子Castle intrinsic factorとも呼ばれます。内因子とは、胃の壁細胞parietal cellから分泌される糖蛋白glycoproteinのことで、ビタミンB_{12}と結合して複合体を形成し、回腸末端の受容体receptorを介して吸収されます。胃粘膜の萎縮、胃の切除などが内因子欠乏の主な原因となりますが、抗内因子抗体anti-intrinsic factor antibodyの存在もその一因として知られています。これに対して、外因子extrinsic factorというのは、食物中に含まれるビタミンB_{12}のことです。

CASE 5

症例５：Pernicious Anemia／悪性貧血

Unit 1 : Presentation of Case 症例呈示

37歳の女性が、四肢のしびれを主訴にクリニックを受診しました。既往歴と現病歴が紹介されています。血液検査では、貧血に加えて赤血球の大きさに異常が見つかっています。

History of Past & Present Illness

❶A 37-year-old woman was seen in the clinic because of **numbness** in the **arms** and **legs**. ❷**Hypothyroidism** had been discovered when the patient was 15 years old, and more recently depression had developed. ❸A physical examination four months before the first episode of numbness and **tingling** had revealed no abnormalities. ❹At that time, the levels of glucose, urea nitrogen, creatinine, calcium, total bilirubin, total protein, albumin, globulin, electrolytes, aspartate aminotransferase, alanine aminotransferase, and alkaline phosphatase were normal.

語句の解説

□□ **numbness**
[nʌ́mnis｜ナM＝S]

名 **無感覚、しびれ、感覚異常** ! 発音注意

主として知覚神経障害に使われます。

□□ **arm**
[ɑ́:rm｜アーM]

名 **上腕（肩と肘の間）**

上肢全体（＝upper extremity, upper limb）を指すこともあります。

□□ **leg**
[lég｜レッG]

名 **脚（膝とくるぶしの間）**

下肢全体（＝lower extremity,lower limb）を指すこともあります。

□□ **hypothyroidism**
[hàipouθáirɔidizəm｜ハイポウθアイロイディザM]

名 **甲状腺機能低下（症）** ! アクセント注意
反 hyperthyroidism 甲状腺機能亢進（症）

基礎代謝低下、体重増加、傾眠傾向、粘液水腫などを示します。悪性貧血に合併することがあります。

□□ **tingling**
[tíŋgliŋ｜ティンGリンG]

名 **刺痛、ちくちくする痛み**
類 pricking (or prickling) ちくりと刺すうずく痛み

正座の後のしびれのような痛み、といえば分かりやすいでしょうか。

別冊. p.24「痛みの表現」

既出語：depression（→p.52）

既往歴と現病歴

❶37歳の女性が、**四肢のしびれ**のため病院で診察を受けた。

❷患者は15歳の時に**甲状腺機能低下症**が見つかっており、ごく最近では鬱病を発症した。

❸初めてしびれや**刺痛**が起こったときから4カ月前に行われた身体的検査では、異常は見つからなかった。

❹その際には、グルコース、尿素窒素、クレアチニン、カルシウム、総ビリルビン、総蛋白量、アルブミン、グロブリン、電解質、アスパラギン酸アミノトランスフェラーゼ、アラニンアミノトランスフェラーゼおよびアルカリホスファターゼのレベルはいずれも正常であった。

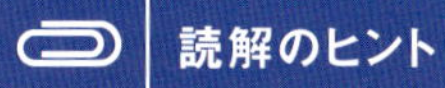

血液の生化学検査biochemical analysis of blood

ここで登場した血清あるいは血中の生化学的検査項目について、ごく簡単な意味を確認しましょう。

検査項目	発音	意味
glucose	［G**ル**ーコウS］	グルコース◆血糖値
urea nitrogen	［**ユ**リア **ナ**イTロジェン］	尿素窒素《BUN》◆腎機能腎からの排泄障害
creatinine	［Kレ**ア**ティニン］	クレアチニン《Cr》◆腎機能（GFRの指標）
calcium	［**キャ**LシアM］	カルシウム《Ca》◆補正Ca濃度＝溶血Ca実測値＋［4－血性アルブミン濃度］
total bilirubin	［**ト**ウタL ビラ**ル**(ー)ビン］	総ビリルビン◆肝機能障害、溶血で上昇
total protein	［**ト**ウタL P**ロ**ウティーン］	総蛋白◆アルブミンとグロブリンの変化を反映
albumin	［**ア**Lビュマン］	アルブミン◆肝不全、体外への漏出により変動
globulin	［G**ラ**ビュラン］	グロブリン◆抗体を含む
electrolyte	［イ**レ**KTロウライT］	電解質◆Na^+、K^+、Ca^{2+}、Mg^{2+}、Cl^-、HCO^{3-}など
alkaline phosphatase	［**ア**Lカライン **フォ**Sファティ S］	アルカリ性ホスファターゼ（ALP）◆肝胆道系酵素他

症例5：Pernicious Anemia／悪性貧血

Laboratory Data

❺Tests for **IgG antibodies** to **herpes simplex virus** types 1 and 2 were positive; tests for **IgM antibodies** and **antibodies** to hepatitis A virus were negative. ❻Other laboratory-test results obtained at the time of that examination are shown in Table 1 and Table 2.

Table 1, Table 2とその解説はpp.190-191

語句の解説

□□ **IgG antibody**

IgG抗体
略 **IgG＝immunoglobulin G**

HSV感染の既往があるかどうかを調べるためにHSV特異的IgGを検査します。

□□ **herpes simlex virus**

単純疱疹ウィルス(HSV) ❗発音注意
音 herpes[ハーピーZ]

□□ **IgM antibody**

IgM抗体

HA-IgM抗体は感染中あるいは感染から数カ月以内である場合に高値を示します。

□□ **antibody**
[ǽntibɑdi | アンティバディ]

名 **抗体**
反 antigen抗原

検査データ

❺単純疱疹ウィルス１型と２型に対する**IgG抗体**検査は陽性で、A型肝炎ウィルスに対する**IgM抗体**と**HA抗体**の検査は陰性であった。
❻抗体検査の時点で得られた他の検査結果は表１と表２に示されている。

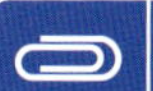

読解のヒント　ウィルスの抗体検査について

本文❺で、IgG抗体が陽性と言っていることから、過去に単純疱疹ウィルスに感染したことが分かります。これにより、本文❸で見られたtinglingやnumbnessといった知覚症状の鑑別診断に参考となります。また、A型肝炎ウィルスに感染すると、回復期に赤芽球癆pure red cell aplasiaや再生不良性貧血aplastic anemiaを合併することがあることから、それらを否定するために抗体検査結果が示されています。IgM抗体価は感染後１～２週間で上昇し、過去数カ月以内にA型急性肝炎に感染したことを確認することができます。antibodies to hepatitis A virusはHA抗体と呼ばれるもので、IgG、IgM、IgA型を含みます。特にIgG型は過去における感染の有無の判定に有用です。したがって、本文❺のセミコロン(;)以降の文章によって、患者は過去にも現在もA型肝炎ウィルスには感染していないと考えられます。IgGHA単独の検査は、通常行われません。

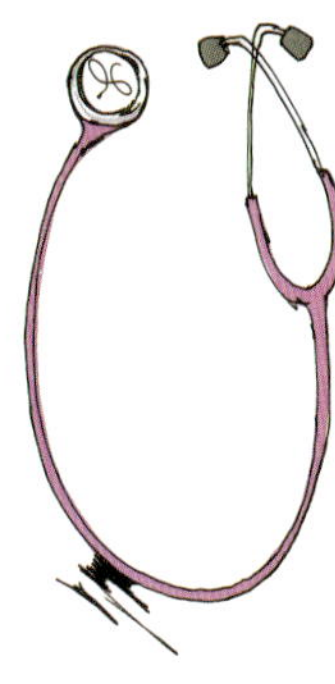

症例５：Pernicious Anemia／悪性貧血

表１　血液学的検査値

しびれが始まった時点を基準にしてから４カ月前(4 months before onset of numbness)と４カ月後(4 months after onset of numbness)での血液像を比べています。大球性の貧血が進行していることが分かります。

	Table 1. Hematologic Laboratory Values.		
	Variable	4 Mo before Onset of Numbness	4 Mo after Onset of Numbness
❶↓	Hematocrit (%)	35.7	27.6
❷↓	Hemoglobin (g/dl)	12.6	10.2
❸↓	Red cells (per mm³)	3.61×10⁶	2.42×10⁶
❹↑	Mean corpuscular volume (μm³)	99	114
❺↑	Mean corpuscular hemoglobin (pg/red cell)	34.9	42.2
❻	Mean corpuscular hemoglobin concentration (g/dl)	35.2	37.1
❼	White cells (per mm³)	5,900	3,200
	Differential count (%)		
	Neutrophils		37
	Lymphocytes		62
	Monocytes		1
❽	White-cell morphology		Occasional hypersegmented neutrophils
❾	Red-cell morphology		
	Anisocytosis		1+
	Macrocytosis		3+
	Schistocytosis		1+
	Tear-drop forms		1+
❿	Platelets (per mm³)	342,000	288,000

❶ Hematocritヘマトクリット(HctあるいはHt)(基準値：女性36.0～46.0%)
血液中の血球成分の占める容量の割合をいいます。

❷ Hemoglobin血色素量(Hb)(基準値：12.0～16.0g/dl)

❸ Red cells赤血球数(RBC)(基準値：4.10～5.10×10^6/mm^3)

❹ Mean corpuscular volume平均赤血球容積(MCV)　(基準値：78～102 μm^3)

❺ Mean corpuscular hemoglobin平均赤血球血色素量(MCH)　(基準値：25.0～35.0pg/red cell)

❻ Mean corpuscular hemoglobin concentration平均赤血球血色濃度(MCHC)(基準値：31.0～37.0g/dl)

❼ White cells 白血球数(WBC)　(基準値：4,000～9,000/μl)

❽ White-cell morphology白血球形態異常

❾ Red-cell morphology赤血球形態異常

Anisocytosis赤血球大小不同(症)

Macrocytosis大赤血球(症)

Schistocytosis分裂赤血球(症)(= schizocytosis)

Tear-drop forms涙滴状赤血球(= dacryocyte)

❿ Platelets血小板(Plt)　(基準値：150〜350×10^3/mm^3)

〈表1 血液学的検査値の解釈〉

❶〜❸の低下は貧血を示します。❹、❺の上昇から、大赤血球macrocyteの出現が示唆されます。❽では過分葉好中球hypersegmented neutrophilsが散見されています。❾でさまざまな変形赤血球が出現しているのは、破壊されやすい異常赤血球が作られていることを示しています。❻、❼は基準値の範囲内です。

検査基準値の参考資料　MGH Case Records- Normal Reference Laboratory Values
Volume 339:1063-1072, October 8, 1998, Number 15

表2　血液生化学検査値

Table 2. Blood Chemical Values.

Variable	4 Mo before Onset of Numbness	4 Mo after Onset of Numbness
Thyrotropin (μU/ml)	10.28	1.82
Thyroxine (μg/dl)*	8.6	
Thyroid hormone–binding index	1.23	
Free thyroxine index	10.6	
Aspartate aminotransferase (U/liter)		38
Alanine aminotransferase (U/liter)		33

* To convert the value for thyroxine to nanomoles per liter, multiply by 12.87.

〈表2 血液生化学検査値の解釈〉

Thyrotropin(= thyroid-stimulating hormone; TSH)甲状腺刺激ホルモン(基準値：0.5〜5.0μU/ml)が上昇しているのは、原発性甲状腺機能低下症によるもので、後の再検査で基準範囲以内に戻っています。Aspartate aminotransferase(AST)アスパラギン酸アミノトランスフェラーゼ(基準値：9〜25U/liter)とAlanine aminotransferase(ALT)アラニンアミノトランスフェラーゼ(基準値：7〜30U/liter)は、発症4カ月前の時点(本文❹)では正常であったとなっていますが、発症後4カ月ではごく軽度上昇していますので、肝疾患との鑑別が行われます。

症例5：Pernicious Anemia／悪性貧血

Medical History Taking

❼She took **levothyroxine** (200 μg) and **sertraline** (100 mg) daily. ❽ She was not married, and she worked in an office. ❾She did not smoke or drink alcohol. ❿She exercised regularly by running and riding a bicycle. ⓫**Menarche** had occurred when she was 14 years old, and she had regular **menses**. ⓬Her mother had had a **coronary angioplasty**, her father had lung and **prostate** cancer, a brother had **asthma**, and a paternal aunt had **anemia of unknown nature**.

語句の解説

□□ **levothyroxine** [liːvouθáirəksin｜リーヴォウθアイラKシン]	名 レボチロキシン 合成の甲状腺ホルモン剤です。甲状腺機能低下症治療目的で使われます。
□□ **sertraline** [サーTラリン]	名 セルトラリン 抗鬱剤の一種で、選択的にセロトニンの再取り込みを阻害します。
□□ **menarche** [minάːki｜ミナーキ]	名 初潮 反 menopause閉経　源 men(=month) + arche(=beginning)
□□ **menses** [ménsiːz｜メンシーZ]	名 月経 同 menstruation　形 menstrual月経の　関 menstrual cycle月経周期 源 mensisは「月（＝month）」という意味
□□ **prostate** [prάsteit｜PラSテイT]	名 形 前立腺（の） 形 prostatic前立腺の
□□ **anemia** [əníːmiə｜アニーミア]	名 貧血 血中のヘモグロビンが減少した状態です。RBCやHtの減少として表現されます。an (without) + haima (blood)
□□ **of unknown nature**	性質不明の、詳細不明の 類 of unknown origin由来不明の、of unknown cause原因不明の、of unknown significance意義が不明な

問診

❼患者は1日あたり**レボチロキシン**200 μ gと**セルトラリン**100 mgを服用していた。

❽患者は独身で事務職についていた。

❾喫煙、飲酒の習慣はなかった。

❿ランニングと自転車によるエクササイズを規則的に行っていた。

⓫**初潮**は14歳の時にあり、**月経**は規則的であった。

⓬患者の母親は冠動脈形成術を受けたことがあり、父親は肺癌と**前立腺**癌で、兄弟の1人は喘息、父方の叔母は**詳細不明の貧血**を患っていた。

読解のヒント　問診 medical history taking のスタイル

上記の本文❼～⓬は、問診の結果を記録したものになっています。この医者と患者の間のやりとりはどのようなものであったかを考えてみましょう。

❼ 投薬 medications について尋ねる

Dr. : Do you take any medicine?　Patient : I take levothyroxine and sertraline daily.

❽ 婚姻(状態)marital status と職業 occupation について尋ねる

Dr. : Are you married? What is your occupation?

Patient : I am not married and work in an office.

❾ 喫煙、飲酒などの生活習慣 living habit について尋ねる

Dr. : Do you smoke? Do you drink?　Patient : I don't smoke or drink alcohol.

❿ 運動習慣 exercise habit について尋ねる

Dr. : Do you exercise?　Patient : I exercise regularly by running and riding a bicycle.

⓫ 婦人科系の質問

Dr. : When was your first menstruation? Do you have a regular menstruation?

Patient : Menarche occurred when I was 14 years old, and I have regular menses.

⓬ 家族の病歴 family history of disease について尋ねる

Dr: Do you know of any illness that runs in your family?

Patient: Well, my mother had a coronary angioplasty and my father has lung and prostate cancer...

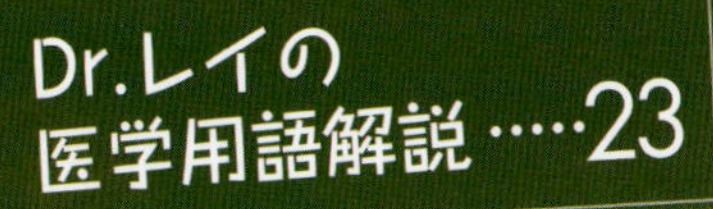

□ coronary angioplasty　冠動脈形成術

percutaneous transluminal coronary angioplasty経皮的冠動脈形成術、略してPTCAと呼ばれる虚血性心疾患の治療法のひとつです。カテーテルcatheterを用いて冠動脈動脈の狭窄病変を拡張することによって虚血を解除し、冠動脈の血流を改善します。

□ asthma　喘息

音［アZマ］

喘息には、気管支喘息bronchial asthmaと、心臓性喘息cardiac asthmaの２つがあります。気管支喘息は種々の刺激に対して気管や気管支の反応性が著しく亢進している状態を特徴とします。喘息というのはもともと喘ぐという意味であって、呼吸困難を意味しているのです。一方、心臓性喘息cardiac asthmaというのは、高血圧hypertensionや弁膜症valvular disease、冠状動脈疾患coronary artery diseaseによって急速な左心不全left cardiac failureが進行した場合に、肺循環障害（血流障害）によって発生します。症状の特徴は、就寝後まもなく呼吸困難が出現し、起座呼吸orthopneaを示すことです。

□ family history　家族歴

家族あるいは近縁者についての病歴history of diseaseをまとめたものを家族歴と言います。親子関係を一世代移動するごとに１親等degreeを数えることになっています。問診によって得られた情報から、右図のような約束で家系図family pedigreeを作成します。国際的にも同じ標記が使われています。

F	M		
⊙	⊡	保因者	carrier（点で示す）
○↗	□↗	発端者	proband（矢印で示す）
●	■	罹患者	affected individual
○	□	非罹患者	unaffected individual
⌀	⊘	死亡	deceased

家系図 family pedigreeの例

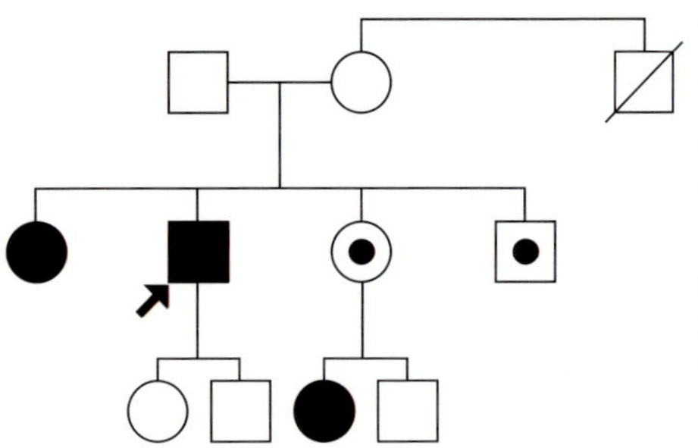

Review Quiz

Unit 1の本文およびTable 1に登場する語句について、発音する際のアクセントがどの位置にあるかを考えて答えましょう。特にビリルビン、アルブミンなど、日本語にもなっている用語には特に注意しましょう。

(1) glucose	glu-cose a b	(2) nitrogen	ni-tro-gen a b c
(3) creatinine	cre-at-i-nine a b c d	(4) calcium	cal-ci-um a b c
(5) bilirubin	bil-i-ru-bin a b c d	(6) protein	pro-tein a b
(7) globulin	glob-u-lin a b c	(8) electrolyte	e-lec-tro-lyte a b c d
(9) corpuscular	cor-pus-cu-lar a b c d	(10) hypothyroidism	hyp-o-thy-roid-ism a b c d
(11) thyroxine	thy-rox-ine a b c	(12) prostate	pro-state a b
(13) urea	ur-e-a a b c	(14) antibody	an-ti-body a b c
(15) asthma	asth-ma a b		

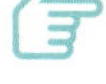
解答はp.278参照

ストーリーのまとめ

甲状腺機能低下症の既往歴を持つ37歳の女性は、四肢の知覚異常が徐々に進行していました。血液検査では赤血球の大きさMCVやヘモグロビン量MCHの増加、すなわち大球性貧血anemiaが確認されました。次に、知覚異常の原因を精査するために神経科医の診察を受けることになります。

症例５：Pernicious Anemia／悪性貧血

Unit 2 : Neurological Examination 神経学的検査

両上下肢の知覚異常の精査のために神経科医を訪問し、脳神経、反射、種々の知覚に関する検査が行われました。

Neurological Findings

⑬At the time of the patient's first visit to the **neurologist**, four months after the initial onset of tingling and numbness, the blood pressure was 110/80 mm Hg, and the weight 68.8 kg. ⑭She appeared well. ⑮Her mental status was normal, as were her **cranial**-nerve and motor functions.

⑯There was a slight delay in the relaxation of the **deep-tendon reflexes**; the **plantar responses** were flexor. ⑰**Vibratory sensation** was reduced in the feet, as was **proprioception**; other sensory responses were intact. ⑱The result of Romberg's test was normal. ⑲**Cortical sensation** (including **graphesthesia**, **stereognosis**, and **tactile extinction**) was normal.

語句の解説

□□ **neurologist**
[njuərɑ́lədʒist | ニューララジST]
名 神経学者、神経科医
関 neurology 神経学
別冊. p.20「医者や診療科の呼び方」

□□ **cranial**
[kréiniəl | Kレイニアル]
形 頭蓋の
名 cranium　関 cranial nerve 脳神経

□□ **vibratory sensation**
振動感覚
悪性貧血に合併する亜急性連合脊髄変性（後索と側索）が生じた場合、振知覚の消失は、後索障害を示す重要な徴候です。

□□ **proprioception**
[pròupriəsépʃən | PロウPリアセPシャン]
名 自己受容性感覚、固有受容性感覚
筋肉や腱、関節などの深部受容器によって、視覚によらず、身体、四肢の動きや位置を感じる感覚のことです。

□□ **cortical sensation**
皮質感覚
大脳皮質（前頭葉以外）に広く分布している感覚中枢の機能のことを指します。

既出語：intact（→p.28）、Romberg's test（→p.107 Romberg sign）

神経学的所見

⓭患者が**神経科医**を初めて訪ねた時、すなわち刺痛やしびれの最初の発症から4カ月後、血圧は110/80 mm Hg、体重は68.8 kgであった。

⓮患者は健康そうに見えた。

⓯患者の精神状態は正常で、**脳**神経も運動機能も同様に正常であった。

⓰深部腱反射時の収縮がやや遅かったが、足底反応は底屈であった。

⓱**振動感覚**は足で減弱しており、**固有感覚**も同様であったが、他の感覚反応は損なわれていなかった。

⓲ロンベルク試験の結果は正常であった。

⓳**皮質感覚**の検査(筆跡感覚、立体認知感覚、触覚消去現象を含む)も正常であった。

読解のヒント　神経学的所見の解釈と悪性貧血

本文⓯～⓳にかけての神経学的検査結果について、その意味を探ってみましょう。かっこ内の数字は、それぞれの内容が登場した本文番号です。

脳神経正常(⓯)、運動機能正常(⓯)および皮質性感覚正常(⓳)であることから、大脳小脳内の重大な病変は考えられません。足底反応は底屈(⓰)、すなわちバビンスキー徴候が陰性であることからも、上位運動ニューロン(錐体路)には大きな障害がないことになります。深部腱反射遅延(⓰)があるので、反射弓の障害、末梢神経障害などが推定されます。深部感覚である固有受容感覚と振動感覚が足のみですが減弱(⓱)しているので、脊髄後索の障害を疑います。その他の知覚障害は認められませんでした(⓱)。ところが、脊髄後索変性で陽性になるはずのロンベルク徴候が陰性(⓲)であるため、この患者はごく軽度の脊髄後索障害ではないかと推定されます。

一般には、悪性貧血による神経障害が進行すると、典型的には亜急性脊髄連合変性症(後索と錐体路障害)の症状が出てきます。この患者では、検査方法によって脊髄後索障害が検出されますが、錐体路障害が出ていないことから、それほど進行した神経変性でないと推定されます。実際に、悪性貧血による初期の神経症状では、振動感覚障害などの脊髄後索障害を見つけることが診断の重要なポイントとなります。

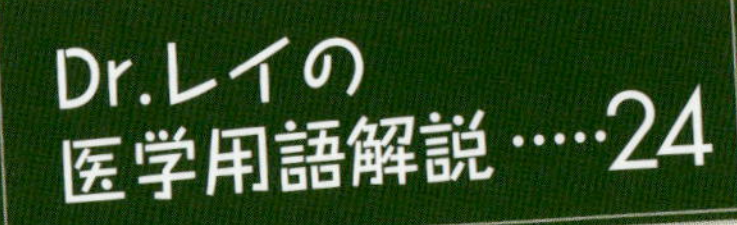

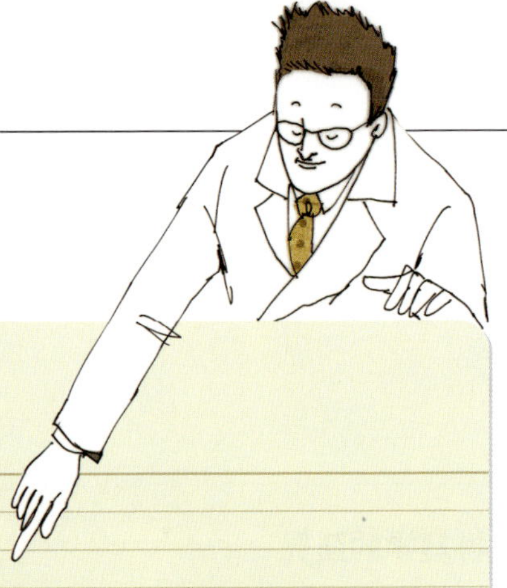

□ deep-tendon reflex　深部腱反射

略 DTR

腱や骨端を叩くことで生じる単シナプス反射を深部腱反射といい、神経疾患の診断に有用です。叩いた刺激が筋肉からの求心性線維を経て脊髄反射中枢に行き、遠心性α線維に戻ってくることにより筋を収縮させるという反射です。この反射弓は大脳からの抑制性インパルスを受けていますが、錐体路障害の際には反射が亢進します。例として大腿四頭筋反射(膝蓋腱反射)、下腿三頭筋反射(アキレス腱反射)などが含まれます。一方、表在反射と呼ばれるものには、バビンスキー反射など表皮や粘膜の浅い部分の感覚受容器によって伝えられる反射があります。

□ plantar response　足底反射

同 plantar reflex

正常では足趾の底屈flexorで、足趾が背屈extensorするものをバビンスキー徴候Babinski sign陽性といいます。錐体路(皮質脊髄路、上位運動ニューロン)の障害がある場合には陽性となります。

□ graphesthesia　筆跡感覚

同 skin writing test、figure writing test

頭頂葉の障害あるいは脊髄圧迫の初期などに異常が出ます。指先、鉛筆など先の鈍なもので数字や簡単な記号を体の表面に書き、それを患者にあてさせる試験です。

□ stereognosis　立体認知

日常の三次元的立体物、例えば硬貨、鉛筆、消しゴムなどを直接見ずに手で触れることでその物を認識し、大きさ、硬さ、表面の性状などを認識する能力を立体認知といいます。頭頂葉障害の診断に有用です。

□ tactile extinction　触覚消去現象

体の左右対称2点を同じように刺激した場合に、2つの刺激として感じるのが正常であるのに対し、明らかな表在感覚の障害がないにもかかわらず、一側の刺激のみしか分からない場合、その感覚のなかった方が障害側であり、頭頂葉障害が診断できます。

Review Quiz

このユニットでは、患者が初めて刺痛やしびれtingling and numbnessを感じてから、４カ月後に神経科医を訪ねたところを読みました。患者が痛みを訴える言い方はいろいろあります。以下の日本語の意味になるように、空所に入れるのに適切な単語を選択肢から選んで記入しましょう。痛みの表現に関しては別冊p.24を参照してください。

選択肢：chronic / dull / radiating / acute / intermittent / cramping / stabbing / sharp

(1) 断続的な痛み　(　　　　　　)pain
(2) 急性の痛み　(　　　　　　)pain
(3) 慢性の痛み　(　　　　　　)pain
(4) 放散性の痛み　(　　　　　　)pain
(5) 刺すような痛み　(　　　　　　)pain
(6) 鈍い痛み　(　　　　　　)pain
(7) 鋭い痛み　(　　　　　　)pain
(8) さしこむような痛み　(　　　　　　)pain

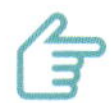
解答はp.278参照

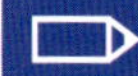
ストーリーのまとめ

末梢性の知覚異常と貧血のポイントから鑑別診断を進めていくことになります。本文では取り上げていない原文の部分で、大赤血球macrocyteが出現する貧血の原因をいくつか挙げて、鑑別診断が検討されていますので、ここで鑑別対象となった病態について簡単に触れておきます。

(1) 網赤血球増多症もMCV値の上昇から大球性貧血を示しますが、失血blood lossや溶血hemolysisは臨床経過中に見られなかったので、否定されています。
(2) 骨髄機能不全から貧血をきたす骨髄異形成症候群myelodysplastic syndromeは高齢者に発症しやすい疾患です。
(3) メトトレキセートなどの大赤血球症を誘発する薬剤投与の既往はありませんでした。
(4) 甲状腺機能低下症hypothyroidismも大赤血球症を起こすことはありますが、単独ではこの症例ほどのMCV値の上昇にはなりません。ただし、悪性貧血の患者には、この症例のように甲状腺機能低下症を合併することがあります。

他の疾患を除外していくと、この患者のMCV値上昇を伴った貧血を説明できる原因は、葉酸欠乏症とビタミンB_{12}欠症の２つに絞られます。

症例５：Pernicious Anemia／悪性貧血

Unit 3 : Clinical Diagnosis 臨床診断

この時点で、知覚異常paresthesiaと大赤血球症macrocytosisの２つのポイントからビタミンB_{12}欠乏症による悪性貧血が推定され、その診断に対してあらゆる角度から検討が加えられることになります。

Vitamin B_{12} Deficiency (1)

⑳In this case, the correct diagnosis is suggested by the **intersection** of causes of **paresthesia** and causes of marked **macrocytosis**: **vitamin B_{12} (cobalamin) deficiency**. ㉑Since this patient reported eating a diet containing some meat and dairy products, **malabsorption** of vitamin B_{12} seems more likely than poor **intake**.

語句の解説

□□ **intersection**
[ìntərsékʃən｜インターセKシャン]
名 共通部分
動 intersect交差する

□□ **paresthesia**
[pæ̀risθí:ziə｜パリSθイージア]
名 知覚異常、感覚異常（ヒリヒリ、チクチク、ムズムズと表現されるような異常感覚）

□□ **macrocytosis**
[mæ̀krousaitóusis｜マKロウサイトウシS]
名 大赤血球症
関 macrocyte大赤血球
-osisは、「～症」あるいは「増多症」の意味です。「-osisは多し」と覚えましょう。

□□ **deficiency**
[difíʃənsi｜ディフィシャンシ]
名 欠乏症
形 deficient欠乏している

□□ **malabsorption**
[mæ̀ləbsɔ́:pʃən｜マラBソーPシャン]
名 吸収不良 ！発音注意
頭 mal-は「悪い」を表す接頭辞。例：malformation奇形、malnutrition栄養不良。
p.205「Review Quiz」

□□ **intake**
[íntèik｜インテイK]
名 摂取（量）
類 ingestion摂取

ビタミンB_{12}欠乏症(1)

㉚この症例では、**知覚異常**と著しい**大赤血球症**の原因の**共通部分**に、正しい診断が示唆される。すなわちビタミンB_{12}(コバラミン)**欠乏症**である。
㉛この患者は肉や乳製品を含む食品を食べていると言っているので、ビタミンB_{12}の**摂取**不足よりも**吸収不良**であろうと考えられる。

読解のヒント　ビタミンB_{12}と食べ物

本文㉛の下線部a diet containing some meat and dairy productsに注目します。ここでは、患者が菜食主義者ではなく、ビタミンB_{12}が豊富とされる動物性食品、特に肉類meatおよび乳製品dairy productsを摂取しているということを根拠に、ビタミンB_{12}の欠乏は摂取不足ではなく、何らかの原因による吸収不良malabsorptionによるという推定をしているところが興味深い点です。ビタミンA群が脂溶性であるのに対して、ビタミンB群は水溶性に属し、野菜には少なく、肉、卵、レバー、乳製品に多く含まれています。そして、ビタミンB群は主として補酵素coenzymeとして働きます。この悪性貧血においても、葉酸代謝に対する補酵素として間接的にDNA合成系に影響を及ぼす因子として、ビタミンB_{12}の働きがキーポイントのひとつになっています。このDNA合成系の異常は、特に骨髄の造血細胞(巨赤芽球性貧血)、神経系(シュワン細胞Schwann cellの障害)や、粘膜被覆細胞(舌炎、膣粘膜萎縮)に影響を及ぼします。

Vitamin B_{12} Defiency (2)

㉒In the absence of a history of **gastrointestinal** surgery or **achlorhydria**, the most likely cause of this patient's inability to absorb vitamin B_{12} is pernicious anemia. ㉓This disorder would explain the patient's progressive paresthesias as well as her other **neurologic** findings. ㉔ Although the **prevalence** of pernicious anemia increases with advancing age, it may occur in young persons, particularly if it is a **manifestation** of a **heritable syndrome**.

語句の解説

□□ **gastrointestinal**
[gæ̀strouintéstinəl｜ギャSTロウインテSティナL]

形 胃腸の、消化管の
略 GI　関 GI tract 胃腸管

□□ **neurologic**
[njù:rəlɑ́dʒik｜ニューラジK]

形 神経学的な、神経系の
名 neurology 神経学

□□ **prevalence**
[prévələns｜PレヴァランS]

名 有病率
同 prevalence rate　類 morbidity 罹患率

ある時点（期間）において、「ある疾患に罹患している患者／単位人口」の割合を有病率といいます。

□□ **manifestation**
[mæ̀nəfistéiʃən｜マナフィSティシャン]

名 発現（徴候や症状が目に見えて現れること）
形 manifest 顕性の　動 manifest 発現する　関 manifest tetany 顕性テタニー

□□ **heritable syndrome**

遺伝性症候群
形 heritable 遺伝可能な　名 heritability 遺伝力（率）　類 hereditary 遺伝性の

既出語：paresthesia（→p.200）

ビタミンB_{12}欠乏症(2)

㉒**胃腸の**手術や無酸症の既往がないことから、患者がビタミンB_{12}を吸収できないことのもっとも可能性のある原因は悪性貧血である。

㉓この病気は患者の進行性四肢知覚異常と、ほかの**神経学的**所見を説明できるものである。

㉔悪性貧血の**有病率**は年齢が上がるごとに高くなるものであるが、特に**遺伝性の症候群**であることが**明らか**な場合は、若年層にも起こり得る病気である。

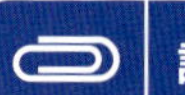

読解のヒント　ビタミンB_{12}欠乏の原因

本文㉒では、ビタミンB_{12}吸収不良の原因として、胃酸が欠如している原因を考えています。胃全摘や無酸症の既往はないので、それが原因である可能性は除外して、自己免疫的機能によって胃の固有腺の萎縮を起こす悪性貧血に診断を絞りました。実際、その後の抗内因子抗体テストtest for antibodies to intrinsic factorが陽性であることが明らかとなって、診断はpernicious anemia due to autoimmune gastritis, with vitamin B_{12} deficiency（自己免疫性胃炎によるビタミンB_{12}欠乏を伴った貧血）と確定されています。

では、なぜ無酸症や内因子抗体によってビタミンB_{12}欠乏になるのでしょうか。それは、ビタミンB_{12}が胃酸で活性化された内因子と結合することによって初めて回腸末端から吸収されるからです。したがって、この患者の場合とは異なりますが、回腸末端の病変の存在によってもビタミンB_{12}欠乏症になることがあるわけです。たとえば、blind loop症候群では、ビタミンB_{12}を消費する腸内細菌が異常増殖します。また、広節裂頭条虫*Diphyllobothrium latum*はビタミンB_{12}を消費するので、ビタミンB_{12}欠乏を引き起こすことも知られています。

Dr.レイの医学用語解説……25

□ vitamin B_{12} (cobalamin)　ビタミンB_{12}(コバラミン)

肝臓中に存在する抗悪性貧血因子に見つかった水溶性ビタミンで、狭義にはシアノコバラミンcyanocobalaminを指します。食物では肝臓(レバー)、卵黄、海苔、魚介類に多く含まれます。

□ achlorhydria　塩酸欠乏症

同 gastric anacidity 胃酸欠乏症
胃の塩酸hydrochloric acidが欠如している状態、すなわち無酸症のことです。萎縮性胃炎や悪性貧血でみられ、壁細胞parietal cellが消失すると胃酸が分泌できなくなります。

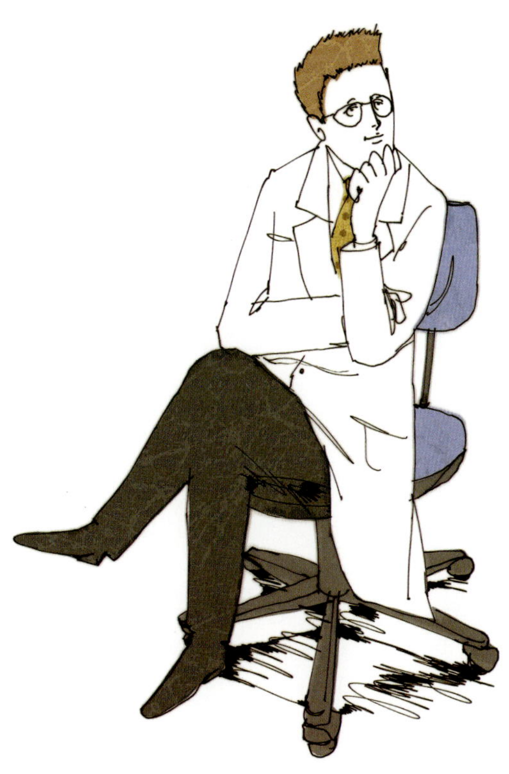

Review Quiz

p.200の「語句の解説」に、malabsorption（吸収不良）という単語が出てきました。mal-は、状態が悪いことを示す接頭語です。mal-の意味は○（マル）ではなく、×（バツ）なのです！ 医学英語には、他にもmal で始まる言葉がたくさんあります。以下の各語のつづりをよく見て、その意味を推測し、日本語で書いてみましょう。

例 malnutrition（栄養失調） ← mal（悪い） ＋ nutrition（栄養）

(1) maladaptation （ ） (2) maldigestion （ ）
(3) maldevelopment （ ） (4) malfunction （ ）
(5) malformation （ ） (6) malignant （ ）
(7) malaise （ ） (8) malpractice （ ）
(9) malposition （ ） (10) malpresentation （ ）

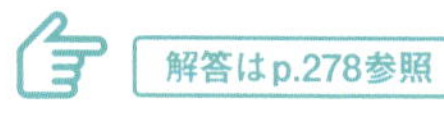
解答はp.278参照

ストーリーのまとめ

この時点で、ビタミンB_{12}欠乏は、吸収不良によると考えられ、さらに抗内因子抗体が陽性であることが判明し、自己免疫性萎縮胃炎によって生じた悪性貧血であるという臨床診断に至りました。この診断によってそれまでの一連の症状や検査結果がうまく説明できるということですが、実際に血液像を見て悪性貧血のそれに一致するかどうかを形態学的に確認することになります。

Unit 4 : Pathological Discussion
病理学的検討

悪性貧血によく見られる特徴的な血液像の精査や、血液検査データとの比較検討が行われます。

Peripheral-blood Smear

Dr. Lawrence R. Zukerberg: ㉕The **peripheral-blood** **smear** showed that approximately 10 percent of the mature **neutrophils** were **hypersegmented**, with six or more **lobes** (Fig. 3). ㉖A few hypersegmented neutrophils may be seen in a variety of disorders, but when more than 5 percent of the neutrophils are hypersegmented, the probability of either vitamin B_{12} deficiency or **folate deficiency** is very high. ㉗Hypersegmented **eosinophils** with three lobes were also present.

図とレジェンドは p.224

Dr. Lawrence R. Zukerberg =ハーバード医科大学の病理医

語句の解説

□□ **peripheral-blood**	**末梢血** 関 periphery 末梢 骨髄血に対して骨髄外の血液を意味します。
□□ **neutrophil** [njú:trəfil｜ニューTラフィL]	名 **好中球**
□□ **hypersegmented** [hàipə:segméntid｜ハイパーセGメンティD]	形 **過分葉の** 名 hypersegmentation 過分葉
□□ **lobe** [lóub｜ロウB]	名 **葉(臓器区分の名称)** 形 lobar 葉の　関 lobule 小葉 ここでは好中球の分葉した個々の分画をlobeといっています。葉は肺、甲状腺、前立腺などでも使われます。
□□ **eosinophil** [i:əsínəfil｜イーアシナフィL]	名 **好酸球**　！発音・アクセント注意 解 eosinophileとも書きます。

末梢血スメア

Dr. Lawrence R. Zukerberg : ㉕**末梢血**スメアは、およそ10％の成熟**好中球**が、６**葉**以上の**過分葉である**ことが示された〔図３〕。

㉖少数の過分葉好中球はさまざまな疾患で観察されるが、５％以上の好中球が過分葉である場合には、ビタミンB_{12}欠乏症か、葉酸欠乏症である確率が非常に高い。

㉗３分葉の**好酸球**も見られた。

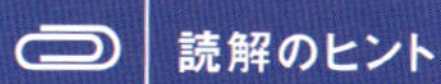

読解のヒント　好中球と好酸球の過分葉について

成熟した好中球は、３～５葉からなる分節を示します。本文㉕にもあるように６葉以上の場合に過分葉とされます。ビタミンB_{12}欠乏症、葉酸欠乏症以外には、骨髄異形成症候群myelodysplastic syndrome（MDS）にも出現します。また重症感染症や、中毒の際にもみられることがあります。好酸球は通常２葉ですので、３分葉以上は過分葉とみなされます。この分葉構造のために、これらの白血球は、以前は多核白血球と呼ばれたりしましたが、実際には核は１つです。現在では多形核白血球polymorphonuclear（PMN）leukocyteという名前になっています。

Macrocytosis

㉘In addition, there were numerous **oval macrocytes** and small and **fragmented erythrocytes**. ㉙The high mean **corpuscular** volume, in **conjunction** with the findings on the peripheral blood smear, are evidence of **megaloblastic anemia**. ㉚ Laboratory studies showed that the level of vitamin B_{12} was very low, at 68 **pg** per **milliliter** (50 pmol per liter) (normal, greater than 250 pg per milliliter [184 pmol per liter]). ㉛The folate level was slightly above normal. ㉜Therefore, the diagnosis was megaloblastic anemia due to vitamin B_{12} deficiency.

語句の解説

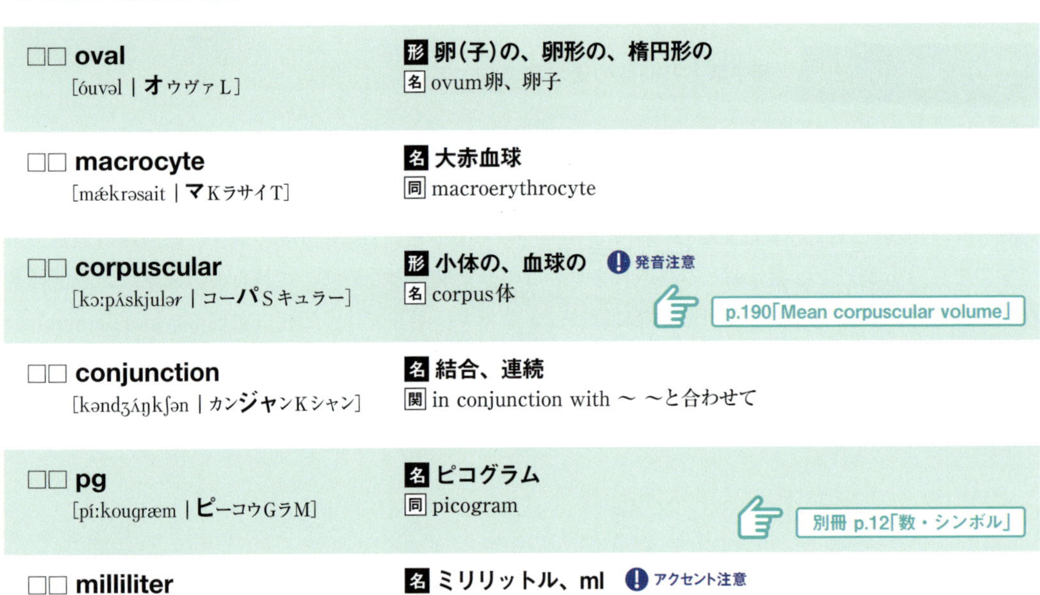

□□ **oval** [óuvəl ｜ オウヴァL]	形 **卵(子)の、卵形の、楕円形の** 名 ovum卵、卵子
□□ **macrocyte** [mǽkrəsait ｜ マKラサイT]	名 **大赤血球** 同 macroerythrocyte
□□ **corpuscular** [kɔ:pʌ́skjulər ｜ コーパSキュラー]	形 **小体の、血球の** ❗発音注意 名 corpus体 p.190「Mean corpuscular volume」
□□ **conjunction** [kəndʒʌ́ŋkʃən ｜ カンジャンKシャン]	名 **結合、連続** 関 in conjunction with ～ ～と合わせて
□□ **pg** [pí:kougræm ｜ ピーコウGラM]	名 **ピコグラム** 同 picogram 別冊 p.12「数・シンボル」
□□ **milliliter** [míləlì:tər ｜ ミラリータ]	名 **ミリリットル、ml** ❗アクセント注意

大赤血球症

㉘さらに、多くの**楕円大赤血球**と、小型で**断片化した赤血球**が存在した。

㉙平均赤**血球**容積が高いことは、末梢血スメアの所見と**合わせて考えると**、**巨赤芽球性貧血**の証拠である。

㉚検査結果によると、ビタミンB_{12}の水準は非常に低く、68 **pg/mL**(50 pmol/L)であった(正常値では、250 pg/mL〔184 pmol/L〕以上である)。

㉛葉酸のレベルは正常よりもやや高かった。

㉜したがって、診断はビタミンB_{12}欠乏症による巨赤芽球性貧血であった。

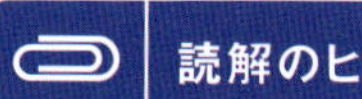

検査基準値との比較表現について

検査値が基準値の範囲に入っているか否かを表すには、いろいろな言い方があります。本文㉛では、smaller/greater thanというような一般的な比較級の表現は使っていません。本文㉛のような表現の基本の形は、以下のような要素の組み合わせから成り立っています。

㉛ The folate level was	**slightly** 程度を表す	**above** 基準からの振れを表す	**normal.** 基準値を表す
基準範囲外	well immediately slightly just	above below	normal the normal range average
基準範囲内	almost exactly	at the upper limit of within at the lower limit of	normal the normal range average

例 The white-cell count was **slightly above normal**.
(白血球数は**基準値をわずかに上回っ**ていた)

The level of globulin was **at the upper limit of the normal range**.
(グロブリンのレベルは**正常域の上限値**であった)

The level of hematocrit was **almost within the normal range**.
(ヘマトクリットのレベルは**ほぼ正常域内**であった)

The level of albumin was **below average**.
(アルブミンのレベルは**平均を下回っ**ていた)

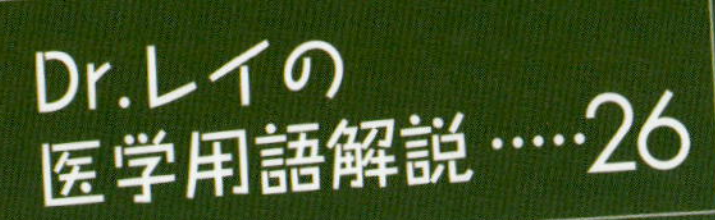

□ smear　塗沫標本、スメア

細胞診標本や血液標本を作成する際に、細胞、血球をスライドグラスに薄く塗りつける方法。またはそうして作成された標本のことをスメアといいます。細胞診用のものをPapスメア（＝Papanicolaou smear）といいます。

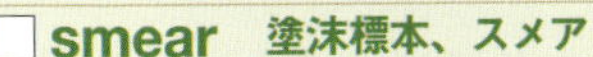

□ folate deficiency(=folic acid deficiency)　葉酸欠乏症

葉酸が欠乏すれば、DNA合成が阻害されます。逆に妊娠、悪性新生物、溶血性貧血などでは、DNA合成が盛んになり、葉酸欠乏を来たしやすく、舌尖glossitis、口角炎angular cheilitisなどを伴います。骨髄では巨赤芽球性貧血megaloblastic anemiaになります。したがって、巨赤芽球性貧血を見たら、悪性貧血と葉酸欠乏による貧血の鑑別が必要となります。

□ fragmented erythrocyte　断片化赤血球

同 red cell fragment赤血球断片、schistocyte分裂赤血球

下図の巨赤芽球性貧血において形成された異常な巨赤芽球、卵形（楕円）大赤血球はそれぞれ骨髄内末梢で崩壊しやすく、無効造血ineffective erythropoiesisとなる。破砕された大赤血球は、破片化赤血球や、分裂赤血球と呼ばれます。

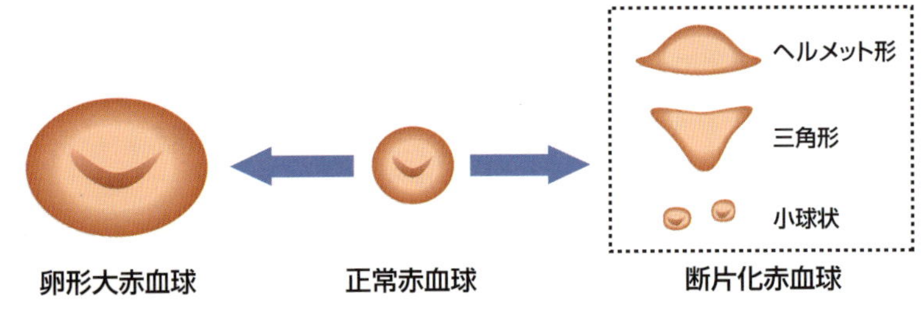

□ megaloblastic anemia　巨赤芽球性貧血

造血細胞にDNA合成障害が生じると発生する貧血です。この症例のような悪性貧血が含まれます。大球性正色素性貧血macrocytic normochromic anemiaに分類されます。巨赤芽球はDNA合成障害のために核の成熟障害が生じる一方で、蛋白合成が進むので、細胞の大きさが増加します。

Review Quiz

このユニットに出てきた検査データの比較表現をp.209で解説しました。それを参考にして、下の各文の空所に適切な語句を入れてみましょう。

(1) The aspartate aminotransferase level was ( ) when the patient was admitted.
患者が入院してきたときのアスパラギン酸アミノトランスフェラーゼのレベルはほぼ正常域内であった。

(2) The patient's alkaline phosphatase level was ( ).
患者のアルカリ性ホスファターゼのレベルは正常域の6倍から7倍であった。

(3) The patient's sodium level was ( ).
患者のナトリウムレベルは正常域の上限値にあった。

(4) The prolactin level was ( ) when the patient was transferred.
患者が転院してきたときのプロラクチンレベルは正常域の下限値にあった。

(5) The level of vitamin B12 was ( ).
ビタミンB_{12}のレベルは250 pg/mlを上回っていた。

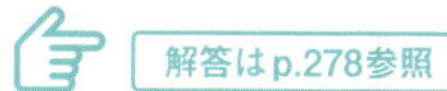
解答はp.278参照

ストーリーのまとめ

末梢血スメア標本には、過分葉好中球hypersegmented neutrophil、過分葉好酸球hypersegmented eosinophil、楕円大赤血球oval macrocyte、断片化赤血球fragmented erythrocyteの存在が確認され、血液検査では、高いMCV値high mean corpuscular volumeと低いビタミンB_{12}値low level of vitamin B_{12}という所見が見られました。また、葉酸欠乏がないことから、ビタミンB_{12}欠乏症による巨赤芽球性貧血megaloblastic anemia due to vitamin B_{12} deficiencyと診断されました。次に、ビタミンB_{12}欠乏の原因を知るために胃の検査が行われます。

Unit 5 : Endoscopic Examination 内視鏡検査

ビタミンB_{12}欠乏による巨赤芽球性貧血に患っていることが分かりましたが、ビタミンB_{12}吸収不良の原因を探るために、胃内視鏡検査が行われ、その病理組織像が明らかになっていきます。

Chronic Atrophic Gastritis

㉝To evaluate the cause of the vitamin B_{12} deficiency, an upper gastrointestinal **endoscopy** was performed, and biopsy specimens were obtained from the **duodenum, antrum**, and fundus. ㉞The duodenum and antrum were normal, with no evidence of **chronic gastritis**. ㉟Low-power microscopical examination of the gastric body and fundus showed extensive **atrophy** and marked thinning of the **mucosa** (Fig. 4A). ㊱Closer examination showed severe atrophy, with complete absence of fundic glands and of **chief and parietal cells**. ㊲The **lamina propria** contained a dense lymphocytic **infiltrate**, and the mucosa showed **intestinal metaplasia with goblet cells** (Fig. 4B).

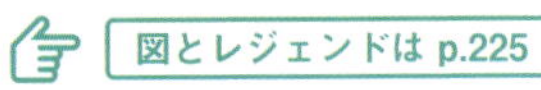
図とレジェンドは p.225

語句の解説

□□ **duodenum** [djùːədíːnəm｜デューオディーナM]	名 **十二指腸** ! アクセント注意 形 duodenal 十二指腸の
□□ **antrum** [ǽntrəm｜アンTラM]	名 **幽門前庭部、幽門洞** 形 antral 幽門前庭部の　同 pyloric antrum
□□ **atrophy** [ǽtrəfi｜アTラフィ]	名 **萎縮** ! アクセント注意 形 atrophic 萎縮の
□□ **mucosa** [mjuːkóusə｜ミューコウサ]	名 **粘膜** 形 mucosal 粘膜の　関 mucus 粘液
□□ **infiltrate** [infíltrèit｜インフィLTレイT]	名 **浸潤、浸潤した物（巣、状態）**

既出語：gastrointestinal（→p.202）

慢性萎縮性胃炎

㉝ビタミンB_{12}欠乏症の原因を検討するため、上部消化管**内視鏡**検査が行われ、**十二指腸**、**幽門前庭部**および胃底部から生検組織が得られた。

㉞十二指腸と幽門前庭部は正常で、**慢性胃炎**の証拠も見られなかった。

㉟胃体部と胃底部の低倍率の顕微鏡での検査によって、極度の**萎縮症**と顕著な**粘膜**の非薄化が見られた〔図4A〕。

㊱詳細な検査によって、胃底腺、**主細胞と壁細胞**が完全に消失している高度の萎縮が認められた。

㊲**粘膜固有層**はリンパ球**浸潤**を含み、粘膜は**杯細胞を伴った腸上皮化生**を示していた〔図4B〕。

読解のヒント　慢性萎縮胃炎のA型とB型

悪性貧血で見られる慢性胃炎は、抗壁細胞抗体や抗内因子抗体が存在する自己免疫性胃炎です。壁細胞が消失することにより、萎縮は胃底部と胃体部に生じるのが特徴で、A型胃炎と呼ばれます。これに対してヘリコバクター・ピロリ *Helicobacter pylori*(HP)が関与するB型胃炎は、菌の生存、増殖部位が炎症の場になり、基本的に幽門洞(前庭部)antrumに萎縮が始まります。すなわちこの症例では、萎縮が胃底部と胃体部にあり(本文㉟㊱)、幽門前庭部が正常であった(本文㉞)ことから，B型胃炎を否定して、A型胃炎と結論づけているわけです。

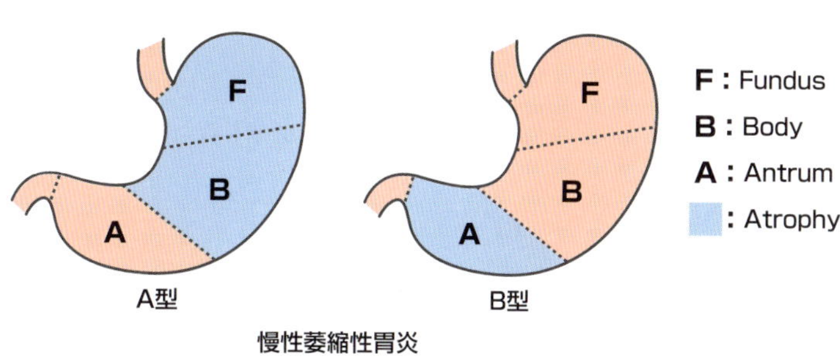

慢性萎縮性胃炎

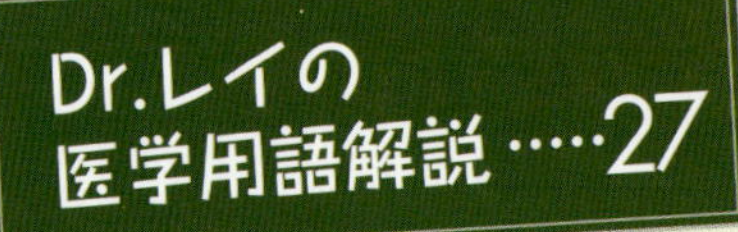

□ endoscopy 内視鏡検査

体腔内や管腔内を直接観察するために特殊な装置を使った検査方法です。内視鏡endoscopeの中でも硬性鏡は胸腔、膣腔、関節内に、軟性鏡(主としてファイバースコープoptic fiberscope)は消化管内、気道内、尿路内腔の観察に用いられています。内視鏡の先端に電荷撮影素子charge coupled device(CCD)を内蔵した電子内視鏡electronic endoscopeが最近は普及しつつあります

□ chronic gastritis 慢性胃炎

固有胃腺の萎縮や、腺窩上皮過形成、腸上皮化生を伴う胃の炎症からなる疾病群です。ヘリコバクター・ピロリ*Helicobacter pylori*の除菌効果判定を含めたシドニーシステム(分類) Sydney systemによると、胃炎は急性胃炎、慢性胃炎、特別型に分類されています。

□ lamina propria 粘膜固有層

同 lamina propria mucosae

胃腸管などの中腔臓器の内腔lumenを被覆する粘膜の中で、表面の上皮の下に位置する結合組織層をいいます。消化管では粘膜筋板lamina muscularis mucosaeによって、粘膜下層と区別されます。

□ chief and parietal cells 主細胞と壁細胞

胃の主細胞はペプシノーゲンpepsinogenを分泌する好塩基性細胞で、核は中央にあります。壁細胞は、塩酸と内因子を分泌する中心の核とした多角形好酸性の細胞です。ちなみに医学用法においては、「壁」は「へき」と読みます。胸壁、胃壁、前壁も「かべ」とはいいません。

□ intestinal metaplasia with goblet cells 杯細胞を伴った腸上皮化生

胃粘膜上皮が、慢性胃炎などを原因として、腸上皮、杯細胞、パネート細胞に置換される化生をいいます。

Review Quiz

このユニットに登場した単語を復習しましょう。それぞれの文の意味が通るように、かっこの中から最も適切な語を選んでください。また、それに応じて日本語の文の空所を埋めて訳を完成させましょう。

(1) Pernicious anemia is caused by vitamin B_{12} (deficiency / defect / deficit).
悪性貧血はビタミンB_{12}の_________に起因する。

(2) The cardiac region of the stomach is called (fundus / base / apex).
胃の噴門部は_________と呼ばれる。

(3) (Atrophy / Hyperatrophy / Hypoplasia) of the stomach is characterized by thinning of the mucosa.
胃の_________は粘膜の菲薄化によって特徴づけられる。

(4) To (infiltrate / invade / insinuate) is to permeate or penetrate into a tissue.
組織の中に浸透する、あるいは滲入することを_________という。

(5) In intestinal (metaplasia / hyperplasia / dysplasia) gastric mucosa is partially replaced by goblet cells.
腸上皮_________では、胃粘膜は部分敵に杯細胞によって置換される。

(6) Gastrointestinal (endoscopy / microscopy / arthroscopy) utilizes a flexible fiberoptic tube placed through the mouth or anus to visualize the part of the G.I. tract.
胃腸_________は、胃腸管の部分を見るために口あるいは肛門を通して柔軟な光ファイバーのチューブを用いる。

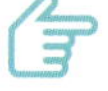
解答はp.278参照

ストーリーのまとめ

この患者の胃腸内視鏡検査サンプルの病理組織で見られた萎縮領域は、ヘリコバクター・ピロリ菌感染による萎縮とは分布が異なり、胃体部から胃底部にかけて、高度の萎縮性胃炎の組織像が認められました。これは、臨床診断である悪性貧血に矛盾しない結果と言えるでしょう。次は治療方針についての考察を見てみましょう。

Unit 6 : Treatment 治療

この患者に見られた一連の神経症状や貧血は、ビタミンB_{12}不足によって引き起こされたことが明らかになったことからビタミンB_{12}を補充する治療が始められます。ビタミンB_{12}の投与方法についての検討が加えられています。

Treatment of Pernicious Anemia (1)

Dr. Marks: ㊳Today, the treatment of pernicious anemia involves either **parenteral** or **oral administration** of vitamin B_{12}. ㊴Although monthly **intramuscular injection** of 100 to 1000 μg of vitamin B_{12} has long been a standard treatment for vitamin B_{12} deficiency, properly administered oral **replacement** is equally effective.[12] ㊵In patients with mild vitamin B_{12} deficiency, oral administration of 1 to 2 mg of vitamin B_{12} daily can be effective, even as initial therapy. ㊶In practice, it is **prudent** when treating patients with severe deficiency to give parenteral vitamin B_{12} initially.

Dr. Perer W. Marks = 内科医／Brigham and Woman病院とHarvard医科大学

語句の解説

□□ **oral administration**
経口投与
[同] po(= *per os*)※ラテン語。osはmouthと同じ意味。
[反] parenteral administration非経口投与
別冊p.48「ラテン語系の指示ことば 20」

□□ **intramuscular injection**
筋肉内注射(*i.m.*)
別冊p.58「医学の基本略語 230」
注射部位は大殿筋肉、三角筋が一般的です。

□□ **replacement**
[ripléismənt｜リPレイSマンT]
[名] **変換(元に戻す)、置換、補充**
[関] replacement therapy代償療法

□□ **prudent**
[prú:dnt｜Pルー Dン T]
[形] **分別のある、賢明な**

既出語：deficiency(→p.200)、administration(→p.156)

悪性貧血の治療(1)

Dr. Marks: ㊳今日では、悪性貧血の治療はビタミンB_{12}を**非経口**あるいは**経口的に投与**する。
㊴100から1000μgのビタミンB_{12}を毎月**筋肉注射**するのが、長らく、ビタミンB_{12}欠乏症への標準的治療であったが、適切に投与される経口のビタミンB_{12}**補充**も同様の効果をあげる(文献12)。
㊵軽症のビタミンB_{12}欠乏症患者には、初期治療として1から2mgのビタミンB_{12}を毎日経口投与するのも効果的であろう。
㊶実際の治療では、重篤なビタミンB_{12}欠乏症患者には非経口でビタミンB_{12}を投与するのが初期治療として**賢明**である。

読解のヒント 薬の投与方法について

本文では、経口oralか、筋肉内intramuscularかの違いについて触れていますが、投与された薬物が体内のどこかで活性化されてから働く場合や、緊急性、持続性などが関係するため、投与方法は非常に重要な意味を持ちます。ここでは、投与経路、用法の表現を整理しましょう。

〈経路route〉

非経口	parenteral
経口	oral (*p.o., per os*)
静脈内	intravenous (*i.v.*)
筋肉内	intramuscular (*i.m.*)
腹腔内	intraperitoneal (*i.p.*)
皮内	intradermal (*i.d.*)
皮下	subcutaneous (*s.c.,s.g.*)

〈用法use〉

毎日	*quaque die (q.d.)* = every day
毎時間	*quaque hora (q.h.)* = every hour
1日2回	*bis in die (b.i.d.)* = twice a day
1日3回	*ter in die (t.i.d.)* = three times a day
1日4回	*quater in die (q.i.d.)* = four times a day
食前	*ante cibum (a.c.)* = before a meal
食後	*post cibum (p.c.)* = after a meal
6時間ごとに	*quaque 6 hora (q.6h.)* = every 6 hours
必要に応じて	*pro re nata (p.r.n.)* = as needed
直ちに	*statim (stat.)* = immediately
就寝前に	*hora somni (h.s.)* = at bedtime

別冊p.48「ラテン語系の指示ことば 20」

Treatment of Pernicious Anemia (2)

㊷After initial **restoration** of normal vitamin B_{12} levels, a **transition** to oral therapy is not unreasonable, although **periodic monitoring** of the vitamin B_{12} levels in such patients may be desirable. ㊸Those who doubt that vitamin B_{12} can be absorbed by mass action in the absence of intrinsic factor need only look to the work of Minot and **colleagues**: by administering large quantities of liver, they accomplished the same goal.

語句の解説

□□ **restoration** [rèstəréiʃən｜レSタ**レ**イシャン]	**名 復元、修復、補充(欠損を補う)** 動 restore
□□ **transition** [trænzíʃən｜Tラン**ジ**シャン]	**名 遷移、移行** 用 transition to～ ～に移動する
□□ **periodic** [pì:riádik｜ピーリ**ア**ディK]	**形 定期的な、周期の、過ヨウ酸の** 関 periodic acid-Schiff stain　PAS染色
□□ **monitoring** [mánətəriŋ｜**マ**ナタリンG]	**名 モニタリング、監視** 関 monitor モニター(装置)
□□ **colleague** [káli:g｜**カ**リーG]	**名 同僚、仕事上の仲間** 同 partner in work この場合は発表された論文の共著者、あるいは共同研究者を意味します。

悪性貧血の治療(2)

㊷正常なビタミンB_{12}レベルを**回復**してから、経口投与に**移行していく**のが妥当である。その場合も**定期的に**患者のビタミンB_{12}レベルを**モニタリング**するのが望ましい。
㊸大量投与すれば、内因子がなくてもビタミンB_{12}が吸収可能であることを疑問に思う場合は、大量のレバーを患者に投与して同様の効果を上げたMinotと**同僚**の仕事を見れば納得できるだろう。

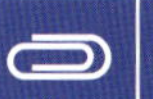

読解のヒント　抗悪性貧血因子を探せ！

悪性貧血の発生秩序の解明と治療法の確立に道を開いたG. R. Minotらに代表される歴史的な歩みは、British J. Haematol. 111.407-415, 2000(文献11)に、「A History of PERNICIOUS ANEMIA(悪性貧血の歴史)」という論文にまとめられているので、興味のある方はぜひ読んでみてください。1926年にG. R. Minot & W. P. Murphyらが、多量の肝臓(レバー)を患者に与えたところ、数日後より網赤血球の反応がみられ、引き続いてRBCとHbが上昇したという、本文㊸に出てくる内容も紹介されています。この食事はMinot-Murphy diet(食)と呼ばれました。1929年には胃液中に存在する抗悪性貧血因子として、胃内因子gastric intrinsic factor(IF)がW. B. Castleによって名づけられ、さらに1948年、肝臓に存在する外因子extrinsic factorとしてビタミンB_{12}が発見されています。このような研究発展の流れの中で、1934年には、G. H. Whipple, G. R. Minot, W. P. Murphyにノーベル生理学医学賞Nobel Prize in Physiology or Medicineが与えられました。

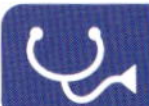

Anatomical Diagnosis　解剖学的診断

Pernicious anemia with autoimmune gastritis and vitamin B_{12} deficiency.
自己免疫性胃炎とビタミンB_{12}欠乏症を伴った悪性貧血

Dr.レイの医学用語解説……28

□ parenteral　非経口の

[反] *per os*、oral経口の

enteral は「腸の」「経腸の」という意味で、薬が経口投与され、腸から吸収されることを意味します。これに対してparenteral = para (=beside)+enteral では経口以外の経路での投与すべてを示す言い方です。

□ autoimmune gastritis　自己免疫性胃炎

[同] autoimmune atrophic gastritis自己免疫性萎縮性胃炎

血中に抗内因子抗体や、抗壁細胞抗体が存在し、自己免疫性の病原によって生じると考えられている慢性萎縮性胃炎のことです。胃底腺領域の萎縮から、胃酸分泌低下のため、塩酸欠乏症achlorhydriaとなり悪性貧血の原因となります。

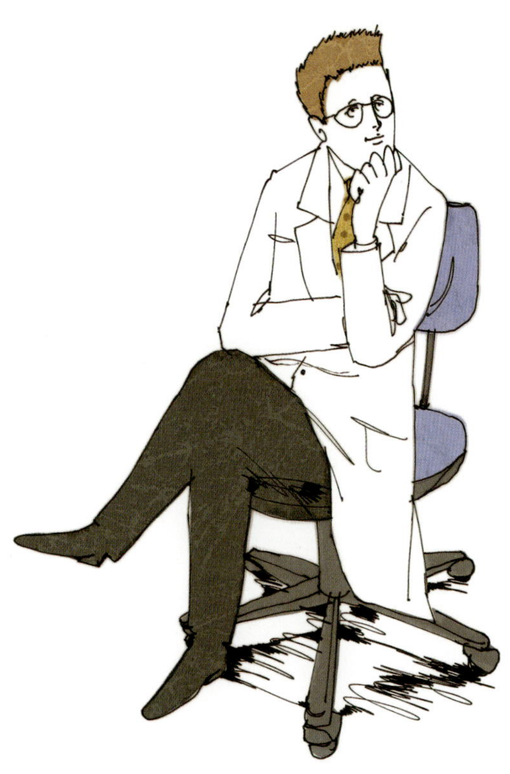

Review Quiz

これまでに読んできた英文の単語を復習しましょう。それぞれの日本語に相当する英語を書いてください。それぞれの空所に単語が1つずつ入ります。また、空所に入る単語の最初の1文字が与えられています。

例 脳神経　(cranial) (nerve)

(1) 足底反射　(p　　　　) (r　　　　)
(2) ビタミンB12の吸収　(a　　　　) of Vitamin B_{12}
(3) 萎縮　(a　　　　)
(4) しびれと刺痛　(n　　　　) and (t　　　　)
(5) 末梢血　(p　　　　) blood
(6) 慢性胃炎　(c　　　　) (g　　　　)
(7) 巨赤芽球　(m　　　　)
(8) 内因子　(i　　　　) (f　　　　)
(9) 平均赤血球容積　(m　　　　) (c　　　　) volume
(10) 経口投与　(o　　　　) (a　　　　)
(11) 過分葉好中球　(h　　　　) (n　　　　)

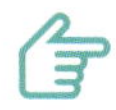
解答はp.278参照

ストーリーのまとめ

この後のストーリーでは、この悪性貧血の患者には実際にビタミンB_{12}が非経口的に投与され、劇的な反応が得られたとされています。7～10日後に症状が完全に消失し、神経学的異常もなくなりました。そして、6カ月後のフォローアップ時には完全に回復したことが確認されました。なんと幸運なことに、この患者は重症には至らず、ビタミンB_{12}の投与だけで完治したわけです！

症例５：Pernicious Anemia／悪性貧血

Unit 7 : Listening and Repeating

この症例で学習した医学用語を中心に、耳で発音を確認してほしいものや、発音練習をしてもらいたいものを集めています。臨床の現場でも通用する英語能力を身につけるため、積極的に練習しましょう。

Vocabulary 単語編

まず､CDを聞かずにそれぞれの単語を発音してみましょう｡次に､CDで発音とアクセントを確認して､後について同じように発音してみましょう｡

① 複数形の不規則変化「馬のルール」編

	単	複
(1) 媒体	medium	media
(2) 口	ostium	ostia
(3) 接種物	inoculum	inocula
(4) 門	hilum	hila

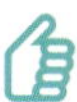

ルール：単数、複数で語尾が「um → a」と変化する「馬のルール」を覚えよう

um ➡ a ➡ うま

② 検査項目の語句

本文中に出てきた検査項目の名称の、発音を確認しておきましょう。

(1) **glucose** グルコース
(2) **urea nitrogen** 尿素窒素
(3) **creatinine** クレアチニン
(4) **calcium** カルシウム
(5) **bilirubin** ビリルビン
(6) **protein** 蛋白
(7) **globulin** グロブリン
(8) **aspartate aminotransferase** アスパラギン酸アミノトランスフェラーゼ
(9) **alanine aminotransferase** アラニンアミノトランスフェラーゼ
(10) **alkaline phosphatase** アルカリ性ホスファターゼ

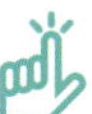

ポイント：日本語のカタカナ読みとの違いに注意しよう

③ 検査の数値と単位

検査項目に関する数字や単位の読み方に慣れましょう。

(1) **Hematocrit**
35.7% (thirty-five point seven percent)

(2) **Hemoglobin**
12.6 g/dl (twelve point six grams per deciliter)

(3) **Red cells**
3.61×10^6 per mm^3
(three point six one times ten to the power of six per cubic millimeter)

(4) **mean corpuscular volume**
99 μm^3 (ninety-nine cubic micrometers)

(5) **mean corpuscular hemoglobin**
34.9 pg/red cell (thirty-four point nine picograms per red cell)

(6) **mean corpuscular hemoglobin concentration**
35.2 g/dl (thirty-five point two grams per deciliter)

(7) **white cells**
5,900 per mm^3 (five thousand nine hundred per cubic millimeter)

※(3)の10^6はten to the sixth powerと読むこともあります。

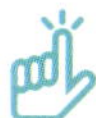
ポイント：大きな数字、小数点、単位の読み方に慣れよう

Sentences 例文編

④ 英文の聞き取り

数値や単位を含む血液検査の結果を説明する文章です。空所に入る数値や言葉を聞き取って書いてみましょう（解答はp.278）。

(1) The red-cell count was (1) per cubic millimeter, the white-cell count (2) per cubic millimeter, and the platelet count (3) per cubic millimeter.

(2) The hematocrit was (4) percent, with a mean (5) volume of 68 μm^3.

(3) The calcium levels measured 2 years before admission (6) between 9.2 and 9.5 mg per deciliter.

(4) The hemoglobin level was 13.2 g per deciliter; the white-cell count 6,800 per cubic millimeter, with 25 percent (7); and the platelet count was 343,000 per cubic millimeter.

(5) The alanine (8) level was (9) U per liter.

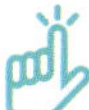
ポイント：項目と単位の関係を覚えていれば、あとは数字を聞き取るだけで大丈夫！

図とレジェンド

Figure 3 : Peripheral-Blood Smear (Wright's Stain).

図3 末梢血スメア（ライト染色）

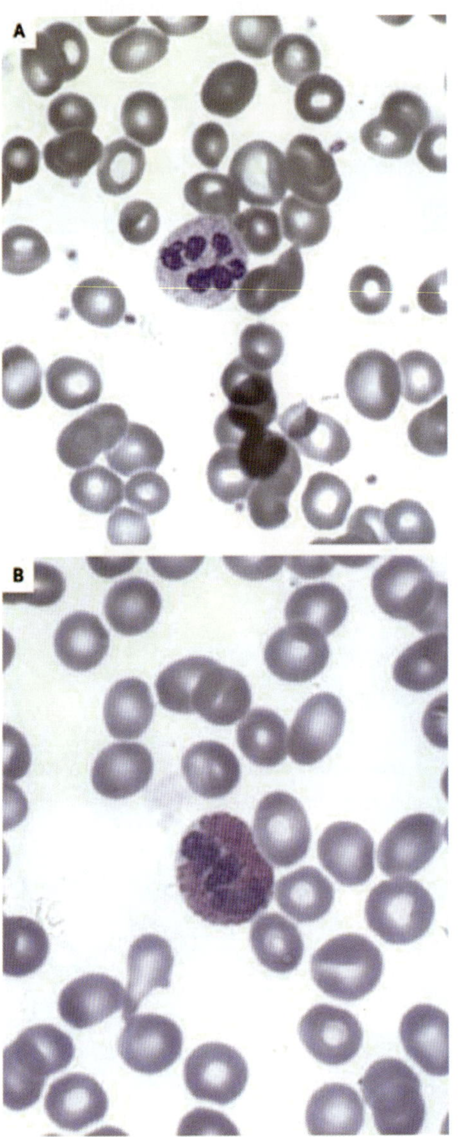

Figure 3

One **hypersegmented** neutrophil (Panel A) and a three-lobed, hypersegmented eosinophil (Panel B) from different areas of the smear are shown. Many red cells are enlarged and have an oval shape (**macro-ovalocytes**).

パネルA、Bはそれぞれスメアの異なった部分からの写真で、過分葉好中球（パネルA）、3分葉の好酸球（パネルB）が1個ずつ示されている。多数の赤血球が膨張して楕円形になっている（楕円赤血球）。

［解説］

hypersegmented→p.206、p.207「読解のヒント」／**macro-ovalocytes**（→p.210「Dr. レイの医学用語解説」）

好中球、好酸球の過分葉と楕円大赤血球は、悪性貧血で特徴的に見られる所見です。赤血球の大小不同が目立ち、楕円形のものが含まれています。p.208に出てくるoval macrocyteもmicro-ovalocyteと同じ意味です。

Figure 4 : Gastric Biopsy Specimen (Hematoxylin and Eosin).
図4 胃の生検組織（ヘマトキシリン・エオシン染色）

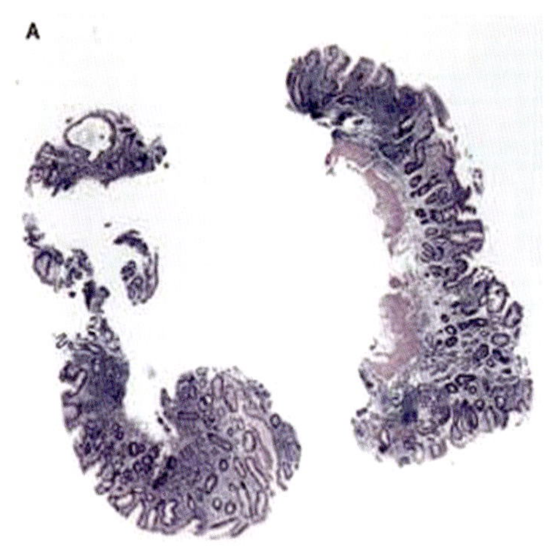

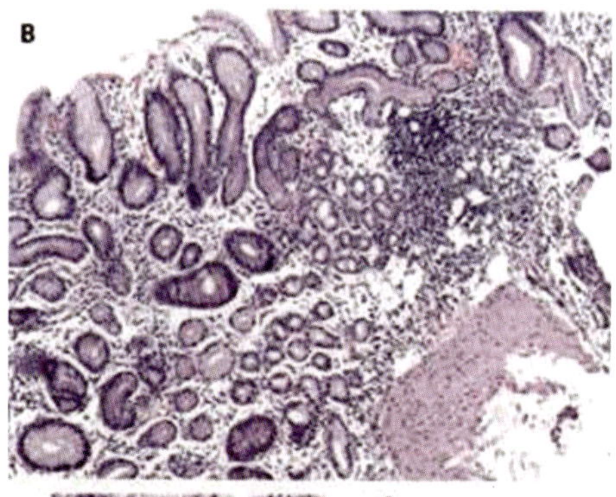

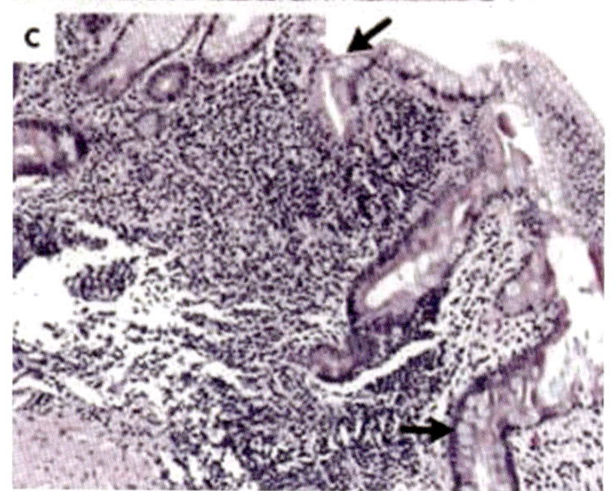

Figure 4

Low-power magnification of the gastric body (Panel A) shows atrophy with marked mucosal thinning. Higher-power magnification (Panel B and Panel C) shows that the lamina propria is filled with lymphocytes; there are no observable fundic glands or chief or parietal cells, and the surface shows focal intestinal metaplasia with goblet cells (arrows).

低倍率で見た胃体部（パネルA）は顕著な粘膜の菲薄化を伴った萎縮が見られる。高倍率では（パネルBとパネルC）、粘膜固有層はリンパ球で満たされている。観察できる範囲では胃底腺、胃主細胞、壁細胞は見られず、表面は杯細胞をともなった腸上皮化生を示している（矢印）。

［解説］
パネルAでは、右の組織片で縦に走る粘膜筋板（赤）の右側に見える粘膜固有層（青紫）の厚みが薄くなっています。パネルB、Cでは、本来の腺組織の消失したところが濃青色に見えるリンパ球の集合によって占められています。

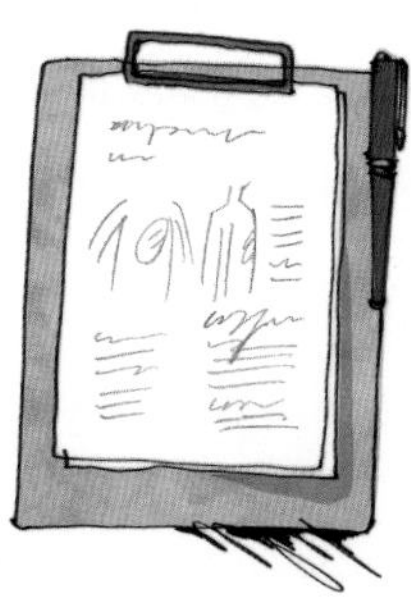

付録

症例全文 The New England Journal of Medicine Case Records of the Massachusetts General Hospital

症例１：Tsunami-Associated Disorder／津波合併症

The NEW ENGLAND JOURNAL of MEDICINE

CASE RECORDS of the MASSACHUSETTS GENERAL HOSPITAL

Founded by Richard C. Cabot
Nancy Lee Harris, M.D., *Editor*
Jo-Anne O. Shepard, M.D., *Associate Editor*
Sally H. Ebeling, *Assistant Editor*
Stacey M. Ellender, *Assistant Editor*
Christine C. Peters, *Assistant Editor*

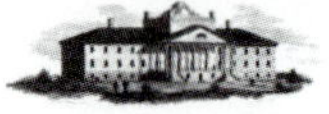

Case 19-2005: A 17-Year-Old Girl with Respiratory Distress and Hemiparesis after Surviving a Tsunami

Ann Y. Kao, M.D., Rus Munandar, M.D., Stephen L. Ferrara, M.D., Lt. Comdr., David M. Systrom, M.D., Robert L. Sheridan, M.D., Sydney S. Cash, M.D., Ph.D., and Edward T. Ryan, M.D.

From the Department of Medicine, Chelsea Health Center (A.Y.K.), the Pulmonary and Critical Care Unit (D.M.S.), the Department of Neurology (S.S.C.), and the Tropical & Geographic Medicine Center, Division of Infectious Diseases (E.T.R.), Massachusetts General Hospital, Boston; Project HOPE, Task Force HOPE–*Mercy* (A.Y.K., D.M.S., R.L.S., S.S.C., E.T.R.); the Departments of Medicine (A.Y.K., D.M.S., E.T.R.), Surgery (R.L.S.), and Neurology (S.S.C.), Harvard Medical School, Boston; the Department of Medicine, Zainoel Abidin University Hospital, Banda Aceh, Sumatra, Indonesia (R.M.); the Department of Radiology, U.S. Naval Ship *Mercy* T-AH19, and the Department of Radiology, Naval Medical Center, San Diego, Calif. (S.L.F.); and the Burn and Trauma Services, Massachusetts General Hospital and the Shriners Hospital for Children, Boston (R.L.S.).

N Engl J Med 2005;352:2628-36.

Editor's note: After the earthquake and tsunami in the Indian Ocean on December 26, 2004, the Massachusetts General Hospital formed a clinical-response team to work with Project HOPE (Health Opportunities for People Everywhere). Project HOPE volunteers worked with U.S. Navy and Public Health Service personnel on the hospital ship, U.S. Naval Ship (U.S.N.S.) *Mercy* T-AH19 in Operation Unified Assistance, off the coast of Banda Aceh, Sumatra, Indonesia. This conference took place on April 14, 2005, with teleconferencing to the U.S.N.S. *Mercy*, stationed near Nias Island, Indonesia, the site of another earthquake on March 28, 2005.

PRESENTATION OF CASE

Dr. Ann Y. Kao: A 17-year-old, right-handed girl was transferred from Zainoel Abidin University Hospital, Banda Aceh, Sumatra, Indonesia, to the U.S.N.S. *Mercy* off the coast of Banda Aceh, because of respiratory distress and hemiparesis.

The patient had been well until seven weeks earlier, when she had been swept up by the tsunami that struck the Indonesian coast. She was engulfed by the wave outside her house, 2.5 km inland, and was carried approximately 1 km. She did not lose consciousness but she aspirated water and mud. She was found by friends at a camp for internally displaced persons, and they took her to a relative's house. Two days after the tsunami, she was examined at a local clinic for a cough, treated, and released. The next week, she was reunited with her father. Headache, nausea, and vomiting developed, and her appetite decreased. Approximately two weeks after the tsunami, her father took her to a local clinic, where pneumonia was diagnosed. Unknown medications were administered.

One week later, approximately four weeks before admission, weakness in the right side of the face, right arm, and leg developed; the girl stopped speaking, had difficulty swallowing, and choked while eating. She was admitted to the International Committee of the Red Cross–Crescent field hospital. On examination, she was hypotensive, with flaccid paralysis of the right side. A chest radiograph revealed air-space consolidation with a small pleural effusion on the right side. Combination therapy with meropenem and trimethoprim–sulfamethoxazole was begun. The weakness progressively increased.

The day before admission, the patient was transferred from the field hospital to Zainoel Abidin University Hospital and cared for by Indonesian and Australian providers. A physical examination revealed that the right arm and leg were flaccid; reflexes were more brisk on the right side than on the left side. Chest radiography revealed consolidation with a small right-sided pleural effusion. An analysis of cerebrospinal fluid showed 400 erythrocytes per cubic millimeter and no leukocytes. Staining for the presence of bacteria, mycobacteria, and fungi was negative. The patient was transferred to the hospital ship U.S.N.S. *Mercy* for further evaluation.

The patient had had normal growth and development. She had no allergies, and her vaccination status was unknown. Her father and two adult siblings were alive and well; her mother and a cousin had died in the tsunami.

On examination, the patient was alert and cooperative with a flat affect, and she appeared younger than her age (Tanner developmental stage 2 to 3, with 1 representing immature development and 5 maturity). The blood pressure was 109/66 mm Hg, the pulse 112 beats per minute, the temperature 37.0°C, and the respiratory rate 20 breaths per minute with slight nasal flaring. The oxygen saturation was 93 percent while she was breathing ambient air. The mucous membranes were dry. The breath sounds were diminished over the lower right lung field and in the left base, and crackles and rhonchi were present in the left base. Her extremities were cool to the touch, with prolonged capillary refill of 4 to 5 seconds. She was able to follow simple commands but spoke little, did not repeat words when asked, and had difficulty naming objects. The pupils were round and reactive to light, the extraocular movements were intact, and the fundi were normal. There was a right-sided facial droop and flaccid paralysis of the right arm and right leg. Her sensation of light touch was intact, and the reflexes were 3+ on the right and 2+ on the left. There was a Babinski reflex of the right big toe; her gait and stance were not tested. The remainder of the examination was normal.

The serum levels of electrolytes and the results of renal- and liver-function tests were normal; the results of hematologic laboratory tests are shown in Table 1. A chest radiograph obtained with portable equipment when the patient was in a semirecumbent position showed a large, left-sided pneumothorax with a left apical cavity that measured 2.7 cm by 2.4 cm and did not have an air–liquid level. There were air-space infiltrates in the lingula and right upper lobes. A chest tube was placed that drained pleural fluid that was turbid and yellow; laboratory tests showed levels of glucose of 93 mg per deciliter (5.2 mmol per liter), total protein 4.0 g per deciliter, lactate dehydrogenase 901 U per liter, white-cell count 211 per cubic millimeter (79 percent polymorphonuclear cells, 12 percent mononuclear cells, and 9 percent eosinophils), and red-cell count 1210 red cells per cubic millimeter. Gram's staining, acid-fast staining, and staining for fungi revealed no organisms. A repeated chest radiograph showed a decrease in the size of the pneumothorax, with nearly full expansion of the left lung.

A diagnostic procedure was performed.

DIFFERENTIAL DIAGNOSIS

Dr. Laurence Ronan (Medicine): This child was cared for by Indonesian and Australian providers at Zainoel Abidin University Hospital in Banda Aceh under the direction of Dr. Rus Munandar, the director and physician-in-chief, and then by physicians from this hospital aboard the U.S.N.S. *Mercy*. Dr. Munandar is unable to be with us today but has asked that the following statement be read on his behalf.

Table 1. Hematologic Laboratory Findings.

Variable	Day of Admission to U.S.N.S. *Mercy*	Third Hospital Day
Hematocrit (%)	50.3	25.4
Hemoglobin (g/dl)	17.3	8.8
White-cell count (per mm³)	6,300	8,200
Differential count (%)		
Neutrophils	45	61
Lymphocytes	45	27
Monocytes	4	4
Eosinophils	5	7
Basophils	1	
Platelet count (per mm³)	163,000	382,000
Mean corpuscular volume (μm³)	83.0	

Despite the fact that many of the staff at our hospital lost family, friends, and colleagues in the earthquake and tsunami, we began rebuilding the hospital and accepting patients within one day of the tsunami. Over the past few months, we have cared for patients with wound infections and aspiration pneumonias directly related to the tsunami, as well as for patients with many other medical conditions directly or indirectly related to the tragedy. We appreciate the help and support we have received from our Indonesian colleagues, as well as from the international community.

Because our hospital had no working computed tomographic (CT) scanner, this patient was transferred for further evaluation to the U.S.N.S. *Mercy*.

Dr. Kao: When I first saw this patient in our casualty receiving area, she was withdrawn and would not make eye contact. She had decreased oxygen saturation and severe dehydration. Her speech was not intelligible to our interpreters. She had a right-sided facial droop, flaccid paralysis of the right arm and leg, with brisk reflexes and preserved sensation (Fig. 1A). My primary concern was her respiratory status. It was not clear how long the pneumothorax had been present, and although she was hemodynamically stable, she appeared to be tiring. My other concern was whether whatever intracranial process was causing hemiparesis could lead to increased intracranial pressure and herniation of the brain. A less immediate concern was how withdrawn and profoundly sad she appeared, and I wondered if she was already suffering from post-traumatic stress disorder.

The diagnostic procedures were imaging studies of the chest and head.

Lt. Comdr. Stephen L. Ferrara, M.D.: The chest radiograph obtained at the patient's admission shows a large, left-sided pneumothorax, a round left apical cavity, 2.4 cm by 2.7 cm, and bilateral pulmonary infiltrates (Fig. 2A). I placed a chest tube on the left side, and after reexpansion of the lung, the cavity and infiltrates can be seen more clearly (Fig. 2B). CT scanning of the head after the administration of contrast material revealed four well-demarcated ring-enhancing lesions in the left cerebral hemisphere, some in the gray matter and some in the white matter, with extensive surrounding vasogen-

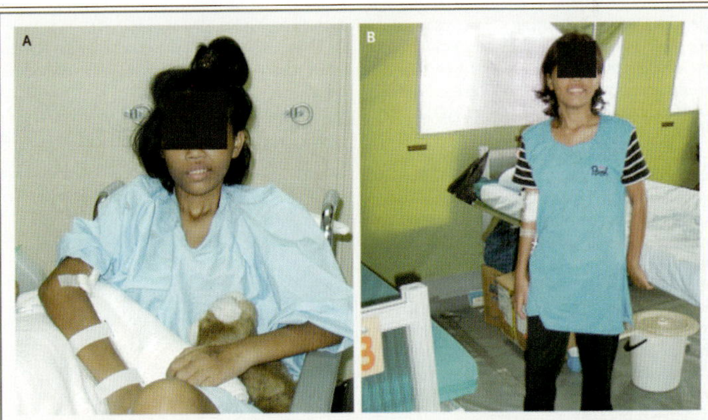

Figure 1. Photographs of the Patient.

On admission, the patient was withdrawn and appeared sad, with a right-sided facial droop and flaccid paralysis of the right arm and leg (Panel A). After her discharge from the U.S.N.S. *Mercy* to the International Committee of the Red Cross–Crescent field hospital, the facial droop was gone, and she was able to stand unassisted (Panel B). (The photograph in Panel B is courtesy of Comdr. Karen Niemantsverdriet McDonald, assistant director of nursing services, U.S.N.S. *Mercy*.)

ic edema (Fig. 2C and 2D). Despite the multiplicity of the lesions, they are all located in the left cerebral hemisphere and spare the corticomedullary junction. This constellation of findings is consistent with infection by an aggressive, cavity-forming organism, which gained access to the bloodstream and has spread hematogenously to the central nervous system and resulted in the formation of brain abscesses.

Dr. Kao: We were fortunate to have many consultants aboard the ship, and nearly simultaneously we had a pulmonologist, a surgeon, a neurologist,

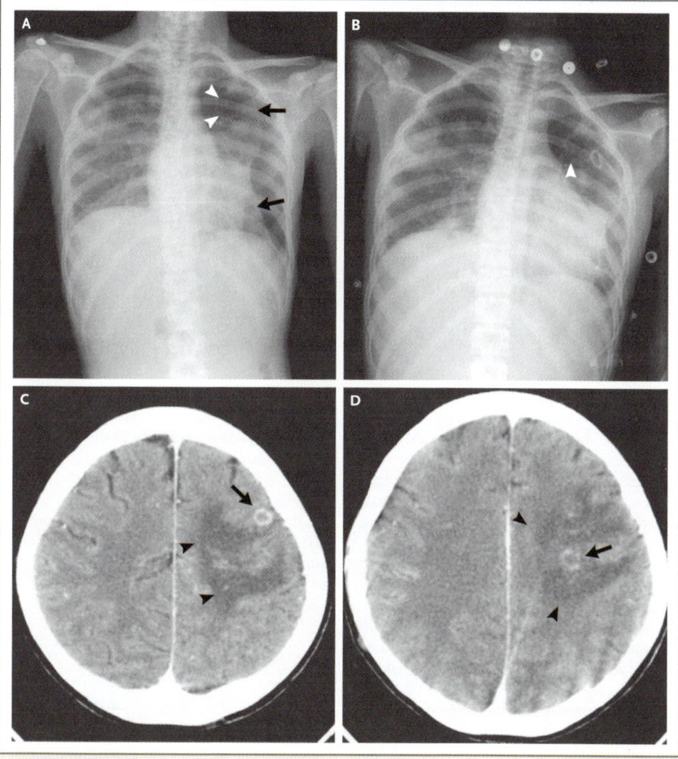

Figure 2. Radiographic Studies.

On the chest radiograph obtained while the patient was in the semirecumbent position with portable equipment on admission (Panel A), there is a large, left-sided pneumothorax (arrows), a left apical cavity (arrowheads), and bilateral air-space infiltrates in the lingula and in the right upper lobe abutting a minor fissure. Another chest radiograph obtained immediately after left-tube thoracostomy (Panel B) shows partial reexpansion of left lung; the cavitary lesion (arrowhead) and bilateral air-space infiltrates are seen more easily. Images from contrast-enhanced CT of the patient's head show ring-enhancing lesions in gray matter (Panel C, arrow) and white matter (Panel D, arrow) of the left cerebral hemisphere with surrounding edema (arrowheads, Panels C and D).

and a specialist in infectious diseases and tropical medicine at the patient's bedside.

DIFFERENTIAL DIAGNOSIS OF THE PULMONARY PROCESSES

Dr. David M. Systrom: As the pulmonary consultant, I needed to consider four aspects of this case: the near-drowning episode in the tsunami, cavitary pulmonary parenchymal disease, the left-sided pneumothorax, and the findings in the pleural fluid. Ordinarily, the discussant at these exercises casts a wide differential diagnostic net that is progressively cinched. In this case, the history of aspiration from a 65-foot black wave allows for a more focused discussion.

Submersion Injury

In a submersion injury,[1] the victim initially voluntarily closes the glottis. Involuntary laryngospasm ensues, during which time the victim may swallow large amounts of seawater that may be aspirated subsequently during bouts of vomiting. This reflex for airway protection results in a surprisingly small amount of liquid being aspirated, generally on the order of 3 to 4 ml per kilogram of body weight. Thus, electrolyte abnormalities, which used to be considered a major problem after a near-drowning, are uncommon, because aspiration of at least twice that volume would be required to alter the levels of electrolytes. Aspirated fluid can disrupt surfactant and initiate an inflammatory response that results in chemical pneumonitis, acute lung injury, and in severe cases, the acute respiratory distress syndrome. This patient's cough, which was noted at the clinic two days after the tsunami, is consistent with chemical irritation of the airway. Chronic sequelae of near-drowning include a hyperreactive airway syndrome and chronic pulmonary infection; the occurrence of the latter is dependent on the inoculum of contaminated liquid and on host defenses, which may have been impaired in this patient because of malnutrition. The respiratory problems that our patient had two weeks after the tsunami and that persisted to her admission are probably the result of chronic pulmonary infection.

Cavitary Lung Disease

True cavities of the lung occur as a result of developmental abnormalities of the foregut and when neoplastic or inflammatory processes destroy lung tissue. Some diseases associated with large single cavities of the pulmonary parenchyma are listed in Table 2. In this patient, aspiration of contaminated seawater weeks earlier strongly suggests that chronic necrotizing bacterial pneumonia was responsible for the cavitary lung disease. Preexisting disease, either a condition discovered incidentally or one that worsened as a result of malnutrition or loss of medical infrastructure, is also possible. *Mycobacterium tuberculosis* was a concern in this case and could have accounted for all of the clinical and radiographic features; however, acid-fast staining of sputum, pleural fluid, and cerebrospinal fluid was negative.

Pneumothorax

This patient had both a large, left-sided pneumothorax and liquid in the pleural space, a hydropneumothorax. Blunt trauma to the chest or abdomen — common during the tsunami because of floating debris and deceleration against fixed structures — could have forced air into the pulmonary interstitium and pleural space after an abrupt rise in alveolar pressure against a closed glottis. Because an earlier chest radiograph did not show a pneumothorax, however, it is more likely that in this case rupture of the left upper-lobe cavity through visceral pleura caused a secondary pneumothorax. In this patient, after the chest tube was placed, an air leak persisted for two to three days after admission, which indicated that there was a bronchopleural fistula and supported the diagnosis of secondary pneumothorax.

Parapneumonic Pleural Effusion

The finding of elevated levels of lactate dehydrogenase in the pleural fluid met the criteria for an exudate, which the patient's history and chest radiograph suggest was parapneumonic in nature. The American College of Chest Physicians guidelines[2]

Table 2. Causes of Cavitary Lung Lesions.

Category	Disease
Developmental	Sequestration
Malignant	Bronchogenic carcinoma Lymphoma
Noninfectious, inflammatory	ANCA-associated vasculitis* Sarcoidosis Rheumatoid nodules Silicosis
Infectious	Mycobacteria Parasites Fungi Bacteria

* ANCA denotes antineutrophil cytoplasmic autoantibodies.

for the treatment of parapneumonic effusions emphasize the need for an aggressive approach when there is pleural thickening or loculations, positive microbiologic evaluations (gross pus or positive Gram's stain or culture), a pH less than 7.20, or a glucose level less than 60 mg per deciliter. In this patient, the hydropneumothorax mandated closed thoracoscopy and chest-tube drainage, which were done.

In summary, the history of aspiration in the tsunami followed by cavitary lung disease, secondary pneumothorax, and complicated parapneumonic effusions is best explained by chronic necrotizing aspiration pneumonia, also referred to as tsunami-related aspiration pneumonia.

SURGICAL MANAGEMENT OF ADVANCED LOCAL CONSEQUENCES OF BACTERIAL PNEUMONIA

Dr. Robert L. Sheridan: The surgical objectives to address empyema can be divided into two basic categories: evacuation of the infected pleural contents and elimination of the resulting closed space.[3] As the infectious process becomes increasingly chronic, the procedures required to attain these objectives become increasingly difficult.

If the infected pleural fluid is thin and the underlying lung parenchyma pliable, both objectives can be achieved by closed catheter drainage, as in the case under discussion. If the infected material is thick, open drainage and manual removal of fibrinous exudate may be required. This is now often accomplished with the minimally invasive technique of video-assisted thoracoscopy.[4] In cases of chronic empyema, decortication may be necessary to allow the entrapped lung to come up to the chest wall. If the underlying lung is destroyed by infection, it may be necessary to convert the closed pleural space to an open sinus (Eloesser flap), to bring the chest wall down to the remnant lung (thoracoplasty), or to fill the void with vascularized muscle flaps.[5,6] Fortunately, these procedures are rarely required in the developed world.

NEUROLOGIC DIFFERENTIAL DIAGNOSIS

Dr. Sydney S. Cash: This young woman's neurologic findings were primarily progressive motor (Broca's) aphasia and right hemiparesis, with upper motor-neuron signs but no sensory deficits, in a setting of prior trauma and aspiration pneumonia. These findings pointed to a lesion involving the left frontal cortex, the subjacent white matter, or both, and descending corticospinal tracts.

Whereas the clinical context, temporal profile, and imaging findings allowed us to narrow down the diagnosis to probable bacterial brain abscess, the differential diagnosis for this clinical picture includes a variety of space-occupying, infiltrating, or inflammatory processes (Table 3). Fungal and parasitic abscesses could produce this picture, but bacterial meningitis or viral encephalitis would have a more rapid course. Subdural or epidural empyema was ruled out by the imaging findings. In Indonesia, tuberculosis is common and must be considered, although the repeated negative smears argued against this diagnosis.

Post-traumatic cerebral contusion or hematoma or carotid-artery dissection would have been symptomatic earlier in the course, and symptoms would likely have been maximal at onset. Traumatic subdural hematoma, in contrast, may have a subacute course but is generally seen in older patients and would have been evident on imaging. Venous-sinus thrombosis, especially in a patient with infection and chronic dehydration, is an essential consideration, but a patient with this condition would be less likely than a patient with bacterial brain abscess to have progressive neurologic findings or these radiographic abnormalities. The clinical setting and imaging findings were not consistent with a vascular malformation or neoplasm.

Finally, demyelinating diseases such as multiple sclerosis or acute demyelinating encephalomyelitis are also theoretically possible. Multiple sclerosis is a common cause of neurologic abnormalities in a

Table 3. Major Entities in the Differential Diagnosis of Hemiparesis in a Young Woman.

Category	Disorder
Infectious	Bacterial brain abscess
	Fungal brain abscess
	Parasitic brain abscess
	Bacterial meningitis
	Viral encephalitis
	Tuberculosis
	Subdural or epidural empyema
Traumatic	Cerebral contusion or hematoma
	Subdural hematoma
	Carotid-artery dissection with infarction
Other disorders	Cerebral venous-sinus thrombosis
	Vascular malformation
	Neoplasm (primary tumor, metastatic tumor, lymphoma)
	Multiple sclerosis
	Acute demyelinating encephalomyelitis
	Sarcoidosis

症例１：Tsunami-Associated Disorder／津波合併症

young woman of northern European heritage, but it is relatively rare in the equatorial nations. Whereas acute demyelinating encephalomyelitis may follow an infectious illness and can occasionally progress over weeks or months, peak deficits usually occur within days of onset.

In this patient, the clinical history, physical findings, and diagnostic-test results were most consistent with a brain abscess.[7] The signs and symptoms of a brain abscess are primarily related to the effects of an expanding intraparenchymal mass, which causes focal neurologic deficits and increased intracranial pressure. Headache (which occurs in 75 percent of patients with an abscess), nausea or vomiting (50 percent), and a change in mental state (50 percent) are common presenting symptoms related to elevated intracranial pressure. Approximately 40 percent of patients present with seizures. Focal deficits, as in this patient, may reflect the location of the abscess, which in turn may be related to the route of spread.[8-10] Hematogenous spread, as appears to have occurred in this patient, generally distributes abscesses at the gray-matter–white-matter junction in locations proportionate to cerebral blood flow, with most deposited in terminal territories of the middle cerebral artery.[11,12] Finally, fever and systemic signs of infection are insensitive markers of central nervous system parenchymal infection, so they are commonly absent with brain abscesses.

The presumptive diagnosis is now primarily made through imaging with contrast-enhanced CT or magnetic resonance imaging. A lumbar puncture is rarely helpful in efforts to isolate an organism, and, as in this case, the cerebrospinal fluid often may not show elevations in protein or cells, particularly for fully encapsulated abscesses. In addition, the risks of herniation because of the mass lesion may preclude a safe lumbar puncture. Stereotactic needle biopsy may be useful for definitive diagnosis and for isolating organisms. In this patient, the diagnosis of brain abscess was supported by radiologic studies. Polymicrobial bacterial invasion of the central nervous system through hematogenous spread was the most probable cause.

The key to treatment for brain abscesses is intravenous antibiotic therapy. Needle-aspiration drainage to reduce mass effect may be necessary, and abscesses that are of fungal origin, multiloculated, resistant, or causing impending herniation may require open excision. The use of corticosteroids is controversial, as these agents may decrease the penetration of antibiotics into the brain and abscess, inhibit encapsulation of the abscess, lower the seizure threshold, and cause side effects. The use of corticosteroids is generally reserved for patients with markedly increased intracranial pressure that causes altered mental status or impending herniation.[11-13] In this patient, corticosteroids were not thought to be necessary. Supportive measures usually include follow-up imaging and seizure prophylaxis as appropriate.

INFECTIOUS COMPLICATIONS OF THE TSUNAMI

Dr. Edward T. Ryan: Two major infectious complications occurred after the tsunami: wound infections and aspiration pneumonia. Wounds were often contaminated with tsunami water, soil, and particulate matter and often were the result of crushing or impaling injuries caused by pieces of wood, rock, concrete, or metal. Even minor wounds and abrasions could rapidly lead to overwhelming infection. Causative agents included staphylococcus and streptococcal species, as well as organisms normally present in water and soil, including vibrio, aeromonas, pseudomonas, burkholderia species, and fungi. Late complications included tetanus.

Tsunami-related aspiration pneumonia was also common. People who survived the wave frequently aspirated not only water, but also soil and particulate matter, as this young woman did. The pneumonic processes that became evident four to six weeks after the initial event were notable for their propensity to cause cavitation, to cause empyema and pneumothorax, and to spread hematogenously, especially to the central nervous system, as in this case. Pneumonia after the aspiration of water or after near-drowning is often polymicrobial, and causative agents that have been reported include aeromonas, pseudomonas, and streptococcus species, oral flora, and others.[14,15] Brain abscesses that complicate chronic pyogenic lung disease, necrotizing pneumonia, and empyemas are well described and are often polymicrobial. A specific association of brain abscesses and pneumonia has been noted with fungi, especially *Pseudallescheria boydii.*[16]

The fact that this patient's aspiration occurred in Southeast Asia raises the possibility of infection with *Burkholderia pseudomallei*, the cause of melioidosis. This aerobic gram-negative rod is a facultative intracellular pathogen, and the soil and water of northern Australia and Southeast Asia, including Indonesia, are areas where the organism is endemic. Infection may result from cutaneous inoculations or aspiration, and infections range from asymptomatic conditions to overwhelming sepsis. Soft-tissue infections and pneumonia are often necrotizing. Infection with *B. pseudomallei* after near-drowning in Southeast Asia has been reported,[17,18] and pneumonia attributed to this organism has been associated with involvement of the central nervous system, including the formation of brain abscesses.[19]

With no detectable organisms in the sputum, pleural fluid, or cerebrospinal fluid in this patient, we elected to treat her empirically for a probable polymicrobial infection, while addressing the possibility of melioidosis. We used imipenem until the stock of that drug had been exhausted, and then we changed her treatment to vancomycin, ceftazadime, and metronidazole. We also administered vaccines against tetanus and measles and provided her with nutritional support that included multivitamins with vitamin A, zinc, and folate. We recommended that she continue with high-dose intravenous antibiotics for at least six to eight weeks, and then treatment with oral trimethoprim–sulfamethoxazole for at least three to six months, to prevent relapse of infection with *B. pseudomallei.*

A number of infections that could have increased in the region after the tsunami did not. As of the time of our deployment to the area, there had been no major outbreaks of diarrheal illnesses or vector-borne diseases. Their absence was probably due to a confluence of events, including an early emphasis on supplying potable water, successful public health interventions, and at least temporary disruptions of vector-breeding sites. Secondary infectious-disease complications from the tsunami included a possible increase in cases of tuberculosis and other respiratory infections, perhaps related to crowding and destruction of the health infrastructure and public health programs in northern Sumatra.

Dr. Kao: This patient slowly regained coherent speech, then facial movement. She was seen in consultation by the psychiatric service for evaluation and management of post-traumatic stress disorder and depression, and sertraline was started. Over the course of her hospitalization, her affect became visibly brighter, and she became very interactive with the medical staff on the ship. On the day of her discharge, she moved her right leg and arm for the first time and burst into peals of laughter. She was transferred to the International Committee of the Red Cross–Crescent field hospital, where she continued her course of antibiotics and gradually regained movement and strength on her right side, along with the ability to stand and walk independently (Fig. 1B).

Dr. Nancy Lee Harris (Pathology): Captain Llewellyn, do you have any comments from the U.S.N.S. *Mercy?*

Captain Mark Llewellyn, M.D. (Commanding Officer, U.S.N.S. *Mercy*): It was and continues to be an honor and a privilege for us to work alongside our civilian medical counterparts, first for the tsunami relief effort in Banda Aceh, and currently for the earthquake relief effort on Nias Island, Indonesia. Collaborating with Indonesian government and health officials, our international partners and various nongovernmental organizations ashore, our combined team of civilian medical volunteers under Project HOPE, U.S. Public Health Service personnel, civilian mariners of the Military Sealift Command, and U.S. Navy medical and nonmedical personnel truly represented the compassionate heart of the United States.

DIAGNOSIS

Tsunami-related aspiration pneumonia with lung and brain abscesses, probably polymicrobial.

Dr. Cash reports having received grant support from the American Epilepsy Foundation. Dr. Ryan reports having received consulting fees from Raytheon, Acambis, and New England Biolabs–BioHelix. Dr. Ryan holds patents on the following: heterologous antigens in live-cell *Vibrio cholerae* strains; *V. cholerae* proteins expressed during infection; use of the RTX secretion system to achieve heterologous polypeptide secretion by *V. cholerae.*

The views expressed in this article are those of the authors and do not necessarily reflect the official policy or position of the Department of the Navy, Department of Defense, or U.S. government.

We are indebted to the telemedicine staff of Massachusetts General Hospital and the U.S.N.S. *Mercy*.

REFERENCES

1. Idris AH, Berg RA, Bierens J, et al. Recommended guidelines for uniform reporting of data from drowning: the "Utstein style." Circulation 2003;108:2565-74.
2. Colice GL, Curtis A, Deslauriers J, et al. Medical and surgical treatment of parapneumonic effusions: an evidence-based guideline. Chest 2000;118:1158-71. [Erratum, Chest 2001;119:319.]
3. Empyema. In: Wagensteen OH, Wagensteen SD, eds. The rise of surgery: from empiric craft to scientific discipline. Minneapolis: University of Minnesota Press, 1978: 187-99.
4. Kim BY, Oh BS, Jang WC, Min YI, Park YK, Park JC. Video-assisted thoracoscopic decortication for management of postpneumonic pleural empyema. Am J Surg 2004; 188:321-4.
5. Thourani VH, Lancaster RT, Mansour KA, Miller JI Jr. Twenty-six years of experi-

ence with the modified Eloesser flap. Ann Thorac Surg 2003;76:401-5.
6. Einstein HE. Out of the pages of history. Chest 2001;120:696-7.
7. Nicolosi A, Hauser WA, Musicco M, Kurland LT. Incidence and prognosis of brain abscess in a defined population: Olmsted County, Minnesota, 1935-1981. Neuroepidemiology 1991;10:122-31.
8. Chun CH, Johnson JD, Hofstetter M, Raff MJ. Brain abscess: a study of 45 consecutive cases. Medicine (Baltimore) 1986;65:415-31.
9. Acute bacterial infections of the central nervous system. In: Wijdicks EFM. Neurologic catastrophes in the emergency department. Boston: Butterworth–Heinemann, 2000:183-94.
10. Yang SY, Zhao CS. Review of 140 patients with brain abscess. Surg Neurol 1993;39:290-6.
11. Davis LE, Baldwin NG. Brain abscess. Curr Treat Options Neurol 1999;1:157-66.
12. Bernardini GL. Diagnosis and management of brain abscess and subdural empyema. Curr Neurol Neurosci Rep 2004;4:448-56.
13. Rosenblum ML, Mampalam TJ, Pons VG. Controversies in the management of brain abscesses. Clin Neurosurg 1986;33:603-32.
14. Ender PT, Dolan MJ. Pneumonia associated with near-drowning. Clin Infect Dis 1997;25:896-907.
15. Sims JK, Enomoto PI, Frankel RJ, Wong LM. Marine bacteria complicating seawater near-drowning and marine wounds: a hypothesis. Ann Emerg Med 1983;12:212-6.
16. Dworzack DL, Clark RB, Borkowski WJ Jr, et al. Pseudallescheria boydii brain abscess: association with near-drowning and efficacy of high-dose, prolonged miconazole therapy in patients with multiple abscesses. Medicine (Baltimore) 1989;68:218-24.
17. Lee N, Wu JL, Lee CH, Tsai WC. Pseudomonas pseudomallei infection from drowning: the first reported case in Taiwan. J Clin Microbiol 1985;22:352-4.
18. Pruekprasert P, Jitsurong S. Case report: septicemic melioidosis following near drowning. Southeast Asian J Trop Med Public Health 1991;22:276-8.
19. Chadwick DR, Ang B, Sitoh YY, Lee CC. Cerebral melioidosis in Singapore: a review of five cases. Trans R Soc Trop Med Hyg 2002;96:72-6.

The NEW ENGLAND JOURNAL *of* MEDICINE

CASE RECORDS *of the* MASSACHUSETTS GENERAL HOSPITAL

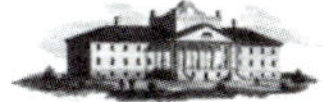

Case 24-2005: A 58-Year-Old Woman with Early-Stage Estrogen-Receptor–Positive Breast Cancer

Paula D. Ryan, M.D., Ph.D., Daniel B. Kopans, M.D., and Dennis C. Sgroi, M.D.

PRESENTATION OF CASE

A 58-year-old woman was seen in the multidisciplinary breast-cancer clinic of this hospital for management of early-stage breast cancer.

One month earlier, a routine screening mammogram at another facility revealed an ill-defined mass, approximately 15 to 20 mm in diameter, associated with calcifications in the lower inner quadrant of the right breast. The mass had not been present on a mammogram obtained two and a half years earlier. An ultrasonographic examination performed at this hospital 12 days after routine mammography showed a hypoechoic mass at the 3 o'clock position, measuring 1.2 cm in diameter. Two days later an ultrasonographically guided core biopsy was performed. Pathological examination of the specimen revealed invasive ductal carcinoma; as evaluated by immunohistochemistry, the tumor cells expressed amounts of both estrogen-receptor protein and progesterone-receptor protein; the expression of HER2/*neu* protein was 2+ out of 3+, but there was no amplification of the *HER2/neu* gene on fluorescence in situ hybridization (FISH). The patient chose to have breast-conserving therapy and was referred to the breast-cancer clinic.

Five years earlier, a papilloma had been excised from the patient's right breast, and 24 years earlier a fibroadenoma had been removed from her left breast. Menarche had occurred when she was 13 years of age; she was gravida 2, para 2, with a first pregnancy at the age of 27. She had used oral contraceptives in the past for four years. Menopause occurred at the age of 51, and she had never used hormone-replacement therapy. One year before the current evaluation, a computed tomographic (CT) scan of the abdomen that had been performed for evaluation of diverticulitis showed a left adnexal mass; left salpingo-oophorectomy was performed and revealed an ovarian fibroma. The patient had hypertension, hypercholesterolemia, hypothyroidism, and osteopenia. She was taking hydrochlorothiazide, atorvastatin, levothyroxine, a multivitamin, calcium, and vitamin D. A maternal aunt had received a diagnosis of breast cancer when she was in her 30s, and the patient's mother had died from a brain tumor at 39 years of age. Her father was alive and healthy at 84 years of age.

On physical examination, the patient appeared well, and her vital signs were normal.

From the Departments of Hematology and Oncology (P.D.R.), Radiology (D.B.K.), and Pathology (D.C.S.), Massachusetts General Hospital; and the Departments of Medicine (P.D.R.), Radiology (D.B.K.), and Pathology (D.C.S.), Harvard Medical School.

N Engl J Med 2005;353:617-22.

There was no lymphadenopathy. The lungs were clear, the heart sounds were normal, and the abdomen was soft with no masses or organomegaly. The breasts were symmetric with no suspicious nodularity in either breast, and there were no skin or nipple changes. There was no edema in her lower extremities. The results of a complete blood count and the levels of electrolytes, calcium, creatinine, urea nitrogen, protein, albumin, globulin, and bilirubin were all in the normal range.

Management options were discussed.

DIFFERENTIAL DIAGNOSIS

Dr. Paula D. Ryan: May we review the radiologic studies?

Dr. Daniel B. Kopans: The craniocaudal mammographic view (Fig. 1A) reveals an ill-defined mass with very small associated calcifications. In the mediolateral-oblique view, the lesion is in the inferior portion of the breast, close to the chest wall. These findings are also seen in the straight lateral view. Greater detail is seen in the magnified view. (Fig. 1A, inset). The fine, white specks are clustered calcifications; these are typically found in the intraductal portion of a cancer. There is an ill-defined mass associated with the calcifications in the lateral projection. These findings are highly suggestive of invasive ductal carcinoma with an intraductal component. The core biopsy confirmed the presence of an invasive ductal carcinoma.

Dr. Ryan: This postmenopausal patient presented with a small, nonpalpable breast cancer that was detected on mammography. The two issues in the management of early-stage breast cancer in a patient such as this are local control of the tumor in the breast and regional lymph nodes and systemic control of microscopic tumor that has already spread outside the breast.

A major decision that this patient faced was whether to undergo a mastectomy or to pursue breast-conserving therapy. Studies with 20-year follow-up have found that lumpectomy with irradiation is a safe and effective treatment for early-stage breast cancer.[1,2] This procedure coupled with sentinel-lymph-node biopsy has been determined to be a safe and accurate method of screening axillary lymph nodes for metastases in early-stage breast cancer, with an overall accuracy of 97 percent, sensitivity of 92 percent, and specificity of 100 percent.[3] Lumpectomy with sentinel-lymph-node mapping

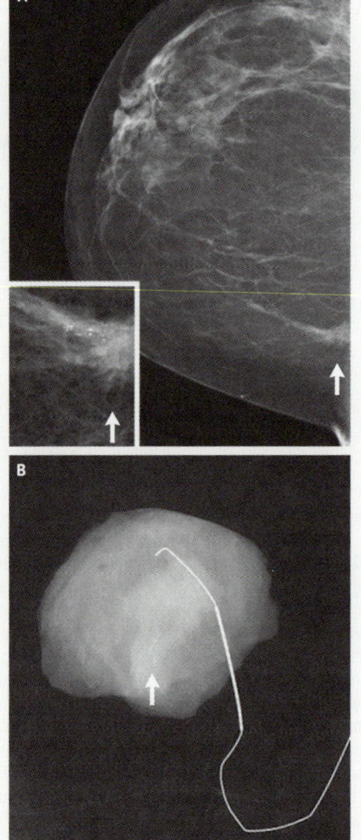

Figure 1. Radiologic Studies of the Breast and Lumpectomy Specimen.
The craniocaudal view from the mammogram reveals an ill-defined mass with very small associated calcifications in the inferior portion of the breast (Panel A), close to the chest wall (arrow). Magnification shows greater detail (Panel A, inset). The fine, white specks are clustered calcifications; these are typically found in the intraductal portion of a cancer. The radiograph of the specimen obtained by lumpectomy (Panel B) confirms the presence of both the microcalcifications and the tumor mass (arrow).

was offered to this patient; she chose this option rather than mastectomy.

This treatment is usually accompanied by systemic therapy with either hormones or their congeners or chemotherapy. Several pathological criteria are used to guide recommendations for systemic treatment of breast cancer. These include tumor size, tumor grade, the status of sentinel or axillary lymph nodes, and the presence or absence of the estrogen receptor, progesterone receptor, and *HER2/neu* gene amplification. The core biopsy revealed that this patient's tumor expressed both estrogen and progesterone receptors and did not have *HER2/neu* amplification. On the basis of this information, I considered hormonal therapy for her, but other factors, such as the tumor size, tumor grade, and status of the axillary lymph nodes, needed to be determined on the basis of evaluation of the lumpectomy specimen before a final recommendation for systemic treatment was possible.

PATHOLOGICAL DISCUSSION

Dr. Dennis C. Sgroi: When a lumpectomy is performed, the specimen is submitted for radiography before the pathological examination is performed. Dr. Kopans, may we see the specimen radiograph?

Dr. Kopans: As part of the lumpectomy procedure, needle localization was carried out. In cases such as this, in which the surgeon is unable to palpate the lesion, we place a guide wire to direct the surgeon to the lesion, using ultrasonographic, mammographic, or CT guidance. First, a needle is positioned into or alongside the lesion. The wire is then passed through the needle and into the desired location, so that it is stabilized in the tissue. The surgeon can then follow the wire down to the lesion and remove it.

The specimen radiograph (Fig. 1B) recapitulates what was seen on the mammogram. It shows an ill-defined mass that is consistent with an invasive cancer and the calcifications that presumably are in the in situ portion of this tumor.

Dr. Sgroi: Examination of the lumpectomy specimen from the right breast (Fig. 2A) revealed an invasive ductal carcinoma, 2.3 cm by 1.2 cm by 1.2 cm, that consisted of medium-sized, malignant epithelial cells infiltrating fibroadipose tissue as cohesive cords and nests, with no evidence of lymphatic vessel invasion. Associated with the invasive carcinoma was ductal carcinoma in situ harboring microcalcifications (Fig. 2B). The tumor was moderately differentiated (grade 2 of 3), with low-to-moderate mitotic activity. More than 60 percent of the tumor nuclei showed moderate-to-intense expression of both estrogen receptor and progesterone receptor,

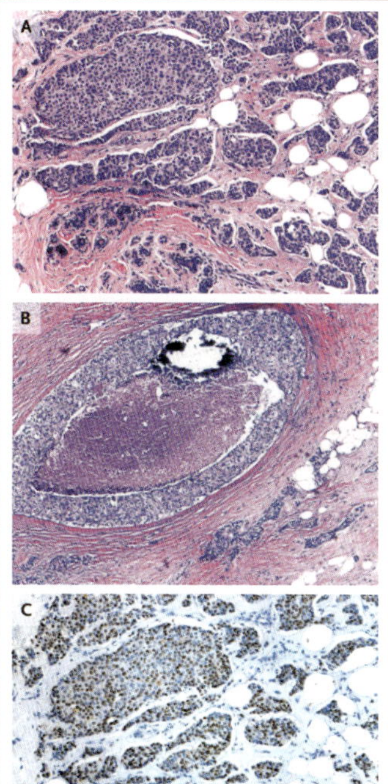

Figure 2. Histopathological Features of the Resected Breast Cancer.

A tissue section from the tumor, stained with hematoxylin and eosin, reveals nests and cords of malignant ductal epithelial cells invading fibroadipose tissue (Panel A) and associated ductal carcinoma in situ harboring microcalcifications (Panel B). The malignant ductal epithelial cells show nuclear expression of estrogen-receptor protein (Panel C, immunoperoxidase stain).

as determined by immunohistochemical staining (Fig. 2C). The tumor cells showed intermediate expression (2+ of 3+) of HER2/*neu* protein as determined by immunohistochemical analysis, but lacked *HER2/neu* gene amplification by FISH. The oncoprotein encoded by the *HER2/neu* oncogene is a member of the family of epidermal growth factor receptors called receptor tyrosine kinases. If there is either no protein expression or high-level expression, FISH is not needed. However, in cases such as this, with intermediate levels of protein expression, amplification must be confirmed or ruled out by FISH. A biopsy specimen of a sentinel node was negative for metastatic carcinoma.

The clinicopathological factors that are currently used for risk stratification often inaccurately predict the clinical course of breast cancer. Consequently, efforts are being made to identify new biomarkers that will assist providers in selecting optimal clinical-management strategies for a patient such as the one in this case. Gene-expression–profile analysis with DNA microarrays is used in the classification of human cancers because it provides a comprehensive molecular analysis of genes expressed by the tumors. In microarray analysis, nucleic acid polymer probes are immobilized on a solid surface; fluorescent-labeled RNA from tumor samples is then layered on the microarray, and RNA molecules bind to complementary gene sequences. Thousands of genes from human tumor samples can be assessed simultaneously, making it possible to detect differential gene-expression patterns, or signatures, that distinguish them from normal tissues, other types of tumors, and tumors with a different prognosis or response to treatment.

Studies of gene-expression profiles based on microarray analysis in breast cancers have shown that morphologically similar cancers in different patients can be made up of distinct subtypes when analyzed at the molecular level.[4-7] Furthermore,[6,8] the pattern of genes expressed in these specific subtypes of cancer is likely to be representative of the molecular pathways driving malignant transformation. Recent studies linking gene-expression profiles to clinical outcome have shown that the potential for distant metastasis and the probability of overall survival can be predicted on the basis of the biologic characteristics of the primary breast tumor.[9] Several retrospective studies of breast cancer have shown that analysis of gene-expression profiles can identify prognostic categories that may guide treatment choices more effectively than available clinicopathological prognostic tools.[10-14]

Three studies in which distinct methods were used have suggested that gene-expression analysis may be useful in identifying prognostic markers for breast cancer. In one study,[10] a 70-gene signature assessed by microarray analysis effectively stratified a large group of premenopausal patients with stage I or II breast cancer into a subgroup of patients with a good prognosis and a subgroup with a poor prognosis. Two studies[13,15,16] addressed the use of gene-expression analysis to predict recurrence of lymph-node–negative breast cancer that had been treated with tamoxifen. In one study, the expression ratio of two genes, assessed with the use of reverse-transcriptase–quantitative polymerase-chain-reaction (RT-QPCR) analysis of paraffin-embedded tissue, predicted the likelihood of recurrence in a small cohort of patients with node-negative breast cancer treated with tamoxifen alone.[13,15,16] Another study[14] analyzed a set of 21 genes, using RT-QPCR on paraffin-embedded tissue to generate a "recurrence score," which effectively predicted which patients would remain free from distant recurrence. Although these gene-expression signatures or recurrence scores may not be completely independent of tumor grade, they lack the subjectivity and interobserver variability associated with current tumor-grading classification schemes. The 21-gene signature test is commercially available.

DISCUSSION OF MANAGEMENT

Dr. Ryan: As summarized by Dr. Sgroi, this patient had a breast cancer of pathological stage T2N0, according to the American Joint Committee on Cancer staging criteria for breast cancer, with a tumor size of 2.3 cm, grade II, and no tumor identified in the sentinel lymph node. The tumor cells were positive for estrogen and progesterone receptors, and negative for *HER2/neu* amplification. At this point, we needed to decide on the optimal systemic therapy for this patient.

Adjuvant tamoxifen therapy in a postmenopausal woman with estrogen-receptor–positive breast cancer provides an annual reduction in the chance of death from breast cancer of 31 percent, whereas chemotherapy provides a 20 percent reduction.[17] In a postmenopausal patient such as this with breast cancer that is node-negative and with a baseline risk of recurrence that is low, the benefit of adding systemic chemotherapy may be quite small, especially after factoring in the toxicity of chemotherapy as compared with tamoxifen.

There are published guidelines from the National Institutes of Health (NIH) and the St. Gallen consensus conferences on the adjuvant treatment of early-stage breast cancer that can help clinicians in their recommendations for chemotherapy, but these guidelines differ in whether chemotherapy is recommended or not, depending on the size of the tumor and other histopathological criteria.[18,19] With the use of the 70-gene prognosis signature described by Dr. Sgroi, the high-risk groups defined by either the NIH or the St. Gallen criteria included some patients who had a good-prognosis signature, and conversely, the low-risk groups identified by these criteria included some patients with a poor-prognosis signature.[11]

The patient in this case had a tumor with predominantly good prognostic features with the exception of the size. According to the NIH criteria, for a tumor size of 2.3 cm, chemotherapy would be recommended, in addition to tamoxifen. Chemotherapy, however, would provide a very small additional benefit in this case. For example, on the basis of estimates by Adjuvant! (www.adjuvantonline.com),[20] a computerized model that calculates the risk of recurrence and death in women with invasive breast cancer with and without adjuvant systemic therapy, chemotherapy would provide an additional benefit of 3.4 percentage points as compared with tamoxifen alone for recurrence and a 1.2 percentage point improvement in survival at 10 years.[20] This case is an example of one in which novel biomarkers that predict clinical outcome would assist in the decision about whether to recommend hormonal therapy alone or with chemotherapy.

Finally, for patients for whom hormonal treatment is recommended, an aromatase inhibitor is another option. The Arimidex, Tamoxifen, Alone or in Combination Trial found an absolute benefit in terms of overall disease-free survival of the aromatase inhibitor anastrozole over tamoxifen of 2.4 percent at four years among postmenopausal women with invasive breast cancer in a randomized trial of these drugs given immediately after surgical treatment.[21] The Intergroup Exemestane Study assigned postmenopausal patients after two to three years of tamoxifen therapy at random either to complete five years of therapy with tamoxifen or to receive exemestane to complete the five years. The hazard ratio for disease-free survival was 0.68 ($P<0.001$) in favor of exemestane therapy.[22] Among women who had completed at least five years of adjuvant tamoxifen therapy, letrozole was associated with an improved disease-free survival rate at four years (93 percent) as compared with placebo (87 percent).[23]

With these data, a recent technology assessment from the American Society of Clinical Oncologists suggested that adjuvant therapy for postmenopausal women with hormone-receptor–positive breast cancer should include an aromatase inhibitor.[24] What remains to be clarified is the appropriate sequence, timing, and duration of adjuvant hormonal therapy. An interesting question is whether novel biomarkers identified by molecular profiling of tumors will also help guide our decision making with respect to hormonal therapy. If we can determine and validate a biomarker for tamoxifen resistance, then specific patients may be more appropriate candidates to receive an aromatase inhibitor at their initial diagnosis.

The patient under discussion recovered well from lumpectomy and sentinel-lymph-node biopsy. After a discussion regarding the benefit of chemotherapy as compared with endocrine therapy alone, the decision was made to proceed with treatment with anastrozole alone. The patient received adjuvant radiation therapy and is presently doing well, one year after she received the diagnosis of breast cancer.

ANATOMICAL DIAGNOSIS

Invasive ductal carcinoma, T2N0, positive for estrogen receptor and progesterone receptor, negative for *HER2/neu* amplification.

Dr. Sgroi reports that he is a named coinventor on a pending patent application to use the HOXB13:IL17BR expression ratio to ascertain breast-cancer prognosis. The technology is co-owned by Massachusetts General Hospital and Arcturus Bioscience; Massachusetts General Hospital has licensed its rights in the patent to Arcturus.

REFERENCES

1. Veronesi U, Cascinelli N, Mariani L, et al. Twenty-year follow-up of a randomized study comparing breast-conserving surgery with radical mastectomy for early breast cancer. N Engl J Med 2002;347:1227-32.
2. Fisher B, Anderson S, Bryant J, et al. Twenty-year follow-up of a randomized trial comparing total mastectomy, lumpectomy, and lumpectomy plus irradiation for the treatment of invasive breast cancer. N Engl J Med 2002;347:1233-41.

3. Veronesi U, Paganelli G, Viale G, et al. A randomized comparison of sentinel-node biopsy with routine axillary dissection in breast cancer. N Engl J Med 2003;349:546-53.
4. Golub TR, Slonim DK, Tamayo P, et al. Molecular classification of cancer: class discovery and class prediction by gene expression monitoring. Science 1999;286:531-7.
5. Sorlie T, Perou CM, Tibshirani R, et al. Gene expression patterns of breast carcinomas distinguish tumor subclasses with clinical implications. Proc Natl Acad Sci U S A 2001;98:10869-74.
6. Ma XJ, Salunga R, Tuggle JT, et al. Gene expression profiles of human breast cancer progression. Proc Natl Acad Sci U S A 2003; 100:5974-9.
7. Hedenfalk I, Duggan D, Chen Y, et al. Gene-expression profiles in hereditary breast cancer. N Engl J Med 2001;344:539-48.
8. Sgroi DC, Teng S, Robinson G, LeVangie R, Hudson JR Jr, Elkahloun AG. In vivo gene expression profile analysis of human breast cancer progression. Cancer Res 1999;59:5656-61.
9. Ramaswamy S, Ross KN, Lander ES, Golub TR. A molecular signature of metastasis in primary solid tumors. Nat Genet 2003;33:49-54.
10. van't Veer LJ, Dai H, van de Vijver MJ, et al. Gene expression profiling predicts clinical outcome of breast cancer. Nature 2002; 415:530-6.
11. van de Vijver MJ, He YD, van't Veer LJ, et al. A gene-expression signature as a predictor of survival in breast cancer. N Engl J Med 2002;347:1999-2009.
12. Chang JC, Wooten EC, Tsimelzon A, et al. Gene expression profiling for the prediction of therapeutic response to docetaxel in patients with breast cancer. Lancet 2003; 362:362-9.
13. Ma XJ, Wang Z, Ryan PD, et al. A two-gene expression ratio predicts clinical outcome in breast cancer patients treated with tamoxifen. Cancer Cell 2004;5:607-16.
14. Paik S, Shak S, Tang G, et al. A multigene assay to predict recurrence of tamoxifen-treated, node-negative breast cancer. N Engl J Med 2004;351:2817-26.
15. Sgroi DC, Ma XJ, Ryan P, et al. Discovery of new gene expression predictors for adjuvant tamoxifen outcome for breast cancer patients. J Clin Oncol 2004;22:Suppl:14S. abstract.
16. Sgroi DC, Haber DA, Ryan PD, Ma XJ, Erlanger MG. A two-gene expression ratio predicts clinical outcome in breast cancer patients treated with tamoxifen. Cancer Cell 2004;6:445.
17. Early Breast Cancer Trialists' Collaborative Group (EBCTCG). Effects of chemotherapy and hormonal therapy for early breast cancer on recurrence and 15-year survival: an overview of the randomised trials. Lancet 2005;365:1687-717.
18. Goldhirsch A, Wood WC, Gelber RD, Coates AS, Thurlimann B, Senn HJ. Meeting highlights: updated international expert consensus on the primary therapy of early breast cancer. J Clin Oncol 2003;21:3357-65.
19. Eifel P, Axelson JA, Costa J, et al. National Institutes of Health Consensus Development Conference Statement: adjuvant therapy for breast cancer, November 1-3, 2000. J Natl Cancer Inst 2001;93:979-89.
20. Olivotto IA, Bajdik CD, Ravdin PM, et al. Population-based validation of the prognostic model ADJUVANT! for early breast cancer. J Clin Oncol 2005;23:2716-25.
21. Baum M, Buzdar A, Cuzick J, et al. The ATAC. Anastrozole alone or in combination with tamoxifen versus tamoxifen alone for adjuvant treatment of postmenopausal women with early-stage breast cancer: results of the ATAC (Arimidex, Tamoxifen Alone or in Combination) trial efficacy and safety update analyses. Cancer 2003;98: 1802-10.
22. Coombes RC, Hall E, Gibson LJ, et al. A randomized trial of exemestane after two to three years of tamoxifen therapy in postmenopausal women with primary breast cancer. N Engl J Med 2004;350:1081-92. [Erratum, N Engl J Med 2004;351:2461.]
23. Goss PE, Ingle JN, Martino S, et al. A randomized trial of letrozole in postmenopausal women after five years of tamoxifen therapy for early-stage breast cancer. N Engl J Med 2003;349:1793-802.
24. Winer EP, Hudis C, Burstein HJ, et al. American Society of Clinical Oncology technology assessment on the use of aromatase inhibitors as adjuvant therapy for postmenopausal women with hormone receptor-positive breast cancer: status report 2004. J Clin Oncol 2005;23:619-29.

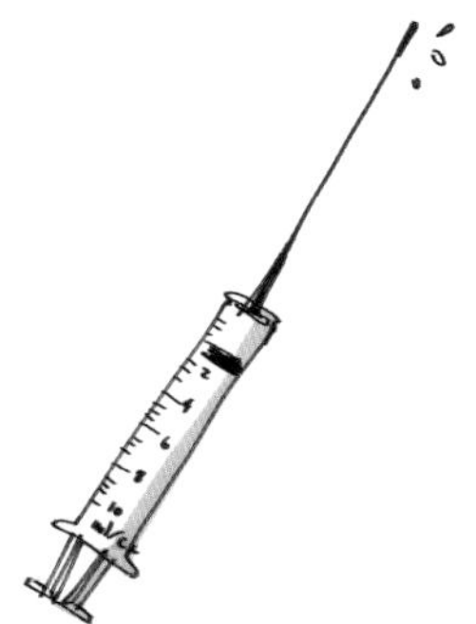

The NEW ENGLAND JOURNAL of MEDICINE

CASE RECORDS of the MASSACHUSETTS GENERAL HOSPITAL

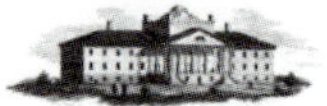

Case 27-2005: An 80-Year-Old Man with Fatigue, Unsteady Gait, and Confusion

Richard T. Johnson, M.D., R. Gilberto Gonzalez, M.D., and Matthew P. Frosch, M.D., Ph.D.

From the Department of Neurology, Microbiology, and Neuroscience, Johns Hopkins University School of Medicine and Bloomberg School of Public Health, Baltimore (R.T.J.); the Departments of Radiology (R.G.G.) and Pathology (M.P.F.), Massachusetts General Hospital, Boston; and the Departments of Radiology (R.G.G.) and Pathology (M.P.F.), Harvard Medical School, Boston.

N Engl J Med 2005;353:1042-50.

PRESENTATION OF CASE

Dr. Thanh Nguyen (Neurology): An 80-year-old man was admitted to the hospital in late summer because of difficulty walking, fatigue, confusion, and insomnia.

The patient had been in his usual state of health until approximately four weeks before admission, when he noticed severe fatigue, frequent yawning, and difficulty concentrating; insomnia, intermittent confusion, and unsteadiness of gait developed. During daily activities, he required multiple breaks that he had not needed previously.

Three weeks before admission, he saw his physician; the results of a physical examination and routine laboratory testing were normal. Computed tomographic (CT) scanning of the head and neck with angiographic examination showed diffuse cerebral volume loss with ventricular prominence and periventricular hypodensity, an old lacunar infarct in the left caudate head, and atherosclerotic calcification of the major intracranial vessels. An electrocardiogram showed a ventricular rate of 51 beats per minute and was otherwise normal. Ten days before admission, a transorbital Doppler study showed minimal disease of the left internal carotid artery and of the right carotid artery at the bifurcation.

Three weeks later, magnetic resonance imaging (MRI) of the brain before and after the administration of contrast material, performed at another facility, showed hyperintensity of the white matter and small lacunar infarcts in the right side of the thalamus, right pons, and left caudate. The results of magnetic resonance angiography were normal. Later that day, the patient saw his physician and reported progressively worsening insomnia, unsteadiness, and confusion. He could no longer swim, bicycle, or lift weights, and he had given up driving. He was admitted to this hospital.

The patient had no other symptoms. He had been bitten by a tick while visiting Cape Cod earlier that summer; he had traveled to France the previous year and to England nine years earlier. He had a history of hypertension, hyperlipidemia, and aortic stenosis; he had had rheumatic fever as a child. He had had a transient ischemic attack 20 years earlier, with no residual defect. He had chronic hearing loss and muscle changes and sensory loss in one leg from war injuries; a basal-cell carcinoma of the right inner canthus had been irradiated. He had had surgery for a right cataract with lens implantation.

The patient's father had died of cardiovascular disease at 80 years of age; he did not know the cause of his mother's death. One brother was alive with lymphoma; a sister had schizophrenia; another brother and sister were well. The patient was widowed and lived alone. His two sons were well. He was a semiretired businessman who had continued to be active in his field. He consumed one to two alcoholic beverages per day and had smoked cigarettes in the remote past. His medications were aspirin, atorvastatin, lisinopril, and a multivitamin.

The blood pressure was 147/81 mm Hg, the pulse 61 beats per minute, and the respiratory rate 18 breaths per minute; the temperature was 36.2°C and the oxygen saturation 98 percent. There was a systolic ejection murmur (grade 1 of 6) at the right upper sternal border. The patient had difficulty walking in a straight line. The remainder of the general physical examination was normal. A neurology consultant reported that the patient was alert and oriented and did not appear to be confused. An examination revealed a few beats of horizontal nystagmus with left and right far lateral gaze and fatiguing, decreased sensation to all stimuli on the right foot and calf, and mild ataxia on tandem gait; the Romberg test was positive.

The patient had severe difficulty sleeping that night, and the blood pressure increased to 166/77 mm Hg. Hydrochlorothiazide (25 mg) was administered and subsequently given daily. On the second day in the hospital, a neurologist noted that the patient appeared intermittently inattentive. He was unable to sleep that night. On the third day, a lumbar puncture revealed an opening pressure of 14 cm of water. The cerebrospinal fluid was clear, with a glucose level of 64 mg per deciliter (3.6 mmol per liter) and a protein level of 65 mg per deciliter. The cell count in the fourth tube was one red cell and one white cell per cubic millimeter, with 25 percent neutrophils, 50 percent lymphocytes, and 25 percent monocytes. A spun Gram's stain procedure was performed but there were no organisms; the culture had no growth. Cytologic examination of the cerebrospinal fluid, and tests for syphilis, herpes simplex virus DNA amplification, and Creutzfeldt–Jakob disease (14-3-3 protein) were negative.

MRI scanning of the brain showed volume loss, scattered white-matter changes and lacunar infarcts, and regions of reduced diffusion involving the cortex of the anterior frontal lobes, right parietal and temporal lobes, and the right caudate head. An electroencephalogram showed continuous focal slowing in the right hemisphere, mostly in the anterior region. No epileptiform activity was present. The patient was discharged on the third hospital day, with instructions to continue taking atorvastatin, lisinopril, hydrochlorothiazide, and lorazepam. Additional outpatient testing was scheduled.

Five days after discharge, the patient was evaluated in the outpatient neurology clinic at this hospital. Insomnia continued; he was taking lorazepam (1 mg) at 8 p.m. and 2 a.m. and feeling progressively more sleepy in the morning. Family members confirmed that he had worsening gait instability. On examination, there were signs of cognitive deterioration in his slow responses, errors in orientation as to year, recall that improved with prompting, and some naming difficulty. There was instability, as seen in the finger-to-nose test and his rapid alternating movements with the left hand. The gait was wide-based, and he was unable to perform tandem gait. Lorazepam was discontinued, and zolpidem was administered for insomnia.

During the next week, the patient's gait instability and confusion continued to worsen. The serum level of vitamin B_{12} was 416 pg per milliliter (307 pmol per liter) and the serum level of homocysteine was 8.9 μmol per liter. Tests for Lyme disease and for antibodies to the human immunodeficiency virus were negative, and a rapid plasma reagin test, a polymerase-chain-reaction assay for West Nile virus, and tests for antinuclear antibody and thyroid autoantibody were negative. The results of a test of thyroid function were normal. CT scanning of the chest, abdomen, and pelvis showed no cancer. Haloperidol (1 mg) and lorazepam (again) were administered for insomnia.

Thirteen days after discharge, the patient had increasing insomnia and restlessness, and an episode of total body jerking without loss of consciousness that lasted 30 seconds was witnessed. On examination, he was withdrawn but spoke readily when questioned. There were action tremors on the left side, asterixis, and ataxic tremor in the arms and legs. Haloperidol was discontinued, and quetiapine fumarate (50 mg) at night and oxcarbazepine (300 mg) daily were added. Two days later, the patient was readmitted to the hospital.

On examination, the patient was somnolent, at times with a blunted affect. The vital signs were normal. He was confused as to date and place; there was impairment in visual tracking, with slow saccades; a moderate action tremor was more pronounced on the left side. Myoclonus was present in the upper extremities. There were fasciculations of the legs, with increased tone. He had difficulty standing and had a wide-based, unsteady gait. There was ataxia on finger-to-nose testing of the left arm. The big toe was pointed up on the left foot and down on the right foot.

Oxcarbazepine and hydrochlorothiazide were discontinued, and haloperidol was again administered for insomnia. Toxicologic screening tests and tests conducted for the presence of a neoplastic syndrome, including assays for anti–MaTa 1 and 2 antibodies, CV 2 autoantibody, antineuronal nuclear and anti–Purkinje-cell antibodies, anti-RJ, and paraneoplastic opsoclonus–myoclonus antibody, were negative. A timed urine collection for measurement of porphobilinogen and aminolevulinic acid showed no abnormalities.

On the third hospital day, treatment with rivastigmine was begun. Over the next two weeks, the patient became mute and more difficult to arouse, with persistent large amplitude tremor, startle myoclonus, and fasciculations of the legs. The temperature increased to 38.5°C. Medical therapy was discontinued, and comfort measures were instituted at the family's request. The patient died on the 23rd hospital day.

An autopsy was performed.

DIFFERENTIAL DIAGNOSIS

Dr. Richard T. Johnson: May we see the imaging studies?

Dr. R. Gilberto Gonzalez: A fluid-attenuated inversion recovery pulse-sequence MRI of the head performed during the patient's first admission showed parenchymal tissue loss with some widening of the sulci and the ventricles. There were multifocal signal abnormalities in the white matter, a nonspecific finding commonly seen in patients of this age. The diffusion-weighted images (Fig. 1) showed multifocal areas of reduced diffusion involving the basal ganglia as well as the cortical mantle, throughout both hemispheres and the cerebral cortex.[1-3]

Dr. Johnson: This 80-year-old man had enjoyed good health until the last three months of his life, when a relentlessly progressive disease of the central nervous system developed. His initial problems were fatigue, insomnia, unsteadiness of gait, and confusion. During the first month, there were no abnormal physical findings or laboratory test results, leaving a very broad differential diagnosis. Imaging studies suggested that his disorders of gait and cognition might have resulted from cerebrovascular disease. However, insomnia was unlikely to be related to cerebrovascular disease. One month into the illness, nystagmus and mild cerebellar ataxia developed; difficulty sleeping was a major problem, and mild hypertension was noted. MRI scanning showed reduced diffusion in frontal, right parietal, and temporal cortexes and in the right caudate nucleus. The electroencephalogram showed slowing in the right hemisphere. Six weeks into the illness, startle myoclonus and fasciculations in the legs were noted for the first time, narrowing the differential diagnosis.

The differential diagnosis of dementia and myoclonic jerking is limited, and Creutzfeldt–Jakob disease is the probable diagnosis. Mild myoclonus may occur in Alzheimer's disease, but the disease does not follow the rapid course seen with this patient. Some inflammatory diseases can have symptoms such as cognitive decline and myoclonus — notably neurosyphilis and subacute sclerosing panencephalitis — but the results of the cerebrospinal fluid examination rule out these disorders. Postanoxic encephalopathy and adult lipid-storage diseases may have symptoms that combine dementia and myoclonus, but neither of these diseases is consistent with the history or progression of this case. I have seen two patients in consultation for increas-

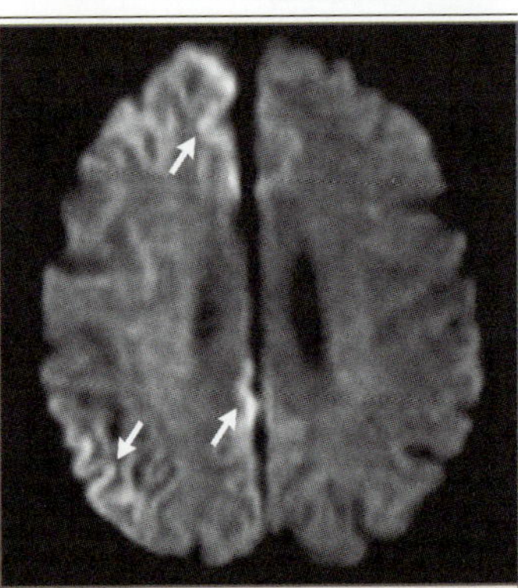

Figure 1. An Axial Diffusion-Weighted Magnetic Resonance Image.

There are multifocal cortical regions of abnormal diffusion (arrows).

ing confusion and myoclonus in whom a tentative diagnosis of Creutzfeldt–Jakob disease proved wrong; one had Hashimoto's encephalopathy (and eventually recovered with corticosteroid treatment), and the other had bismuth intoxication (with recovery after withdrawal from massive doses of Pepto-Bismol). In these two patients, however, myoclonus and seizures occurred at the onset of disease; in Creutzfeldt–Jakob disease, the myoclonus tends to develop late in the course of disease, as in this patient, and seizures are rare.

Myoclonus not associated with dementia occurs in several forms of epilepsy and in some movement disorders. It may be a comfort to readers to know that hypnic jerks and myoclonic jerks during sleep are normal; they may increase in frequency with age and preoccupy the worried well — particularly medical students and physicians who have been reading about prion diseases.

In this patient, the dissolution of cognitive function over a few months in association with cerebellar ataxia, myoclonus, and fasciculations indicates a diagnosis of transmissible spongiform encephalopathy or prion disease.[4] Making the diagnosis of Creutzfeldt–Jakob disease can be difficult early in the course of disease, as in this case.[5] About one third of patients present with behavioral and cognitive changes; about one third present with systemic symptoms such as fatigue, disordered sleep, and decreased appetite. The final third present with focal neurologic symptoms or signs that can obfuscate the diagnosis, such as the insidious onset of muscle wasting with fasciculations that suggests amyotrophic lateral sclerosis, or the abrupt onset of a focal neurologic deficit that suggests a stroke. The patient under discussion had features of each of these types of onset, with confusion, fatigue and sleep disruption, and cerebellar ataxia in the first month of illness. As time passed, the inexorable dementia and the development of myoclonic jerking, particularly startle myoclonus, clarified the diagnosis.

Several studies may support the diagnosis of Creutzfeldt–Jakob disease, but each has limited sensitivity or specificity. An electroencephalogram showing biphasic or triphasic synchronized sharp-wave complexes, MRI with hyperintense signals in the basal ganglia on T_2-weighted images, and the presence of 14-3-3 protein, a normal brain protein, in the cerebrospinal fluid are all highly suggestive of Creutzfeldt–Jakob disease.[6] None of these studies supported the diagnosis in this case; but often repetition of these tests later in the course of the disease will yield a positive result.

Sporadic Creutzfeldt–Jakob disease has a worldwide incidence of 1 per 1 million population per year; there is no temporal or geographic clustering, no occupational risks, and a paucity of conjugal cases. Most observers now believe that a random protein misfolding or a somatic mutation in the gene coding for the prion protein leads to the disease.[7] The disease is transmissible both in the laboratory and in the clinical setting — by corneal transplantation, dural grafts, injection of human growth hormone extracted from human pituitary glands, and improperly cleaned surgical instruments.[8]

In about 10 percent of cases, a mutation in the prion protein gene (*PRNP*) causes the disease; a dominant pattern of transmission is seen in the families of patients with such mutations, and different sites of mutations and polymorphisms lead to somewhat different phenotypes (Table 1). Two inheritable forms have distinctive syndromes: Gerstmann–Sträussler–Scheinker disease, which is characterized by an onset of cerebellar ataxia, and fatal familial insomnia, which is characterized by progressive insomnia, dysautonomia, and dementia.[9] This patient had both cerebellar ataxia and insomnia and did not know the cause of his mother's death. In typical cases of fatal familial insomnia, the patients are relatively young (between 36 and 62 years of age) and have a protracted course (8 to 72 months)[10]; the patient we are discussing was 80 years of age and died in less than 3 months. Autonomic dysfunction is prominent in fatal familial insomnia with hypertension, evening pyrexia, excessive perspiration, lacrimation, and salivation; this patient had bradycardia, transient hypertension, and fever, but autonomic dysfunction was not prominent.

Table 1. **Classification of Creutzfeldt–Jakob Disease.**

Sporadic Creutzfeldt–Jakob disease	85–90%
Familial forms	10–15%
Familial Creutzfeldt–Jakob disease	
Gerstmann–Sträussler–Scheinker disease	
Fatal familial insomnia	
Iatrogenic Creutzfeldt–Jakob disease	1%
Variant Creutzfeldt–Jakob disease	>150 cases in the United Kingdom; a few cases in other European countries

A few cases of sporadic fatal insomnia have been described.[11] However, many patients with sporadic Creutzfeldt–Jakob disease have sleep disorders, particularly insomnia. The diagnosis has been based in part on polysomnography[12] and in part on autopsy; the findings include the localization of neuron loss to the thalamus, particularly the anterior ventral and mediodorsal nuclei, and the olivary nuclei,[13] similar to findings in the familial cases. Could this case qualify for a diagnosis of sporadic fatal insomnia? I would say no, unless we find out that the histopathological changes mimic those of familial fatal insomnia.

Another teaser is in the history: the patient had visited England during the period when exposure to bovine spongiform encephalopathy was maximal, but he is not reported to have received blood transfusions there. The variant form of Creutzfeldt–Jakob disease (vCJD) related to bovine spongiform encephalopathy has been seen in England since 1994, but patients have generally been young (mean age at onset, 29 years), have presented with dysesthesias and personality changes, with later evolution of cerebellar ataxia and dementia, and have had long survival (mean, 15 months).[14] Unlike sporadic Creutzfeldt–Jakob disease, which does not appear transmissible through transfusion of blood products, the variant form does appear to be transmitted by transfusion, accounting for variant disease in an elderly man.[15]

In summary, I think this man had Creutzfeldt–Jakob disease. The late age at onset, the prominence of insomnia, and the fulminant course make this an atypical story, but I suspect we will find the characteristic spongiform pathological features of sporadic Creutzfeldt–Jakob disease.

I would like to add a historical footnote here: the first case of Creutzfeldt–Jakob disease presented in these Case Records was in 1961.[16] As a fellow in neuropathology under Dr. Edward P. Richardson, Jr., I presented the pathological discussion. We, like many of our contemporaries, commented only on the neuronal loss and gliosis and disregarded the spongiform changes, which we dismissed as postmortem artifacts. Ironically, we overlooked the feature that has become the hallmark of this and other related diseases.

A Physician: Would you ever need to perform a biopsy, or is the clinical diagnosis sufficient?

Dr. Johnson: We perform biopsies on about 1 of 10 patients with symptoms suggestive of Creutzfeldt–Jakob disease. This diagnosis almost invariably starts as a mystery but within a few months becomes obvious. During that early period, biopsies may be indicated because of management considerations or social circumstances. Small cortical biopsies are quite easy and safe. However, because of fear of contracting the disease, the problem can be convincing the neurosurgeons to perform the biopsy and the pathologists to process it.

Dr. Nancy Lee Harris (Pathology): Dr. Ronan and Dr. Venna, could you tell us what your thoughts were as you cared for this patient?

Dr. Laurence J. Ronan (Internal Medicine): This was a remarkably high-functioning person, whom I had known for many years. His chief complaint to me was, "I lost my train of thought in a board meeting." I was thinking that at 80 years old, this was not surprising. But he grabbed me from behind and said, "You may think that's okay, but when I lose my train of thought, I lose millions of dollars. You find out what's wrong." Five weeks later he was in diapers, and very shortly thereafter he died. It was startling to watch him lose function daily. Initially, the diagnosis was not easy, but the neurologic team made the diagnosis very quickly.

Dr. Nagagopal Venna (Neurology): When I first examined the patient, neurologic symptoms were prominent, but the abnormalities on examination were slight and subtle. The clinical syndrome suggested an evolving subacute encephalopathy with a broad differential diagnosis. Dr. Ronan astutely suggested prion disease even at this stage, because of the patient's dramatic decline from his previous high level of functioning.

When I examined the patient a second time, his neurologic state had deteriorated markedly. This relentless course, combined with the results of the cerebrospinal fluid examination that did not reveal inflammation, made prion disease likely. We focused the investigation on three groups of diseases that mimic prion encephalopathy, especially those that are treatable: cerebral infections (Lyme disease, neurosyphilis, indolent herpes simplex encephalitis, and fungal meningoencephalitis), immune-mediated encephalopathies (paraneoplastic and nonparaneoplastic limbic encephalitis and Hashimoto's encephalitis), all of which are at least partially responsive to corticosteroids or intravenous immunoglobulin therapy, and metabolic and toxic causes, including bismuth and lithium intoxications, which can induce clinical syndromes with an uncanny resemblance to Creutzfeldt–Jakob disease.

In the final stage of the illness, the new neuro-

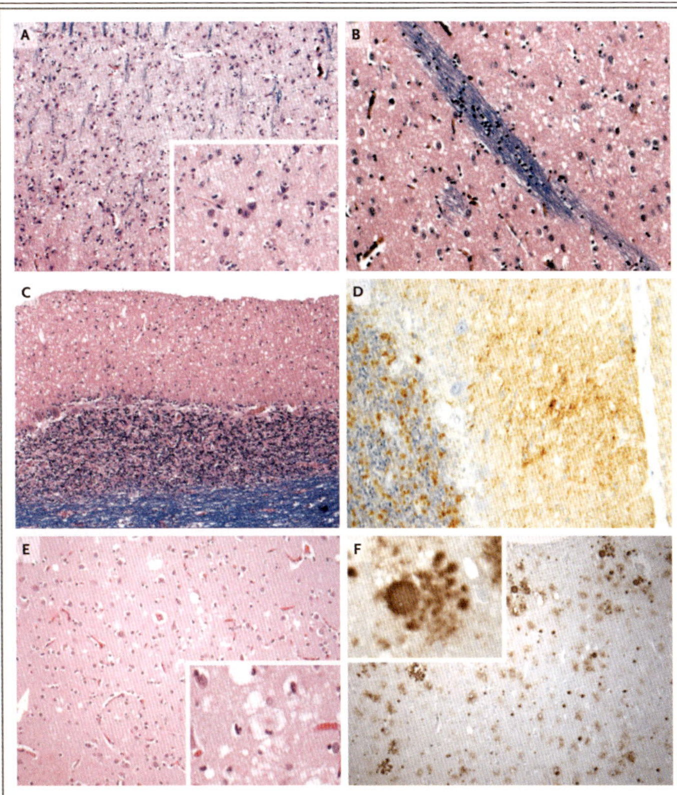

Figure 2. Photomicrographs of the Brain.

The cerebral cortex (Panel A) has widespread spongiform changes. Neuronal cell bodies (Panel A, inset) contain vacuoles. The striatum (Panel B) has prominent spongiform changes involving the gray matter, with sparing of the white-matter bundles; the contrast between the intact white matter and the spongiotic gray matter increases a pathologist's confidence when making the diagnosis on the basis of a stereotactic biopsy that these vacuoles do not represent artifact. The cerebellum (Panel C) has prominent spongiform changes involving the molecular layer. Immunostaining of the cerebellum for PrP (Panel D) shows granular staining in the molecular and granular-cell layers. A section of cerebral cortex from a case of variant Creutzfeldt–Jakob disease (vCJD) (Panel E) shows more localized spongiform changes than those seen in classic Creutzfeldt–Jakob disease. A plaque of PrP-amyloid (Panel E, inset) is located in the center of an area of spongiform change. Immunostaining of vCJD for PrP (Panel F and inset) shows localization of the staining to the amyloid plaque. (Panel A, Panel B, and Panel C are stained with Luxol fast blue hematoxylin and eosin, Panel E and inset with hematoxylin and eosin, and Panel D and Panel F and inset with immunoperoxidase stain for PrP, courtesy of Dr. Pierluigi Gambetti, National Prion Disease Pathology Surveillance Center.)

症例3：Prion Disease／プリオン病

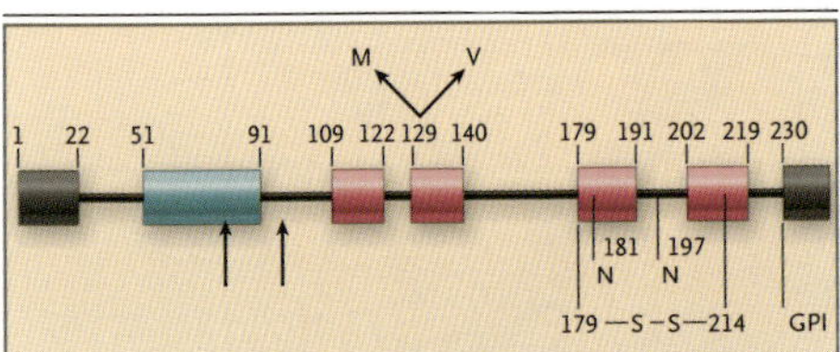

Figure 3. The Structure of the Prion Protein (PrP^C).

After synthesis of the protein, maturation involves removal of the signal peptide sequence at the N-terminal as well as removal of the C-terminal for attachment of the glycosylphosphatidylinositol (GPI) anchor (black). Also indicated in this model is the region of octapeptide repeats (blue) and the alpha-helical domains (red). The residues involved in the intramolecular disulfide bridge (S–S) are shown, as well as the two locations for N-glycosylation (N). The polymorphic codon 129, which may be either methionine (M) or valine (V), is indicated. When PrP takes up the pathologic conformation (PrP^{Sc}), the alpha-helical domains change conformation and the protein acquires the property of partial resistance to digestion with proteinase K. The two arrows indicate the approximate points at which the proteinase K clips the molecule (type 1 PrP^{Sc} is associated with the cleavage site and a larger fragment).

logic deficits that appeared and accumulated almost daily, combined with the negative results of the other laboratory tests, made the diagnosis of prion disease inescapable. The case illustrated the value of the characteristic serial changes in the clinical picture that occur over a period of weeks in the diagnosis of prion disease, although making the diagnosis can be difficult at a single point in time.

CLINICAL DIAGNOSIS

Creutzfeldt–Jakob disease.

DR. RICHARD T. JOHNSON'S DIAGNOSIS

Creutzfeldt–Jakob disease.

PATHOLOGICAL DISCUSSION

Dr. Matthew P. Frosch: The brain was normal in weight, with no signs of atrophy, and there was a 1.5-cm lacunar infarct in the left caudate. Tissue samples were frozen at −80°C; all tissue blocks were processed through formic acid to eliminate infective prions from tissue sections while still allowing for histologic diagnosis.[17]

The cerebral cortex showed widespread but patchy spongiform changes (Fig. 2A), most prominent in the deep cortical layers; the vacuoles arose within neuronal cell bodies and dendrites (Fig. 2A, inset). Spongiform changes were diffusely present in the striatum (Fig. 2B) and in the cerebellar cortex (Fig. 2C). These features are diagnostic of prion disease (transmissible spongiform encephalopathy and Creutzfeldt–Jakob disease). The hallmarks of fatal familial insomnia and fatal sporadic insomnia — severe neuronal loss and gliosis in the thalamus and the inferior olivary nucleus — were absent, excluding these two entities.[11,12,18] A reexamination of the 1961 case with which Dr. Johnson made his debut in this forum revealed that the cerebral cortex did show mild spongiform changes (Fig. 1 of Supplementary Appendix, available with the full text of this article at www.nejm.org).

Samples of brain tissue were sent to the National Prion Disease Pathology Surveillance Center, directed by Dr. Pierluigi Gambetti (www.cjdsurveillance.com/), as is done for all suspected cases of prion disease in our institution. The immunohistochemical and biochemical studies performed there that support the histologic diagnosis are based on the differences between the normal cellular form of the prion protein (PrP^C) and the pathologic form of the protein (PrP^{Sc}). The fixed tissue was treated to eliminate PrP^C and stained with use of immunohistochemistry for PrP; positive immunoreactivity was observed in cerebellum (Fig. 2D) and cerebral cortex, indicating the presence of PrP^{Sc} and thus confirming the diagnosis of Creutzfeldt–Jakob disease.

Because of this patient's history of travel to England, the question of whether or not his condition represented vCJD could theoretically arise.[19] Neuropathologically, vCJD cases differ from the classic type of Creutzfeldt–Jakob disease in the finding of florid plaques[20] (Fig. 2E), which have a dense core and a surrounding rim of delicate fibrils, both of which contain PrP^{Sc} (Fig. 2F). The plaques are numerous in the cerebral cortex, tend to cluster, and often form the centers of localized areas of prominent spongiform change — quite different from the findings in this case.

In order to characterize further the type of prion disease, Western blotting for the presence of PrP was performed. Although PrP^C is completely digested by proteinase K, PrP^{Sc} is partially resistant, with cleavage occurring at either of two positions — roughly 82 or 97 amino acids from the N-terminal (Fig. 3) — depending on the conformation of the PrP^{Sc} molecules. Western blotting of brain homogenates from this patient revealed type 1 PrP^{Sc}

(Fig. 4). Standard forms of Creutzfeldt–Jakob disease can also be associated with type 2 PrP^{Sc}, with a shorter protein backbone. In vCJD, the type 2 PrP^{Sc} is found with an overabundance of diglycosylated forms.

This autopsy was limited to the brain; therefore other tissues could not be examined for the presence of PrP^{Sc}. In cases of vCJD, but not other forms of prion disease, the accumulation of PrP^{Sc} in lymphoid tissue has been observed,[21] possibly before the development of neurologic disease.[22]

Sequencing of the *PRNP* gene showed no mutations, ruling out the diagnosis of familial Creutzfeldt–Jakob disease; the patient was homozygous at codon 129 for methionine, which is the genotype that is associated with an increased risk of sporadic Creutzfeldt–Jakob disease and has also been observed in all cases of vCJD to date. Six different combinations of the codon 129 polymorphisms and the molecular types of PrP^{Sc} have been described in cases of sporadic Creutzfeldt–Jakob disease, with some correlations with clinical and neuropathological patterns of disease.[23,24] The final neuropathological and molecular diagnosis in this case is prion disease (sporadic Creutzfeldt–Jakob disease with MM1 [methionine homozygote, prion protein type 1]) PrP^{Sc}. This is the most common type, with the typical symptoms of Creutzfeldt–Jakob disease and distribution of pathological findings.

To date, all of the cases of both classic and variant Creutzfeldt–Jakob disease have been in patients who were homozygous for methionine at codon 129[25]; whether this implies an absolute protection for persons with other genotypes at this site or simply a difference in incubation time remains to be seen.[26]

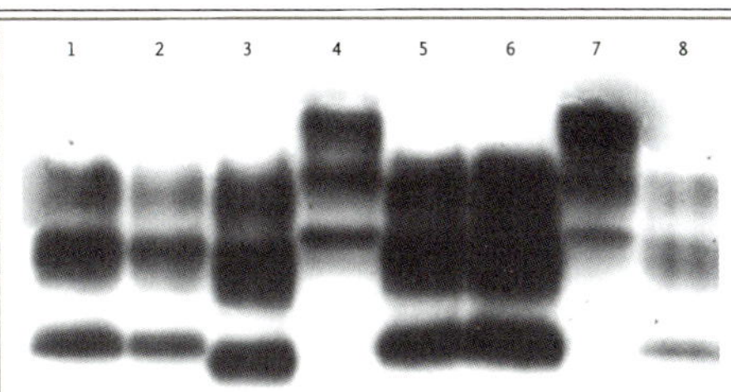

Figure 4. Western Blotting of Tissue Homogenates for PrP.
Tissue from the patient and controls is shown as follows: lane 1, occipital cortex; lane 2, reference case, type 1 PrP^{Sc}; lane 3, reference case, type 2 PrP^{Sc}; lanes 4,5, and frontal cortex; lanes 7 and 8, cerebellum. Lanes 1, 2, 3, 5, 6, and 8 were digested with proteinase K before loading onto the gel. The higher molecular weight bands reflect the presence of mono- and di- N–linked glycosylation of PrP. The PrP^{Sc} in these homogenates has more monoglycosylated than diglycosylated forms. These data provide additional support for the diagnosis of prion disease.

Dr. Lloyd Axelrod (Internal Medicine): What is the neuropathological basis for the fasciculations in this patient?

Dr. Frosch: Spongiform changes may be seen in the spinal cord gray matter, with neuronal loss from the anterior horns; however, the spinal cord was not examined in this case.

ANATOMICAL DIAGNOSIS

Prion disease (sporadic Creutzfeldt–Jakob disease with MM1) PrP^{Sc}.

Dr. Johnson reports having served on the Cephalon Medical advisory board and having equity ownership in Cephalon; he reports serving as a consultant for Millennium.

REFERENCES

1. Demaerel P, Heiner L, Robberecht W, Sciot R, Wilms G. Diffusion-weighted MRI in sporadic Creutzfeldt-Jakob disease. Neurology 1999;52:205-8.
2. Mittal S, Farmer P, Kalina P, Kingsley PB, Halperin J. Correlation of diffusion-weighted magnetic resonance imaging with neuropathology in Creutzfeldt-Jakob disease. Arch Neurol 2002;59:128-34.
3. Ukisu R, Kushihashi T, Kitanosono T, et al. Serial diffusion-weighted MRI of Creutzfeldt-Jakob disease. AJR Am J Roentgenol 2005;184:560-6.
4. Johnson RT, Gibbs CJ Jr. Creutzfeldt–Jakob disease and related transmissible spongiform encephalopathies. N Engl J Med 1998;339:1994-2004.
5. Bernoulli CC, Masters CL, Gajdusek DC, Gibbs CJ Jr, Harris JO. Early clinical features of Creutzfeldt-Jakob disease (subacute spongiform encephalopathy). In: Prusiner SB, Hadlow WJ, eds. Slow transmissible diseases of the nervous system. Vol. 1. New York: Academic Press, 1979:229-41.
6. Zeidler M, Green A. Advances in diagnosing Creutzfeldt-Jakob disease with MRI and CSF 14-3-3 protein analysis. Neurology 2004;63:410-1.
7. Erdtmann R, Sivitz LB, eds. Advancing prion science: guidance for the National Prion Research Program. Washington, D.C.: National Academies Press, 2004.
8. Brown P, Preece M, Brandel J-P, et al. Iatrogenic Creutzfeldt-Jakob disease at the millennium. Neurology 2000;55:1075-81.
9. Medori R, Tritschler H-J, LeBlanc A, et al. Fatal familial insomnia: a prion disease with a mutation at codon 178 of the prion protein gene. N Engl J Med 1992;326:444-9.
10. Montagna P, Gambetti P, Cortelli P, Lugaresi E. Familial and sporadic fatal insomnia. Lancet Neurol 2003;2:167-76.
11. Mastrianni JA, Nixon R, Layzer R, et al. Prion protein conformation in a patient with

sporadic fatal insomnia. N Engl J Med 1999; 340:1630-8.
12. Scaravilli F, Cordery RJ, Kretzschmar H, et al. Sporadic fatal insomnia: a case study. Ann Neurol 2000;48:665-8.
13. Kawasaki K, Wakabayashi K, Kawakami A, et al. Thalamic form of Creutzfeldt-Jakob disease or fatal insomnia? Report of a sporadic case with normal prion protein genotype. Acta Neuropathol (Berl) 1997; 93:317-22.
14. Will RG, Ward HJ. Clinical features of variant Creutzfeldt-Jakob disease. Curr Top Microbiol Immunol 2004;284:121-32.
15. Llewelyn CA, Hewitt PE, Knight RSG, et al. Possible transmission of variant Creutzfeldt-Jakob disease by blood transfusion. Lancet 2004;363:417-21.
16. Case Records of the Massachusetts General Hospital (Case 46-1961). N Engl J Med 1961;264:1359-64.
17. Brown P, Wolff A, Gajdusek DC. A simple and effective method for inactivating virus infectivity in formalin-fixed tissue samples from patients with Creutzfeldt-Jakob disease. Neurology 1990;40:887-90.
18. Lugaresi E, Medori R, Montagna P, et al. Fatal familial insomnia and dysautonomia with selective degeneration of thalamic nuclei. N Engl J Med 1986;315:997-1003.
19. Will RG, Ironside JW, Zeidler M, et al. A new variant of Creutzfeldt-Jakob disease in the UK. Lancet 1996;347:921-5.
20. Ironside JW, Head MW, Bell JE, McCardle L, Will RG. Laboratory diagnosis of variant Creutzfeldt-Jakob disease. Histopathology 2000;37:1-9.
21. Hill AF, Butterworth RJ, Joiner S, et al. Investigation of variant Creutzfeldt-Jakob disease and other human prion diseases with tonsil biopsy samples. Lancet 1999;353: 183-9.
22. Hilton DA, Sutak J, Smith MEF, et al. Specificity of lymphoreticular accumulation of prion protein for variant Creutzfeldt-Jakob disease. J Clin Pathol 2004;57:300-2.
23. Parchi P, Giese A, Capellari S, et al. Classification of sporadic Creutzfeldt-Jakob disease based on molecular and phenotypic analysis of 300 subjects. Ann Neurol 1999; 46:224-33.
24. Gambetti P, Kong Q, Zou W, Parchi P, Chen SG. Sporadic and familial CJD: classification and characterisation. Br Med Bull 2003;66:213-39.
25. Ironside JW, Head MW. Neuropathology and molecular biology of variant Creutzfeldt-Jakob disease. Curr Top Microbiol Immunol 2004;284:133-59.
26. Peden AH, Head MW, Ritchie DL, Bell JE, Ironside JW. Preclinical vCJD after blood transfusion in a PRNP codon 129 heterozygous patient. Lancet 2004;364:527-9.

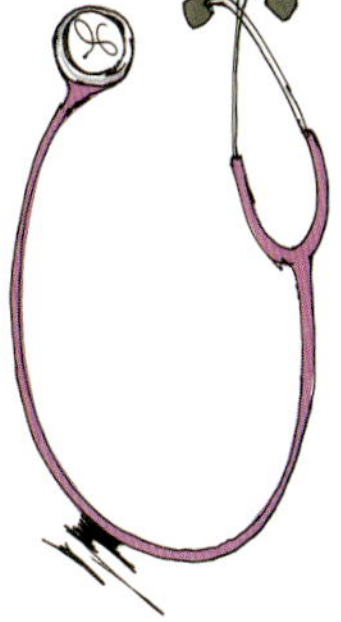

The NEW ENGLAND JOURNAL of MEDICINE

CASE RECORDS of the MASSACHUSETTS GENERAL HOSPITAL

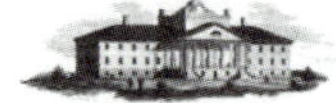

Case 12-2004: A 38-Year-Old Woman with Acute Onset of Pain in the Chest

Patrick T. O'Gara, M.D., Alan J. Greenfield, M.D., Nadeem A. Afridi, M.D., and Stuart L. Houser, M.D.

PRESENTATION OF CASE

From the Cardiovascular Division, Brigham and Women's Hospital (P.T.O.); the Departments of Radiology (A.J.G.) and Pathology (S.L.H.) and the Cardiology Division (N.A.A.), Massachusetts General Hospital; and the Departments of Medicine (P.T.O., N.A.A.), Radiology (A.J.G.), and Pathology (S.L.H.), Harvard Medical School — all in Boston.

N Engl J Med 2004;350:1666-74.

A 38-year-old woman was admitted to the hospital because of the acute onset of pain in the chest and upper back.

Two weeks before admission, the patient had given birth by cesarean section at eight and a half months' gestation to a healthy female infant. Early in the pregnancy, the patient had experienced chest pain. A cardiac ultrasonographic examination revealed mild aortic regurgitation, and the result of a cardiac stress test was normal. At that time, she was gravida 11, para 3, having had seven first-trimester miscarriages. The delivery was complicated by loss of blood and a drop in the hematocrit to 17 percent; she did not receive a transfusion, and oral iron supplementation was begun. She was discharged one week after delivery.

One week after discharge, the patient awoke with what she described as "pressure" pain, which was maximal at onset, located initially in the throat, then radiated over the anterior aspect of her chest and midway down her back. She had persistent neck pain with movement. She reported that the pain did not have a stabbing or burning quality and that it did not radiate to either arm or to her jaw. The pain was accompanied by mild dyspnea, wheezing, sweating, chilliness, and nausea. There was no vomiting, cough, fever, rash, arthralgia, headache, or claudication of the jaw, arms, or legs.

She was taken to the hospital where she had given birth. An electrocardiogram showed no abnormalities except for sinus tachycardia. A computed tomographic (CT) scan of the thorax reportedly showed no evidence of pulmonary embolism but revealed inflammatory changes of the aortic arch, a small pericardial effusion, and a pulmonary artery diameter of 3.2 cm. She was transferred to this hospital.

The patient had a history of hypothyroidism, asthma, and gestational diabetes mellitus. She had no history of pulmonary embolism or deep venous thrombosis. A cholecystectomy had been performed 11 years previously, and a cesarean section had been performed 9 years previously because of abruptio placentae. Her medications were levothyroxine, insulin, albuterol as needed, multivitamins, orally administered iron, and ascorbic acid. The dose of levothyroxine had not been adjusted during her recent pregnancy, and she had not regularly checked her blood glucose levels. She was allergic to penicillin and sulfonamides. She resided with her husband, her infant daughter, and two other daughters; a son lived with his biologic father. Her father had had hypertension and had the first of several strokes at 35 years of age; he had died of a stroke at the age of 45. Her mother was well.

The temperature was 36.1°C, the pulse 89 beats per minute, and the respiratory rate 24 breaths per minute. The blood pressure was 140/65 mm Hg in both arms, and the arterial oxygen saturation was 100 percent while the patient was breathing ambient air.

She was pale, short, and overweight. There was no rash or lymphadenopathy, and there were no splinter hemorrhages. The jugular venous pressure was normal, and the thyroid gland was not enlarged. The lungs were clear. A decrescendo pandiastolic murmur, grade 3 of 4, was heard along the upper sternal area, and a grade 1 systolic murmur was present. The abdomen showed only a healing surgical incision. There was peripheral edema (+); the pulses in the arms and legs were ++ and equal bilaterally. The results of a rectal examination were normal, and a stool specimen was negative for occult blood. The results of a neurologic examination were normal, except that the plantar responses were absent.

Laboratory tests were performed (Table 1). The levels of glucose, urea nitrogen, creatinine, conjugated and total bilirubin, aspartate aminotransferase, alanine aminotransferase, alkaline phosphatase, troponin T, and the creatine kinase MB isoenzyme were normal. A serologic test for syphilis was negative. An electrocardiogram and a chest radiograph were normal.

Table 1. Laboratory Values.

Variable	First Hospital Day	Second Hospital Day
Hematocrit (%)	17.0	19.6
White cells (per mm³)	9,000	8,500
Differential count (%)		
Neutrophils	83	
Lymphocytes	14	
Monocytes	3	
Platelets (per mm³)	504,000	492,000
Erythrocyte sedimentation rate (mm/hr)	113	
Mean corpuscular volume (μm³)	94	
Prothrombin time (sec)*	13.9	
Partial-thromboplastin time (sec)	24.5	
Protein (g/dl)		
Total	6.1	
Albumin	2.3	
Globulin	3.8	
Sodium (mmol/liter)	141	142
Potassium (mmol/liter)	4.5	4.3
Chloride (mmol/liter)	114	103
Carbon dioxide (mmol/liter)	20.7	22.5

* The normal range is 11.2 to 13.1 seconds.

A specimen of blood was drawn for culture, and 2 units of packed red cells were transfused. Vancomycin, gentamicin, levothyroxine, ferrous sulfate, minidose heparin, and esomeprazole were given. The chest pain was unrelenting and was adequately relieved only by patient-controlled morphine analgesia.

On the second hospital day, the peripheral edema was no longer evident. The blood pressure was 135/85 mm Hg in both arms. The results of laboratory tests are reported in Table 1. The level of the creatine kinase MB isoenzyme was normal, as was the level of troponin T. A transthoracic Doppler echocardiographic examination showed mild mitral regurgitation, without evidence of mitral-valve prolapse, mitral vegetations, or left atrial dilatation. The aortic valve was tricuspid, without stenosis or vegetations. There was mild-to-moderate aortic regurgitation on Doppler examination, with an eccentric jet that was angled directly at the anterior mitral leaflet. The aortic annulus and root were dilated, and the aortic diameter was 40 mm at the sinuses of Valsalva (normal value, 40), 42 mm at the sinotubular junction (normal value, <36), and 47 mm at the ascending aorta (normal value, <36). The size and function of the left ventricle were within normal limits, and no wall-motion abnormalities were detected. There was Doppler evidence of mild tricuspid regurgitation, without evidence of valvular vegetations. The estimated right ventricular systolic pressure was 45 mm Hg. The size and function of the right ventricle were normal. There was a small pericardial effusion, with diffuse fibrin deposition on the visceral pericardium, and no evidence of pericardial tamponade.

Labetalol was given intravenously, and the systolic blood pressure fell to 125 mm Hg. The patient was transferred to an intensive care unit. A CT scan of the chest (Fig. 1), abdomen, and pelvis, obtained both before and after the intravenous administration of contrast material, showed a soft-tissue linear density of moderate size within the mediastinum; the density was seen predominantly around the aor-

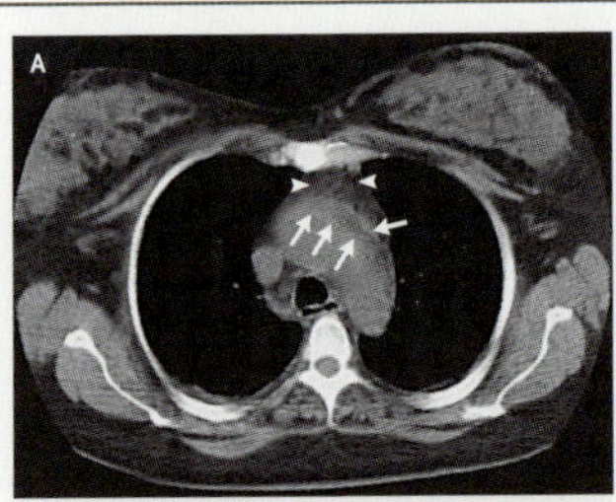

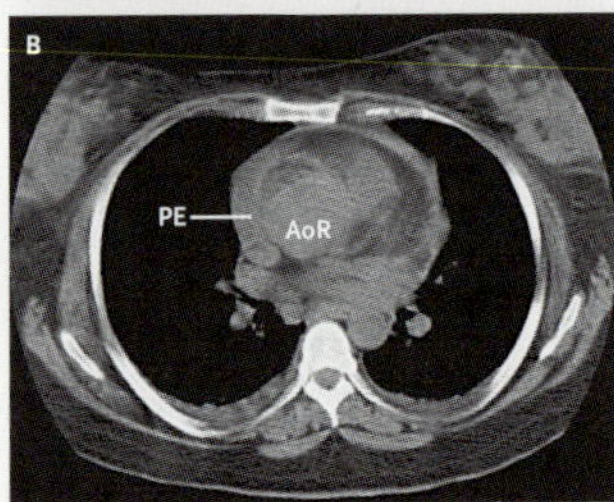

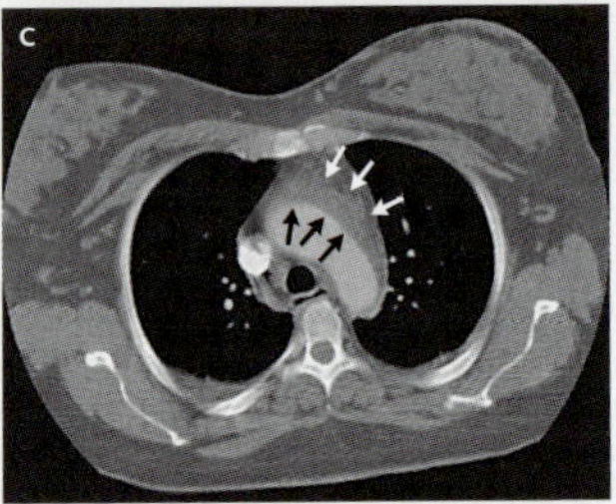

Figure 1. CT Images of the Chest Obtained on the Second Hospital Day.

An image through the aortic arch obtained without the use of contrast material (Panel A) shows thickening of the wall of the aorta (arrows), with a streaky density (arrowheads) extending into the mediastinum. The density of the aortic wall is slightly less than that of the aortic lumen. An image from a more inferior region (Panel B) shows dilatation of the aortic root (AoR), a similar streaky mediastinal density, and a pericardial effusion (PE). A third image obtained at the same level as that shown in Panel A, by CT angiography after the administration of contrast material (Panel C), confirms the presence of marked thickening of the aortic wall (arrows).

tic root and ascending aorta, which was thought to be consistent with inflammation or hemorrhage. The ascending aorta was dilated, with a maximal diameter of 4.5 cm. There was a small pericardial effusion. The origins of the great vessels were normal, and the lungs were clear. Small, bilateral pleural effusions were present. No pneumothorax, pneumomediastinum, or mediastinal or hilar lymphadenopathy was detected. The abdomen and pelvis were normal.

A diagnostic procedure was performed.

DIFFERENTIAL DIAGNOSIS

Dr. Patrick T. O'Gara: Although the differential diagnosis of postpartum chest pain is broad, the clinical and imaging data obtained in the case under discussion identify a life-threatening acute aortic syndrome for which urgent clarification and definitive treatment are indicated. Other conditions that are less well supported by the information provided include pulmonary thromboembolism, infective endocarditis, and spontaneous coronary-artery dissection. The first set of imaging studies did not provide a specific diagnosis, and thus additional diagnostic testing was needed to guide therapy.

May we review the CT images?

Dr. Alan J. Greenfield: The CT scans of the chest obtained on the second hospital day, both before and after the administration of intravenous contrast material (Fig. 1), show a normal aortic contour and a streaky density in the mediastinum that follows the aortic contour. Just above the aortic root, in the periaortic region, there is an area of slightly increased density, which could represent an extravascular hematoma. The aortic root is dilated, measuring 4.5 cm in diameter. The aortic root shows some irregularity, which represents pulsation artifact. There is evidence of a small pericardial effusion. No pulmonary emboli are seen. The descending aorta is normal, and there are small bilateral pleural effusions.

Dr. O'Gara: The nontraumatic acute aortic syndromes include classic aortic dissection, intramural hematoma, penetrating aortic ulcer, and rapid expansion of an aneurysm. The specific features of the case that suggest an impending aortic catastrophe include the migratory nature of the pain, its maximal intensity at onset, the enlargement of the root and ascending portions of the aorta, the associated and progressive aortic regurgitation, the intense periaortic inflammatory changes, and the accompanying pericardial effusion with diffuse fibrin deposition. Potential risk factors for the development of an acute aortic syndrome should be identified.

ACUTE AORTIC SYNDROMES

Aortic Dissection

Classic aortic dissection is defined by the presence of an intimal flap, a double lumen, an entry tear, and one or more reentry sites. It is a highly lethal disorder, with a mortality rate of 1 percent per hour during the first 24 hours after onset and a mortality rate of 75 percent at two weeks in untreated cases.[1] Mortality rates are significantly higher when there is involvement of the ascending aorta (type A) than when the dissection is confined to the descending thoracic aorta beyond the origin of the left subclavian artery (type B).[2] Established risk factors for acute aortic dissection include hypertension, inherited disorders of connective tissue (Marfan's syndrome and Ehlers–Danlos syndrome type IV), bicuspid aortic-valve disease, coarctation, aortitis, pregnancy, surgical manipulation, cardiac catheterization, and cocaine exposure. Common to many of these risk factors is any process that leads to weakening, degeneration, or destruction of the elastin fibers, smooth-muscle cells, or extracellular matrix of the aortic media. Although many of these risk factors can be dismissed in this case, pregnancy merits special emphasis.

Pregnancy and Aortic Dissection

Autopsy studies suggest that at least half of all aortic dissections reported in women younger than 40 years of age occur in the setting of pregnancy, most often in the third trimester or the puerperium.[1,3] Although this association has been questioned by some investigators,[4] there is a reasonable body of evidence supporting its biologic plausibility, and there are numerous case reports attesting to the occurrence of aortic dissection in pregnant women in the absence of other known predisposing risk factors.[5-7] Manalo-Estrella and Barker describe several changes within the aortas of 16 pregnant women, including fragmentation of reticulin fibers, a decrease in ground substance, loss of the normal corrugated appearance of elastic fibers, and hypertrophy and hyperplasia of smooth-muscle cells.[8] Subsequent investigations have identified estrogen and relaxin as the most likely causes. In addition to its well-known vasodilatory, anticoagulant, antifibrinolytic, and lipoprotein-altering properties, estrogen has been shown to enhance the release of matrix metalloproteinase 2 from vascular smooth-muscle cells in a dose-dependent fashion.[9] Relaxin is structurally related to insulin and insulin-like growth factor I and has several effects on the homeostasis of the extracellular matrix, which involve associated increases in the levels of several matrix metalloproteinases (2, 3, 9, and 13) and reductions in the levels of tissue inhibitors of matrix metalloproteinase 1 and matrix metalloproteinase 2.[10,11] The combined effects of estrogen and relaxin may thus alter the structural integrity of the aorta, promote its remodeling, and render it relatively more susceptible to injury during or shortly after pregnancy. The hemodynamic stresses of pregnancy, labor, and delivery contribute only secondarily and therefore do not explain the continued predisposition to aortic dissection associated with the early postpartum period.

Aortic Intramural Hematoma

In approximately 4 to 11 percent of cases examined at autopsy, and in as many as 10 to 30 percent of suspected clinical cases of acute aortic dissection, an intimal flap is not seen.[12-15] Aortic intramural hematoma is a distinct pathologic entity characterized by the absence of an entry tear, absence of an intimal flap, and absence of evidence of communication between the medial hemorrhage and the aortic lumen. The pathogenesis of aortic intramural hematoma is thought to involve the spontaneous rupture of the nutrient vasa vasorum, with circumferential or longitudinal spread of the hematoma over a variable distance. Some investigators have postulated that the inciting event is an intimal tear that is too small to be seen but that nevertheless allows blood access to the media and thus leads to thrombosis.[16] Risk factors and clinical features at presentation are similar to those of aortic dissection. The criteria for diagnosis with the use of transesophageal echocardiography, CT, and magnetic resonance imaging (MRI) have been established.[15] Even with current imaging techniques, however, it is not always possible to distinguish an aortic intramural hematoma from a noncommunicating aortic dissection in which sealing of the entry and exit tears, thrombosis of the false lumen, and reapposition of the intimal layer have occurred.

Aortic intramural hematoma may have a variable natural history with, in some cases, progression to frank dissection or rupture or, in others, regression and resorption of the hematoma over time. Factors that portend a higher risk of death or major complications include involvement of the ascending aorta, a maximal aortic diameter greater than 5 cm on initial examination, a progressive increase in the thickness of the aortic wall on serial studies, and ulceration of the aortic wall.[17-19] The management of this disorder is similar to that for aortic dissection and consists of surgery for ascending aortic involvement and initial medical therapy for descending aortic disease, although controversy about appropriate treatment lingers.[20,21] The CT images in the case under discussion do not provide clear differentiation of the aortic wall from the surrounding mediastinal inflammation, nor do they provide convincing evidence of either aortic dissection or aortic intramural hematoma. However, clinical suspicion must remain high.

Penetrating Aortic Ulcer

Erosion of the internal elastic membrane that lies beneath an inflammatory atherosclerotic plaque may allow luminal blood to burrow into the aortic media and thus lead to the formation of a penetrating aortic ulcer.[22-24] These lesions occur most commonly in the descending thoracic aorta, usually in elderly patients with hypertension and atherosclerosis. Ulcer-like projections of contrast beyond the aortic lumen, mural thickening, and displacement of intimal calcium, in the absence of an intimal flap, constitute the CT criteria for diagnosis. The penetrating aortic ulcer and surrounding hematoma may stabilize with conservative therapy or progress to form a saccular aneurysm, pseudoaneurysm, dissection, or frank rupture.[22] The findings in this case are not consistent with a diagnosis of penetrating aortic ulcer.

Table 2. Possible Causes of a Fusiform Ascending Aortic Aneurysm.

Inherited disorders of connective tissue
Marfan's syndrome (mutation in *FBN1*)
Ehlers–Danlos syndrome type IV (mutation in *COL3A1*)
Other genetic disorders (mutation in *FAA1* or at 5q13-14)
Bicuspid aortic-valve disease
Aortitis
Inflammatory
Seronegative spondyloarthropathic disorders
Other (relapsing polychondritis, Behçet's syndrome, or Cogan's syndrome)
Giant-cell aortitis
Takayasu's arteritis
Infectious
Syphilis
Poststenotic dilatation
Severe aortic stenosis
Chronic aortic dissection
Previous blunt trauma

Expansion of an Aortic Aneurysm

The case record and CT images suggest that the enlargement of the ascending aorta may have predated the current presentation with acute pain. The causes of a fusiform ascending aortic aneurysm include the inherited disorders of connective tissue, inflammatory and infectious aortitis, bicuspid aortic-valve disease, poststenotic dilatation, chronic dissection, and previous blunt trauma to the chest wall (Table 2). In addition to the genetic defects that are reported to cause Marfan's syndrome and Ehlers–Danlos syndrome type IV (mutations in *FBN1* and *COL3A1*, respectively), other candidate genetic defects (*FAA1*, 5q13-14) have been reported[25,26] and many more are suspected. Among the possible causes that have been listed, all except an inflammatory aortitis are unlikely.

Would aortitis be a sufficient explanation for this patient's acute pain, the aortic enlargement, aortic regurgitation, wall thickening, and associated mediastinal and pericardial changes? Aortitis can be associated with several of the seronegative spondyloarthropathic disorders (ankylosing spondylitis, inflammatory bowel disease, and psoriasis), relapsing polychondritis, Behçet's syndrome, and Cogan's syndrome — none of which are suggested by the history. Giant-cell aortitis afflicts women who are older than this patient and may be part of a more widespread inflammatory disorder involving symptoms of polymyalgia rheumatica. Takayasu's arteritis occurs in women under the age of 40 years, may have both occlusive and aneurysmal features, may involve the pulmonary arteries, and is characterized histologically by giant cells. Diagnosis in the absence of surgical or autopsy specimens rests on clinical and radiographic findings that are not present in this case, such as claudication, asymmetric or reduced blood pressure in the arms, vascular bruits, involvement of the proximal third of the left subclavian artery, and evidence of more diffuse wall thickening of the aorta or major branch vessels.[27,28] The patient's elevated erythrocyte sedimentation rate may simply reflect a nonspecific inflammatory response to an acute aortic syndrome of any cause.

It is similarly difficult to make a firm connection between the possibility of an inherited thrombophilia, as suggested by this patient's complex obstetrical history and her father's premature stroke, and an inflammatory aortitis. The more common inherited thrombophilias to consider include the antiphospholipid-antibody syndrome, factor V Leiden mutation, the mutation of guanine to adenine at nucleotide 20210 in the gene encoding prothrombin, the mutation of cytosine to thymine at nucleotide 677 in the gene encoding methylenetetrahydrofolate reductase, and deficiencies of proteins C and S.[29] The case record does not provide information relative to these specific conditions.

DIAGNOSTIC STRATEGY

The chest radiograph is abnormal in 60 to 90 percent of cases of aortic dissection. Advances in imaging technology during the past 10 to 15 years have led to improved recognition and understanding of the acute aortic syndromes. Numerous studies have established the clear superiority of transesophageal echocardiography, CT scanning with the use of contrast material, and MRI over traditional contrast aortography for the diagnosis and characterization of these disorders, which are often not distinguishable on clinical grounds alone. Current noninvasive imaging techniques can establish the diagnosis of aortic dissection with excellent (greater than 90 percent) sensitivity and specificity.[30,31] Although CT scanning of the chest and transesophageal echocardiography are the most frequently used initial tests, experience has shown that multiple or sequential studies are commonly needed when the first study reveals abnormal, but not definitive, findings and the clinical suspicion of aortic dissection remains high.[32] Neither intravascular ultrasonography nor assays for a serum biomarker for acute aortic dissection (smooth-muscle myosin heavy-chain protein) are routinely available for clinical use.[33,34]

SUMMARY

This woman's presentation was most consistent with the presence of an acute aortic syndrome occurring in the postpartum period. An additional imaging study was urgently required to define more clearly the characteristics of thickening of the aortic wall and to guide further management. The choice between transesophageal echocardiography and MRI as the second imaging study depends on availability, the patient's safety, and institutional expertise. In most centers in the United States, transesophageal echocardiography is used much more frequently than MRI. Among the acute aortic syndromes, an aortic dissection or an aortic intramural hematoma would be more likely diagnoses than acute expansion due to aortitis. The distinction between aortic dissection and aortic intramural hematoma is less important than urgent surgical repair for ascending aortic involvement.

Dr. Nancy Lee Harris (Pathology): Dr. Januzzi, you saw this patient shortly after her admission. Can you give us your thoughts?

Dr. James L. Januzzi (Cardiology and Thoracic Aortic Center): She was referred with a working diagnosis of aortitis. However, after reviewing all the available information, I thought that a proximal aortic dissection had occurred in the peripartum period. Transesophageal echocardiography was our diagnostic procedure of choice and was performed after her arrival in the intensive care unit.

CLINICAL DIAGNOSIS

Proximal aortic dissection after pregnancy.

DR. PATRICK T. O'GARA'S DIAGNOSIS

Type A noncommunicating acute aortic dissection or intramural hematoma.

PATHOLOGICAL DISCUSSION

Dr. Harris: Dr. Afridi, will you present the results of the echocardiographic study?

Dr. Nadeem A. Afridi: A transesophageal echocardiogram showing the long axis of the aorta revealed a focal linear flap that comes in and out of view, just distal to the aortic valve — a finding consistent with the presence of a type A dissection (Fig. 2A and Supplementary Appendix 1, available with the full text of this article at www.nejm.org). The dissection did not involve the coronary vessels. There was a small pericardial effusion. The walls of the aorta appeared pristine; there was some thickness in the anterior wall, but it was not consistent with an intramural hematoma. The aorta was slightly dilated, to about 4.4 cm (just above the normal range) in the ascending aorta. In addition, there is an eccentric jet of mild-to-moderate aortic insufficiency, which can be seen impinging on the anterior mitral-valve leaflet (Fig. 2B and Supplementary Appendix 2, available with the full text of this article at www.nejm.org).

Dr. Januzzi: The jet of aortic regurgitation in this

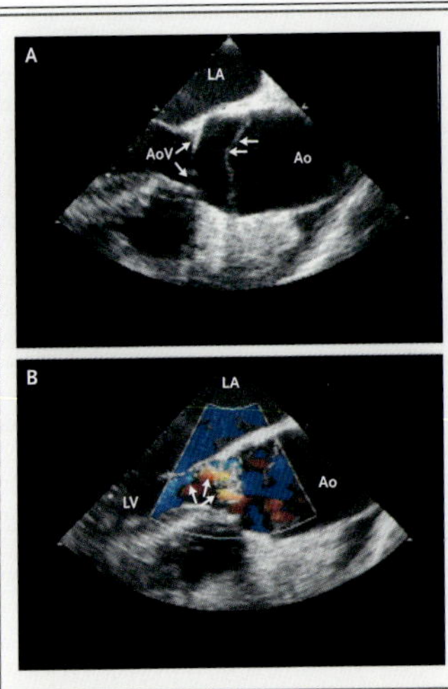

Figure 2. Transesophageal Echocardiogram.
Panel A shows a dissection flap (arrows) in the proximal ascending aorta (Ao). A color Doppler study of the same view (Panel B) shows an eccentric jet of aortic regurgitation (arrows) directed toward and impinging on the anterior mitral leaflet. AoV denotes aortic valve, LA left atrium, and LV left ventricle.

case is very eccentric, implying malcoaptation of the aortic leaflets, with aortic-leaflet prolapse as a consequence. This prolapse is due to distortion of the valve by dilation of the aortic root. The dissection was focal, and no false lumen was seen. Indeed, it was best considered a linear tear in the intima without proximal or distal extension. I believe that this patient had had a recent aortic dissection with a rupture that had sealed off, with intense mediastinal inflammation as a consequence. Although the pericardial effusion was small on the echocardiogram, the CT image suggested the presence of blood in the pericardium.

Dr. Harris: Dr. Houser will present the operative and pathologic findings.

Dr. Stuart L. Houser: Dr. Jennifer Walker performed an urgent surgical exploration through a median sternotomy. There was a large, serosanguineous pericardial effusion; the ascending aorta had a sausage-like appearance with a bluish-purple hue, especially on the left side. When the aorta was opened, a near-circumferential intimal tear just above the coronary ostia was seen. The abnormal area of the aorta was resected, and reconstruction with an aortic tube graft and resuspension of the aortic valve were performed.

Microscopical examination of the resected segment of the aorta showed prominent hemorrhage in the adventitia (Fig. 3A), which accounted for the thickening of the wall seen on the CT scanning and the bluish discoloration seen during the operation. There was a small amount of basophilic extracellular material consistent with the presence of acidic mucopolysaccharides in the tunica media and a few focal areas of cystic degeneration (Fig. 3B). Fibrin and neutrophils were focally present in the media, indicating a medial dissection (Fig. 3C). Special stains revealed only minimal focal fracturing of elastic laminae (Fig. 3D) and a uniform pattern of collagen fibers — features that tend to exclude a disorder of connective tissue. There was no evidence of aortitis.

Dr. O'Gara: This case satisfies the well-known clinical dictum that if the index of suspicion for a life-threatening acute aortic syndrome is high and the results of the first diagnostic tests are either ambiguous, uncertain, or nondiagnostic, additional testing must be performed as quickly as possible. Nearly half the cases involving acute aortic dissection require two studies before the appropriate diagnosis can be made.

Dr. Harris: Dr. Evans-Molina, you took care of this patient both before and after the operation. Can you give us the follow-up information?

Dr. Carmella Evans-Molina (Medicine): The patient did very well postoperatively. Her trachea was extubated on the first postoperative day, and she was discharged home on the fourth postoperative day. The results of an evaluation for hypercoagulability, based on findings with respect to anticardiolipin antibodies, lupus anticoagulant, protein S, protein C, activated protein C resistance, homocysteine, and antithrombin III, were all normal. Her elevated erythrocyte sedimentation rate returned to normal.

The patient was recently readmitted for a two-day period with recurrent chest pain six months after the hospitalization under discussion. Evaluation with transesophageal echocardiography and CT

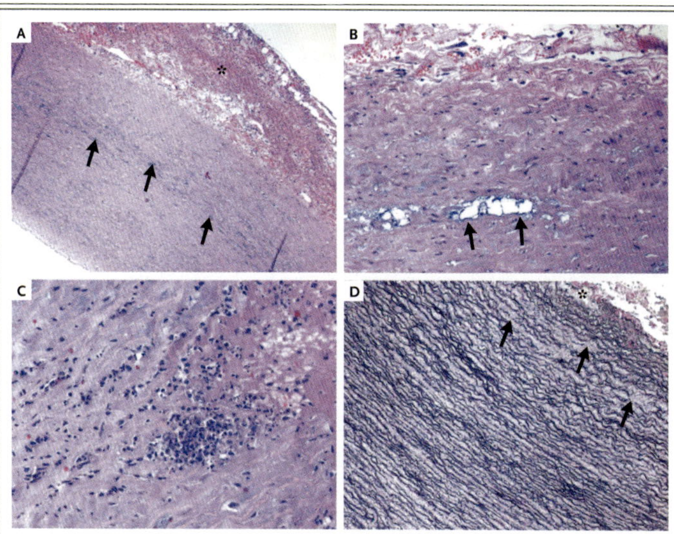

Figure 3. Histologic Sections of the Resected Segment of the Aortic Wall.

Hemorrhage is seen in the adventitia (Panel A, asterisk), and basophilic pools of extracellular matrix (arrows) are scattered in the tunica media (hematoxylin and eosin, ×50). Focal cystic degeneration (Panel B, arrows) is found in the outer third of the tunica media (hematoxylin and eosin, ×200). The medial dissection contains fibrin and neutrophils (Panel C, hematoxylin and eosin, ×320). There is only focal fragmentation of elastic lamellae in the outer third of the media (Panel D, arrows); the asterisk indicates the adventitia (Verhoeff–van Gieson elastic stain, ×100).

scanning for recurrent dissection showed no abnormality. A stress test and coronary angiography showed no abnormalities. She has continued to have intermittent chest pain without a clear cause.

ANATOMICAL DIAGNOSIS

Proximal aortic dissection, associated with pregnancy.

REFERENCES

1. Hirst AE Jr, Johns VJ Jr, Kime SW Jr. Dissecting aneurysm of the aorta: a review of 505 cases. Medicine (Baltimore) 1958;37:217-79.
2. Hagan PG, Nienaber CA, Isselbacher EM, et al. The International Registry of Acute Aortic Dissection (IRAD): new insights into an old disease. JAMA 2000;283:897-903.
3. Mandel W, Evans EW, Walford RL. Dissecting aortic aneurysm during pregnancy. N Engl J Med 1954;251:1059-61.
4. Oskoui R, Lindsay J Jr. Aortic dissection in women <40 years of age and the unimportance of pregnancy. Am J Cardiol 1994;73:821-3.
5. Schnitker MA, Bayer CA. Dissecting aneurysm of the aorta in young individuals, particularly in association with pregnancy: with report of a case. Ann Intern Med 1944;20:486-511.
6. Rutherford RB, Nolte JE. Aortic and other arterial dissections associated with pregnancy. Semin Vasc Surg 1995;8:299-305.
7. Zeebregts CJ, Schepens MA, Hameeteman TM, Morshuis WJ, de la Riviere AB. Acute aortic dissection complicating pregnancy. Ann Thorac Surg 1997;64:1345-8.
8. Manalo-Estrella P, Barker AE. Histopathologic findings in human aortic media associated with pregnancy. Arch Pathol 1967;83:336-41.
9. Wingrove CS, Garr E, Godsland IF, Stevenson JC. 17β-Oestradiol enhances release of matrix metalloproteinase-2 from human vascular smooth muscle cells. Biochem Biophys Acta 1998;1406:169-74.
10. Qin X, Chua RH, Ohira RH, Bryant-Greenwood GD. An autocrine/paracrine role of human decidual relaxin. II. Stromelysin-1 (MMP-3) and tissue inhibitor of matrix metalloproteinase-1 (TIMP-1). Biol Reprod 1997;56:812-20.
11. Williams EJ, Benyon RC, Trim N, et al. Relaxin inhibits effective collagen deposition by cultured hepatic stellate cells and decreases rat liver fibrosis in vivo. Gut 2001;49:577-83.

12. Nienaber CA, von Kodolitsch Y, Petersen B, et al. Intramural hemorrhage of the thoracic aorta: diagnostic and therapeutic implications. Circulation 1995;92:1465-72.
13. Maraj R, Rerkpattanapipat P, Jacobs LE, Makornwattana P, Kotler MN. Meta-analysis of 143 reported cases of aortic intramural hematoma. Am J Cardiol 2000;86:664-8.
14. Mohr-Kahaly S. Aortic intramural hematoma: from observation to therapeutic strategies. J Am Coll Cardiol 2001;37:1611-3.
15. Sawhney N, DeMaria AN, Blanchard DG. Aortic intramural hematoma: an increasingly recognized and potentially fatal entity. Chest 2001;120:1340-6.
16. Cambria RP. Regarding "analysis of predictive factors for progression of type B aortic intramural hematoma with computed tomography." J Vasc Surg 2002;35:1295-6.
17. Kaji S, Nishigami K, Akasaka T, et al. Prediction of progression or regression of type A aortic intramural hematoma by computed tomography. Circulation 1999;100: Suppl II:II-281–II-286.
18. Ganaha F, Miller DC, Sugimoto K, et al. Prognosis of intramural hematoma with and without penetrating atherosclerotic ulcer: a clinical and radiological analysis. Circulation 2002;106:342-8.
19. Nienaber CA, Sievers HH. Intramural hematoma in acute aortic syndrome: more than one variant of dissection? Circulation 2002;106:284-5.
20. Song J-K, Kim H-S, Song J-M, et al. Outcomes of medically treated patients with aortic intramural hematoma. Am J Med 2002;113:181-7.
21. Isselbacher EM. Intramural hematoma of the aorta: should we let down our guard? Am J Med 2002;113:244-6.
22. Cooke JP, Kazmier FJ, Orszulak TA. The penetrating aortic ulcer: pathologic manifestations, diagnosis, and management. Mayo Clin Proc 1988;63:718-25.
23. Kazerooni EA, Bree RL, Williams DM. Penetrating atherosclerotic ulcers of the descending thoracic aorta: evaluation with CT and distinction from aortic dissection. Radiology 1992;183:759-65.
24. Mohiaddin RH, McCrohon J, Francis JM, Barbir M, Pennell DJ. Contrast-enhanced magnetic resonance angiogram of penetrating aortic ulcer. Circulation 2001;103:e18 (Web only). (Accessed March 23, 2004, at http://www.circulationaha.org)
25. Guo D, Hasham S, Kuang S-Q, et al. Familial thoracic aortic aneurysms and dissections: genetic heterogeneity with a major locus mapping to 5q13-14. Circulation 2001; 103:2461-8.
26. Vaughan CJ, Casey M, He J, et al. Identification of a chromosome 11q23.2-q24 locus for familial aortic aneurysm disease, a genetically heterogenous disorder. Circulation 2001;103:2469-75.
27. Ishikawa K. Diagnostic approach and proposed criteria for the clinical diagnosis of Takayasu's arteriopathy. J Am Coll Cardiol 1988;12:964-72.
28. Arend WP, Michel BA, Bloch DA, et al. The American College of Rheumatology 1990 criteria for the classification of Takayasu arteritis. Arthrits Rheum 1990;33:1129-34.
29. Kupferminc MJ, Eldor A, Steinman N, et al. Increased frequency of genetic thrombophilia in women with complications of pregnancy. N Engl J Med 1999;340:9-13. [Erratum, N Engl J Med 1999;341:384.]
30. Pretre R, Von Segesser LK. Aortic dissection. Lancet 1997;349:1461-4.
31. Khan IA, Nair CK. Clinical, diagnostic, and management perspectives of aortic dissection. Chest 2002;122:311-28.
32. Moore A, Eagle KA, Bruckman D, et al. Choice of computed tomography, transesophageal echocardiography, magnetic resonance imaging, and aortography in acute aortic dissection: International Registry of Acute Aortic Dissection (IRAD). Am J Cardiol 2002;89:1235-8.
33. Chavan A, Hausmann D, Dresler C, et al. Intravascular ultrasound-guided percutaneous fenestration of the intimal flap in the dissected aorta. Circulation 1997;96:2124-7.
34. Suzuki T, Katoh H, Tsuchio Y, et al. Diagnostic implications of elevated levels of smooth-muscle myosin heavy-chain protein in acute aortic dissection: the Smooth Muscle Myosin Heavy Chain Study. Ann Intern Med 2000;133:537-41.

The NEW ENGLAND JOURNAL of MEDICINE

CASE RECORDS of the MASSACHUSETTS GENERAL HOSPITAL

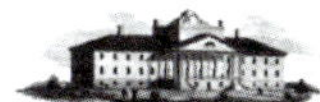

Case 30-2004: A 37-Year-Old Woman with Paresthesias of the Arms and Legs

Peter W. Marks, M.D., Ph.D., and Lawrence R. Zukerberg, M.D.

PRESENTATION OF CASE

A 37-year-old woman was seen in the clinic because of numbness in the arms and legs.

Four months earlier, she had noticed tingling and numbness in the fingertips, without weakness, three weeks after having last ridden a bicycle. She consulted her primary care physician. The temperature was 37.2°C and the blood pressure 115/85 mm Hg. The height was 1.75 m and the weight 69.1 kg. The lungs were clear to auscultation, and the heart sounds were normal. No rash or lymphadenopathy was found. Examination of the breasts, abdomen, and arms and legs and a pelvic examination revealed no abnormalities. The range of motion of the neck and the hand-grip strength were normal; the sensation in the hands also seemed to be intact. No treatment was given, and the symptoms resolved after three weeks.

Two and a half months later she noticed fresh blood on the toilet tissue after passing a stool. Rectal examination revealed a hemorrhoid. Shortly thereafter she had a brief illness, characterized by nausea, possible fever, and leg fatigue on exertion. During the next several weeks, she noticed the onset of numbness and tingling that extended from the fingertips to the upper arms; subsequently, numbness and tingling developed in the legs as well. She also noticed weakness in her legs, to the extent that she could no longer run a mile and was losing her balance. She recalled seeing apparent insect bites on her lower legs after riding a bicycle in tall grass in the spring, in the suburban areas west of Boston. She had not recently traveled outside the Boston area. A review of her diet revealed that she ate meat and dairy products as well as vegetables and grains. She was referred to a neurologist.

Hypothyroidism had been discovered when the patient was 15 years old, and more recently depression had developed. A physical examination four months before the first episode of numbness and tingling had revealed no abnormalities. At that time, the levels of glucose, urea nitrogen, creatinine, calcium, total bilirubin, total protein, albumin, globulin, electrolytes, aspartate aminotransferase, alanine aminotransferase, and alkaline phosphatase were normal. Tests for IgG antibodies to herpes simplex virus types 1 and 2 were positive; tests for IgM antibodies and antibodies to hepatitis A virus were negative. Other laboratory-test results obtained at the time of that examination are shown in Tables 1 and 2. She took levothyroxine (200 μg) and sertraline (100 mg) daily. She was not married, and she worked in an office. She did not smoke or drink alcohol.

From the Department of Medicine, Division of Hematology, Brigham and Women's Hospital (P.W.M.); the Departments of Medicine (P.W.M.) and Pathology (L.R.Z.), Harvard Medical School; and the Department of Pathology, Massachusetts General Hospital (L.R.Z.) — all in Boston.

N Engl J Med 2004;351:1333-41.

症例5：Pernicious Anemia／悪性貧血

Table 1. Hematologic Laboratory Values.

Variable	4 Mo before Onset of Numbness	4 Mo after Onset of Numbness
Hematocrit (%)	35.7	27.6
Hemoglobin (g/dl)	12.6	10.2
Red cells (per mm³)	3.61×10⁶	2.42×10⁶
Mean corpuscular volume (μm³)	99	114
Mean corpuscular hemoglobin (pg/red cell)	34.9	42.2
Mean corpuscular hemoglobin concentration (g/dl)	35.2	37.1
White cells (per mm³)	5,900	3,200
Differential count (%)		
Neutrophils		37
Lymphocytes		62
Monocytes		1
White-cell morphology		Occasional hypersegmented neutrophils
Red-cell morphology		
Anisocytosis		1+
Macrocytosis		3+
Schistocytosis		1+
Tear-drop forms		1+
Platelets (per mm³)	342,000	288,000

Table 2. Blood Chemical Values.

Variable	4 Mo before Onset of Numbness	4 Mo after Onset of Numbness
Thyrotropin (μU/ml)	10.28	1.82
Thyroxine (μg/dl)*	8.6	
Thyroid hormone–binding index	1.23	
Free thyroxine index	10.6	
Aspartate aminotransferase (U/liter)		38
Alanine aminotransferase (U/liter)		33

* To convert the value for thyroxine to nanomoles per liter, multiply by 12.87.

She exercised regularly by running and riding a bicycle. Menarche had occurred when she was 14 years old, and she had regular menses. Her mother had had a coronary angioplasty, her father had lung and prostate cancer, a brother had asthma, and a paternal aunt had anemia of unknown nature.

At the time of the patient's first visit to the neurologist, four months after the initial onset of tingling and numbness, the blood pressure was 110/80 mm Hg, and the weight 68.8 kg. She appeared well. Her mental status was normal, as were her cranial-nerve and motor functions. There was a slight delay in the relaxation of the deep-tendon reflexes; the plantar responses were flexor. Vibratory sensation was reduced in the feet, as was proprioception; other sensory responses were intact. The result of Romberg's test was normal. Cortical sensation (including graphesthesia, stereognosis, and tactile extinction) was normal.

Radiographs of the lumbar spine revealed no abnormalities. Cranial and cervical magnetic resonance imaging (MRI) and magnetic resonance angiographic studies, performed after the administration of gadolinium, disclosed no intracranial abnormalities. On T_2-weighted images, there was apparent hyperintensity of the cervical spinal cord at the C2-to-C3 level, but at that level, the cord was incompletely evaluated. A subsequent, dedicated MRI study of the cervical spine revealed no abnormalities. Laboratory values obtained at the time of this visit are shown in Tables 1 and 2.

A diagnostic procedure was performed.

DIFFERENTIAL DIAGNOSIS

Dr. Peter W. Marks: This young woman, who had a history of hypothyroidism, had a gradual onset of paresthesias of the hands and arms, followed by paresthesias of the legs, and weakness that affected her ability to exercise. Although I am aware of the diagnosis in this case, it provides an opportunity to review the differential diagnosis of rather nonspecific initial symptoms.

PARESTHESIAS

The term "paresthesia" is used to describe an abnormal burning or prickling sensation. It is often described by patients as numbness or tingling in a part of the body. Inadvertent compression of a nerve by pressure on an arm or leg may cause the transient paresthesia with which most of us are familiar. However, many diseases may be characterized by paresthesia as one of their initial features (Table 3).

Entrapment neuropathies, such as carpal tunnel syndrome, are relatively common. At the time of the patient's initial presentation, when she had paresthesias in the fingers after cycling, carpal tunnel syndrome may have been given serious consideration.[1] However, the subsequent development of paresthesias in both the upper and lower limbs indicates the presence of a systemic disorder. Patients with central nervous system disorders may present

Table 3. Possible Causes of Paresthesias.

Central nervous system disorders
Brain tumors
Cerebrovascular accidents
Multiple sclerosis
Peripheral nervous system disorders
Entrapment neuropathies (e.g., carpal tunnel syndrome)
Hereditary conditions affecting peripheral nerves (e.g., Charcot–Marie–Tooth disease)
Polyneuritis
Trauma
Metabolic disorders
Diabetes mellitus
Hypothyroidism
Porphyria
Uremia
Vitamin B_{12} deficiency
Toxins
Alcohol abuse
Heavy-metal poisoning
Side effects of medications (e.g., vincristine and medications for human immunodeficiency virus infection)
Infections
Encephalitis
Leprosy
Lyme disease
Rheumatologic disorders
Raynaud's phenomenon or disease
Polyarteritis nodosa
Systemic lupus erythematosus
Rheumatoid arthritis
Vasculitis
Cancer and related disorders
Compression of neurologic structures by tumor
Infiltration of nerves by tumor
Paraneoplastic syndromes

with paresthesias, and in a young woman, multiple sclerosis is a concern. However, this patient's MRI examination revealed no abnormalities. No aspect of her history implicated agents such as alcohol, drugs, or other toxins. Many rheumatologic disorders can cause paresthesias, either through central nervous system effects, as in systemic lupus erythematosus, or through vasculitis that affects the peripheral nerves. Cancers may result in nerve compression, may invade or infiltrate the nerves, or may be associated with paraneoplastic phenomena. However, this patient does not have other signs or symptoms suggesting that she has a rheumatologic disease or cancer.

Infectious causes of paresthesia include Lyme disease, which is endemic in several areas of the United States. The presumed insect bites on the patient's legs raise the possibility of a vector-borne disease. Metabolic disorders such as diabetes mellitus, hypothyroidism, porphyria, uremia, and vitamin B_{12} deficiency can cause paresthesias through damage to central or peripheral nervous system structures. The patient had a history of hypothyroidism, but her thyrotropin level was normal at the time of the most recent measurement, although previously it had been abnormally elevated. Vitamin B_{12} (cobalamin) deficiency may cause symmetric paresthesias and disorders of proprioception and vibratory sensation affecting the upper and lower limbs, even in the absence of overt anemia; this patient may have been at increased risk for this disorder, given her history of hypothyroidism. Though categorized as metabolic causes of paresthesias, both hypothyroidism and vitamin B_{12} deficiency may be caused by autoimmune processes. Thus, in broad terms, the most likely causes of paresthesia in this patient are infectious or metabolic.

MACROCYTIC ANEMIA

At the time the patient visited the neurologist because of her symptoms, a complete blood count revealed macrocytic anemia. Macrocytic anemias have a number of causes and may be categorized as megaloblastic or nonmegaloblastic (Table 4). Megaloblastic anemias, which result from defects in DNA synthesis and cell maturation, include anemias due to folate or vitamin B_{12} deficiency, chemotherapeutic agents, or myelodysplasia. Although the patient subsequently had an episode of rectal bleeding from a hemorrhoid, she did not appear to be losing blood rapidly, so a brisk reticulocyte response is unlikely to be the cause of the macrocytosis. Although myelodysplasia would be unusual in a 37-year-old woman, it may occur at this age. The patient was not taking any medication that could cause a macrocytic anemia, such as zidovudine or a folate antagonist such as methotrexate. She did not use alcohol and did not appear to have overt signs of liver disease. Although hypothyroidism may also cause macrocytic anemia, the increase in mean corpuscular volume in this condition is generally limited. Folate or vitamin B_{12} deficiency, on the other hand, may be associated with a substantial increase in the size of red cells. The mean corpuscular volume in this patient — 114 μm³ — would be consistent with such a deficiency.

In this case, the correct diagnosis is suggested by the intersection of causes of paresthesia and causes of marked macrocytosis: vitamin B_{12} (co-

Table 4. Possible Causes of Macrocytic Anemia.

Reticulocyte responses
Normal response to blood loss
Response to hemolysis
Bone marrow failure
Aplastic anemia
Myelodysplasia
Liver disease
Toxins
Alcohol
Chemotherapeutic agents
Thyroid disease
Vitamin deficiencies
Folate deficiency
Vitamin B_{12} deficiency

balamin) deficiency. Since this patient reported eating a diet containing some meat and dairy products, malabsorption of vitamin B_{12} seems more likely than poor intake. In the absence of a history of gastrointestinal surgery or achlorhydria, the most likely cause of this patient's inability to absorb vitamin B_{12} is pernicious anemia. This disorder would explain the patient's progressive paresthesias as well as her other neurologic findings. Although the prevalence of pernicious anemia increases with advancing age, it may occur in young persons, particularly if it is a manifestation of a heritable syndrome.

AUTOIMMUNE POLYENDOCRINE SYNDROME

Pernicious anemia is an autoimmune disorder.[2] In this patient, in whom hypothyroidism and probable pernicious anemia had developed at an early age and who had a family history of anemia, we must consider one of the syndromes of polyglandular failure. At least three major constellations of findings have been identified; they are termed autoimmune polyendocrine syndrome types I, II, and III (Table 5).[3] In type III disease, autoimmune thyroiditis is associated with another organ-specific autoimmune disease. Three subcategories of type III disease have been described, according to the disorder associated with the autoimmune thyroiditis. One of these, type IIIB, which consists of autoimmune thyroiditis and pernicious anemia, is consistent with this patient's characteristics on presentation.

PERNICIOUS ANEMIA

Pathophysiological Features

Dietary vitamin B_{12} binds to intrinsic factor, which is produced by cells in the gastric fundus and body, after it dissociates from protein carriers in the acidic environment of the stomach. It then travels through the gut to the terminal ileum, where it is absorbed through a receptor-mediated process.[4] Deficiency can be caused by a variety of circumstances: dietary insufficiency (which is rare), food cobalamin deficiency (i.e., an inability to split cobalamin from food), achlorhydria (which may be caused by aging, drugs that inhibit gastric acid secretion, or surgery), loss of ileal receptors (which may be caused by resection of the terminal ileum or inflammatory bowel disease), biologic competition (from *Diphyllobothrium latum* [the fish tapeworm] or bacterial overgrowth syndromes), rare congenital syndromes (such as transcobalamin II deficiency), and lack of production of intrinsic factor in the stomach because of pernicious anemia, a process that reflects autoimmune destruction of the gastric parietal and zymogenic cells.

Vitamin B_{12} is required for two key sets of reactions (Fig. 1). In nucleic acid metabolism, it is involved in the folate cycle, and it serves as a methyl group acceptor in the conversion of methyltetrahydrofolate to tetrahydrofolate, which then goes on to participate in purine synthesis. In this process, homocysteine is converted to methionine. The other reaction is the conversion of propionyl–coenzyme A (CoA) to succinyl-CoA through the intermediate methylmalonyl-CoA. Although it has been hypothesized that vitamin B_{12} deficiency affects the central nervous system through this mechanism, findings in patients with enzymatic deficiencies in this pathway do not support this idea. Thus, the cause of the neurologic manifestations of vitamin B_{12} deficiency remains obscure.[5]

Whatever the mechanism, vitamin B_{12} deficiency can be associated with permanent neurologic damage, so appropriate diagnosis and management are critical. Folate supplementation can partially overcome the anemia and the effect of vitamin B_{12} deficiency on the peripheral nerves, but it does not affect the manifestations in the central nervous system.[6]

Diagnostic Testing

Diagnosing vitamin B_{12} deficiency is straightforward when the deficiency is profound and there is a hypoproliferative anemia characterized by marked macrocytosis, hypersegmentation of neutrophils, pancytopenia, and signs of ineffective erythropoiesis (such as elevated levels of lactate dehydrogenase and indirect bilirubin) on laboratory testing. Diagnosing a subtle deficiency, which appears to be increasingly common, is more challenging. In such cases, vitamin B_{12} levels are often in the range of 200 to 300 pg per milliliter (150 to 220 pmol per liter) — low, but often not below the lower limit of normal. Liver disease and myeloproliferative diseases can also lead to falsely low-normal or normal levels of vitamin B_{12} in patients with pernicious anemia.[7] In such situations, measurement of homocysteine and methylmalonic acid levels may be useful for documenting true vitamin B_{12} deficiency and for distinguishing it from folate deficiency (Fig. 2). In vitamin B_{12} deficiency, the levels of both homocysteine and methylmalonic acid are elevated, whereas in most cases of folate deficiency only the homocysteine level is increased. In the absence of renal insufficiency, which can also elevate the homocysteine level, a methylmalonic acid level above the normal range is highly suggestive of vitamin B_{12} deficiency. The combination of a significant elevation in both methylmalonic acid and homocysteine virtually confirms the diagnosis.

Although the Schilling test, which involves the sequential administration of radiolabeled vitamin B_{12} and intrinsic factor, was once commonly used in the evaluation of vitamin B_{12} deficiency, it has fallen out of favor because of its complexity and the need to administer radioactive materials. A test for antibodies against parietal cells may be helpful in some cases, as may a test for antibodies against intrinsic factor, but the former is relatively nonspecific and the latter relatively insensitive (though very specific).

In the patient under discussion, the initial diagnostic procedures should have included a review of the peripheral-blood smear as well as an evaluation of the vitamin B_{12} levels. The necessity of additional diagnostic procedures would then depend on the findings.

Dr. Nancy Lee Harris (Pathology): Dr. Zarghamee-Gavami, you followed this patient during and after her initial evaluation. Would you summarize your thinking before the diagnostic testing?

Dr. Manijeh Zarghamee-Gavami (Medicine): My first concern in this young woman with numbness of the arms and legs was multiple sclerosis, and I ordered the MRI study to evaluate this possibility. Vitamin B_{12} deficiency was my next consideration. Since her thyroid disease was well controlled, I did not think it was the cause of her problems.

Table 5. Autoimmune Polyendocrine Syndromes.

Major Features	Potential Associations
Type I (at least two of the following three features)	
Chronic mucocutaneous candidiasis	Diabetes
or	
Hypoparathyroidism	Hypogonadism
or	
Autoimmune adrenal insufficiency	Pernicious anemia, vitiligo
Type II	
Adrenal insufficiency	Celiac disease
plus either	
Autoimmune thyroid disease	Hypogonadism
or	
Insulin-dependent diabetes mellitus	Pernicious anemia
Type III	
Autoimmune thyroiditis	Celiac disease
plus	
Type 1 diabetes mellitus (type IIIA)	Hypogonadism
or	
Pernicious anemia (type IIIB)	Myasthenia gravis
or	
Vitiligo, alopecia, or both (type IIIC)	Sarcoidosis

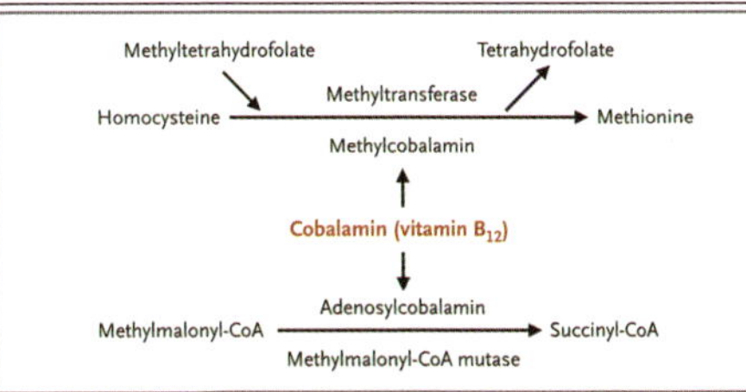

Figure 1. Metabolic Reactions Involving Vitamin B_{12}.

Vitamin B_{12} is involved in both nucleic acid metabolism and lipid metabolism. Its function in nucleic acid metabolism is intimately intertwined with that of folate. Thus, folate supplementation can partially reverse the peripheral effects of vitamin B_{12} deficiency. CoA denotes coenzyme A.

CLINICAL DIAGNOSIS

Pernicious anemia.

DR. PETER W. MARKS'S DIAGNOSIS

Pernicious anemia, possibly associated with the autoimmune polyendocrine syndrome, type IIIB.

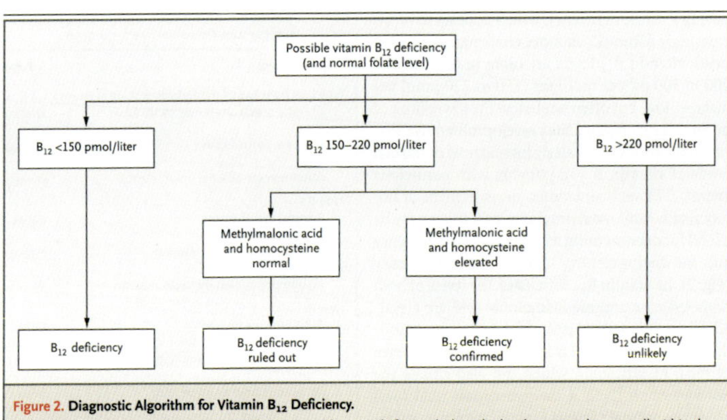

Figure 2. Diagnostic Algorithm for Vitamin B_{12} Deficiency.
Although the diagnosis of vitamin B_{12} deficiency may be straightforward when the levels are very low or well within the normal range, the levels may often be indeterminate. Serum homocysteine and methylmalonic acid levels can help to define true deficiency. To convert the values for vitamin B_{12} to picomoles per liter, multiply by 0.7378.

PATHOLOGICAL DISCUSSION

Dr. Lawrence R. Zukerberg: The peripheral-blood smear showed that approximately 10 percent of the mature neutrophils were hypersegmented, with six or more lobes (Fig. 3). A few hypersegmented neutrophils may be seen in a variety of disorders, but when more than 5 percent of the neutrophils are hypersegmented, the probability of either vitamin B_{12} deficiency or folate deficiency is very high. Hypersegmented eosinophils with three lobes were also present. In addition, there were numerous oval macrocytes and small and fragmented erythrocytes. The high mean corpuscular volume, in conjunction with the findings on the peripheral blood smear, are evidence of megaloblastic anemia. Laboratory studies showed that the level of vitamin B_{12} was very low, at 68 pg per milliliter (50 pmol per liter) (normal, greater than 250 pg per milliliter [184 pmol per liter]). The folate level was slightly above normal. Therefore, the diagnosis was megaloblastic anemia due to vitamin B_{12} deficiency.

To evaluate the cause of the vitamin B_{12} deficiency, an upper gastrointestinal endoscopy was performed, and biopsy specimens were obtained from the duodenum, antrum, and fundus. The duodenum and antrum were normal, with no evidence of chronic gastritis. Low-power microscopical examination of the gastric body and fundus showed extensive atrophy and marked thinning of the mucosa (Fig. 4A). Closer examination showed severe atrophy, with complete absence of fundic glands and of chief and parietal cells. The lamina propria contained a dense lymphocytic infiltrate, and the mucosa showed intestinal metaplasia with goblet cells (Fig. 4B).

The histologic features of severe chronic atrophic gastritis limited to the gastric body and fundus are those of autoimmune gastritis. A test for antibodies to intrinsic factor was positive. Therefore, the diagnosis was pernicious anemia due to autoimmune gastritis, with vitamin B_{12} deficiency.

The pathophysiology of autoimmune gastritis is centered on the hydrogen–potassium ATPase gastric proton pump.[2] This pump is present only in the parietal cells of the gastric body. The initial event appears to be a CD4+ T-cell reaction against the proton pump. The T cells cause parietal-cell injury and result in exposure of both intrinsic factor and the hydrogen–potassium ATPase to antigen-presenting cells, activation of the immune response with secretion of interferon and cytokines, and formation of antibodies against intrinsic factor and the gastric proton pump.

Although the immune response is directed only against the components of the parietal cell, over

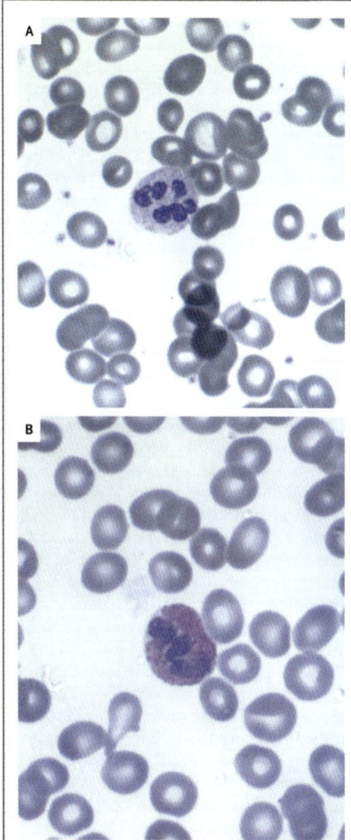

Figure 3. **Peripheral-Blood Smear (Wright's Stain).**
One hypersegmented neutrophil (Panel A) and a three-lobed, hypersegmented eosinophil (Panel B) from different areas of the smear are shown. Many red cells are enlarged and have an oval shape (macro-ovalocytes).

time there is destruction of both the chief and parietal cells. There is loss of gastric glands and infiltration of the lamina propria by lymphocytes and plasma cells, as in the case under discussion. Intestinal metaplasia of the surface mucosa eventually develops, leading to an increased risk of dysplasia and carcinoma. In addition, the lack of acid leads to increased gastrin production and endocrine-cell hyperplasia and, in some patients, the development of multiple carcinoid tumors.

There are additional considerations. First, it has been reported that in some patients both the gastritis and anemia can be reversed by treatment with corticosteroids or azathioprine.[8,9] In some patients treated with immunosuppression, the chronic gastritis disappeared, the gastric mucosa returned to normal, and acid output increased. Thus, immunosuppression may be one way to decrease the risk of dysplasia and carcinoma in these patients, although data showing a reduction in the risk of cancer with such therapy are lacking. *Helicobacter pylori* gastritis may lead to multifocal gastric atrophy, which in some patients leads to hypoacidity and the development of pernicious anemia. In a study of 138 patients with vitamin B_{12} deficiency, *H. pylori* was detected in 56 percent of the patients, and eradication of *H. pylori* improved the anemia and vitamin B_{12} levels in 40 percent of this subgroup.[10] Thus, *H. pylori* appears to be a causative agent in some cases of vitamin B_{12} deficiency in adults; overall, this may be a more common cause than autoimmune gastritis. In this case, there was no evidence of *H. pylori* infection, and the absence of the antral inflammation that is typical of this infection is further evidence against this diagnosis.

DISCUSSION OF MANAGEMENT

Dr. Marks: A hundred years ago, pernicious anemia was a major cause of illness and death. Thanks to the efforts of pioneers in the field of hematology, a treatment for this disorder was developed before its pathophysiology was understood.[11] George Minot, William Murphy, and George Whipple demonstrated that a daily diet that included about 100 to 200 g of beef liver (which we now know contains about 100 to 200 μg of vitamin B_{12}) could rapidly reverse the anemia. In an elegant series of experiments in which red meat was incubated with gastric juice for various lengths of time and then was administered to patients, William Castle demonstrated that gastric juice appeared to contain an "intrinsic factor" that was required for absorption of the "extrinsic factor" (vitamin B_{12}). Vitamin B_{12} was isolated almost simultaneously by two independent groups in 1948, and the nature of its structure was determined by x-ray crystallography.

Today, the treatment of pernicious anemia in-

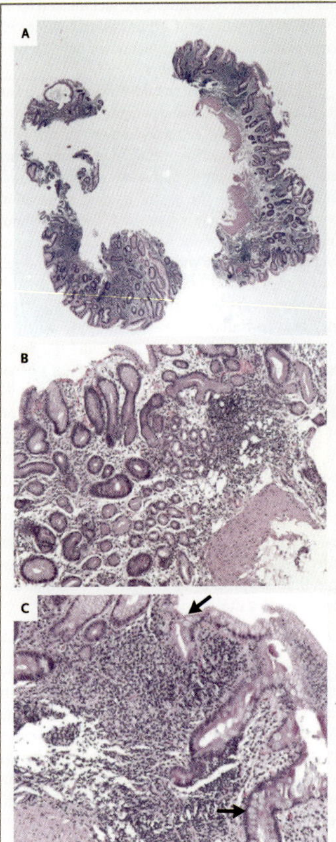

Figure 4. Gastric Biopsy Specimen (Hematoxylin and Eosin).

Low-power magnification of the gastric body (Panel A) shows atrophy with marked mucosal thinning. Higher-power magnification (Panel B and Panel C) shows that the lamina propria is filled with lymphocytes; there are no observable fundic glands or chief or parietal cells, and the surface shows focal intestinal metaplasia with goblet cells (arrows).

volves either parenteral or oral administration of vitamin B_{12}. Although monthly intramuscular injection of 100 to 1000 μg of vitamin B_{12} has long been a standard treatment for vitamin B_{12} deficiency, properly administered oral replacement is equally effective.[12] In patients with mild vitamin B_{12} deficiency, oral administration of 1 to 2 mg of vitamin B_{12} daily can be effective, even as initial therapy. In practice, it is prudent when treating patients with severe deficiency to give parenteral vitamin B_{12} initially. After initial restoration of normal vitamin B_{12} levels, a transition to oral therapy is not unreasonable, although periodic monitoring of the vitamin B_{12} levels in such patients may be desirable. Those who doubt that vitamin B_{12} can be absorbed by mass action in the absence of intrinsic factor need only look to the work of Minot and colleagues: by administering large quantities of liver, they accomplished the same goal.

A lingering question with respect to pernicious anemia is whether surveillance for gastric adenocarcinoma, carcinoids, and colonic polyps is warranted. Although some studies have shown that patients with pernicious anemia have a severalfold increase in the rate of gastric and colorectal cancers, others have not. At this time, there are no formal recommendations in the literature for screening patients with pernicious anemia for gastrointestinal cancers, although periodic screening of younger persons may be reasonable.

This patient could well have an autoimmune polyendocrine syndrome, probably type IIIB. Autoimmune polyendocrine syndrome type IIIB is associated with risks of other disorders, including hypogonadism, myasthenia gravis, rheumatoid arthritis, and sarcoidosis. The patient currently has no evidence of these disorders, but her increased risk for them should be kept in mind as she is followed.

Dr. Deborah J. Wexler (Medicine): What is the prognosis for the recovery of neurologic function?

Dr. Marks: Unfortunately, about 50 percent of patients are left with at least a mild neurologic deficit after the vitamin B_{12} deficiency is corrected. Such residual deficits are more common in patients with long-standing or severe neurologic symptoms before therapy than in those with symptoms of recent onset or those with mild symptoms.

Dr. Lloyd Axelrod (Endocrinology): Could you comment on the risk of hypokalemia in patients with pernicious anemia who are treated with vitamin B_{12}? When is potassium replacement indicated?

Dr. Marks: Parenteral vitamin B_{12} replacement can result in a dramatic proliferation of bone marrow cells, which take up potassium, and patients can become hypokalemic very quickly. In a person whose vitamin B_{12} deficiency is severe, I would monitor potassium levels and provide replacement therapy as necessary. Sudden death may occur in patients after treatment for vitamin B_{12} deficiency is initiated; in addition to hypokalemia, volume overload may lead to death. When one sees a patient with severe vitamin B_{12} deficiency and a hematocrit of 12 to 15 percent, one may be tempted to transfuse immediately to raise the hematocrit to a normal level. However, most of these patients have arrived at a low hematocrit over the course of years and tolerate it well; a transfusion volume sufficient to raise the hematocrit to a normal level can cause volume overload and cardiac complications.

Dr. Zarghamee-Gavami: In the case under discussion, we gave the patient 1 mg of parenteral vitamin B_{12} daily for one week, followed by weekly injections for two months and monthly injections thereafter. The response was dramatic. Within 7 to 10 days, she was completely free of symptoms and had no neurologic deficits. I last saw her six months after the diagnosis was made, and she had completely recovered. She subsequently moved away from Massachusetts.

ANATOMICAL DIAGNOSIS

Pernicious anemia with autoimmune gastritis and vitamin B_{12} deficiency.

Dr. Marks reports that he is now a senior clinical research physician at Novartis.

REFERENCES

1. Pal B. Paresthesia. BMJ 2002;324:1501.
2. Toh BH, van Driel IR, Gleeson PA. Pernicious anemia. N Engl J Med 1997;337:1441-8.
3. Muir A, Maclaren NK. Autoimmune diseases of the adrenal glands, parathyroid glands, gonads, and hypothalamic-pituitary axis. Endocrinol Metab Clin North Am 1991;20:619-44.
4. Pruthi RK, Tefferi A. Pernicious anemia revisited. Mayo Clin Proc 1994;69:144-50.
5. Carmel R, Melnyk S, James SJ. Cobalamin deficiency with and without neurologic abnormalities: differences in homocysteine and methionine metabolism. Blood 2003;101:3302-8.
6. Carmel R. Prevalence of undiagnosed pernicious anemia in the elderly. Arch Intern Med 1996;156:1097-100.
7. Snow CF. Laboratory diagnosis of vitamin B_{12} and folate deficiency: a guide for the primary care physician. Arch Intern Med 1999;159:1289-98.
8. Wall AJ, Whittingham S, Mackay IR, Ungar B. Prednisolone and gastric atrophy. Clin Exp Immunol 1968;3:359-66.
9. Jorge AD, Sanchez D. The effect of azathioprine on gastric mucosal histology and acid secretion in chronic gastritis. Gut 1973;14:104-6.
10. Kaptan K, Beyan C, Ural AU, et al. Helicobacter pylori — is it a novel causative agent in vitamin B12 deficiency? Arch Intern Med 2000;160:1349-53.
11. Chanarin I. A history of pernicious anemia. Br J Haematol 2000;111:407-15.
12. Kuzminski AM, Del Giacco EJ, Allen RH, Stabler SP, Lindenbaum J. Effective treatment of cobalamin deficiency with oral cobalamin. Blood 1998;92:1191-8.

索引

各症例の「Keywords」、「語句の解説」、「Dr.レイの医学用語解説」に登場した語句を、アルファベット順に並べて索引にしています。

数字・記号

A

B

C

G

H

I

Review Quiz 解答

症例1：津波合併症

■**読解のヒント**：かゆみpruritus／骨折fracture／捻挫distorion／切り傷incised (wound)／出血hemorrhage／熱があるfebrile／できものfuruncle

■**Unit 1**：(1)red blood cell (2)white blood cell (3)numbness / palsy (4)inhale (5)airway

■**Unit 2**：(1)walking capacity歩行能力 (2)walking habit 歩行習慣 (3)festinating gait加速歩行 歩行中に速度が上がり、歩幅が小さくなって小走りになるパーキンソン病とパーキンソニズムに見られる異常歩行 (4)ataxic gait (5)waddling gaitアヒル歩行・よたつき歩行 体重を支える股関節が安定しない横揺れ歩行 (6)automatic walking 原始反射のひとつ。新生児の腋下を支えて足裏を着かせると起立して自然に歩き始める反応を指す (7)frozen gait歩行開始時の最初の一歩が出ないすくみ足 (8)sleep walking (9)walking rate (10)gait test閉眼歩行あるいは足踏み試験

■**Unit 3**：(1)F／患者の酸素飽和度は低下していた。(本文29参照) (2)T／(本文30参照) (3)F／患者の反射は活発であった。(本文31参照) (4)F／いつからかは不明であるが気胸はあった。(本文33参照) (5)T／(本文34参照)

■**Unit 4**：(1)gray matter / gray substance いずれも可 (2)edema (3)vasogenic (4)contrast material / contrast medium / contrast agent いずれも可 (5)supine (6)prone (7)recumbent

■**Unit 5**：(1)consistent with［訳］血液スミアの所見は地中海貧血マイナー型の診察と一致している。(2)consistent with［訳］急な疼痛発生は、血腫の存在と一致している。(3)causes［訳］肺癌は血性胸水を引き起こす。(4)causes［訳］まれに肺の血管肉腫は大量喀血を引き起こす。(5) related to［訳］低血圧と失神のエピソードは、急速な失血と関連していた。(6)was related to［訳］静脈血栓の発現は脳腫瘍と関連していた。

■**Unit 6**：(1)［例］He was hospitalized after suffering a cerebral hemorrhage. (2)［例］She was admitted to the hospital with broken bones incurred in a traffic accident last week. (3)［例］My mother will be released from the hospital this weekend. (4)［例］When she was transferred to the hospital, her oxygen saturation was 95%. (5)［例］The patient was referred to me by Dr. Rei.

症例2：乳癌

■**Unit 1**：(1)T／(本文①参照) (2)F／ルーチン検査で石灰化を伴った腫瘤が見つかっている。(本文①参照) (3)F／2年半前の画像には腫瘤はなかった。(本文②参照) (4)F／HER2/neu 遺伝子の増幅はFISH法で確認された。(本文⑤参照) (5)F／ルーティン乳房X線検査から12日後にエコー検査がおこなわれている。(本文③参照) (6)F／患者は根治的乳房切断術ではなく、乳房温存療法を選択している。(本文⑥参照)

■**Unit 2**：正答：4(本文⑧参照)

■**Unit 3**：解答：本文⑲にあるように、外科医は芯生検の際に設置されたガイドワイヤーを頼りに腫瘤に到達し、病変を取り除きました。さらに切除された腫瘍組織をX線撮影し、マンモグラフィの所見と位置を確認しています。p83のストーリーのまとめも参照してください。

■**Unit 4**：(1)1. poorly 2. mild 3. poorly 4. low 5. low 6. mild 7. low (2)1.well 2. high あるいは intense 3. severe 4.high 5.well 6.severe 7. high

■**Unit 5**：criteria：(D)／lumpectomy：(B)／chemotherapy：(F)／immunohistochemistry：(G)／grade：(C)／lesion：(E)

■**Unit 6**：(1) immunohistochemistry (2) immunotherapy (3) gastrointetinal (4) cardiopulmonary

症例3：プリオン病

■**Unit 1**：(1)over、mercury または エイチジーと読んでもよい (2) degrees centigrade または degrees Celsius (3)units per (4) international units per (5)greater than または more than (6)less than または smaller than (7)three plus

■**Unit 2**：(1)F／脳実質組織の消失が見られた。(本文⑧参照) (2)F／拡散強調画像は、多巣性の範囲が皮質外層や左右の大脳半球のあらゆるところに及んでいることを示していた。(本文⑩参照) (3)T／患者の発症年齢や不眠症などを考慮すると非定型な症例である。(本文⑫参照) (4)F／MRIの結果と症状の進行から、海綿状変化が予想されていた。(本文⑫参照) (5)F／この患者には遺伝的背景はなく、孤発性(散発性)クロイツフェルト・ヤコブ病の所見が確認された。(本文⑫参照)

■**Unit 3**：(1)婦人科医 (2)精神科医 (3)耳鼻咽喉科医 (4)泌尿器科医 (5)整形外科医 (6)口腔外科医 (7)産科医 (8)小児科医 (9)検察医(ミステリーによく出てくる単語です) (10)一般医

■**Unit 4**：(1)F／大脳皮質の海綿状変化は巣状であって、びまん状ではなかった。(本文⑲参照) (2)T／(本文⑳参照) (3)F／視床における神経細胞の欠損やグリオーシスは見られなかった。(本文22参照) (4)F／プリオン病と診断できる特徴を示していた。(本文21参照)

■**Unit 5**：①bovine spongiform encephalopathy (BSE) ②ataxia ③confusion ④sulcus ⑤ventricle ⑥insomnia ⑦atypical ⑧fulminant ⑨sporadic ⑩hereditary ⑪cerebellar ⑫thalamus

■**Unit 6**：(1)The patient had cerebellar edema. (2)Microscopical examination of the cerebrum was performed. (3)The patient had severe hypertension. (4)The patient had mild hypothermia.

症例4：大動脈解離

■**Unit 1**：(1)normal full-term delivery正常分娩 (2)delivery分娩の後に卵管結紮術を受けた (3)labor子宮破裂の危険性が陣痛中に検討された (4)Labor妊娠41週で陣痛が誘発された (5)delivered帝王切開で出産

■**Unit 2**：(1) a: 36.5 b: 110/90 c: 91 d: 20 e: arterial f: 98 g: ambient (2)h：38 i: 131/98 j: 132 k: 91 l: 14

■**Unit 3**：(1)endo (2)peri (3)para (4)endo (5)peri (6)in (7)intra (8)ex (9)extra

■**Unit 4**：(1)extrauterine あるいは ectopic (2)labor (3)delivery (4)miscarriage / abortion (5)spontaneous abortion (6)gravida (7)para (8)embryo (9)fetus (10)neonate あるいはnewborn (11) cesarean section (12)contraception (13)eclampsia

■**Unit 5**：(2)側腹 (3)気管 (4)胸腔 (5)咽頭 (6)乳房 (7)卵巣 (8)精巣

■**Unit 6**：<たて> (1)autopsy (2)sternal (4)effusion (5)aortitis (7)collagen (8)gestation (10)media <よこ> (3)hematoma (6) resect (8)graft (9)intimal (11)gravida (12)adventitia (13)fibrin

症例5：悪性貧血

■**Unit 1**：(1)**glu**cose (2)**ni**trogen (3)cre**at**inine (4)**cal**cium (5) bili**rub**in (6)**prot**ein (7)**glob**ulin (8)**elec**trolyte (9)cor**pus**cular (10)hypo**thy**roidism (11)thy**rox**in (12)**pro**state (13)**ur**ea (14) **an**tibody (15)**asth**ma

■**Unit 2**：(1)intermittent (2)acute (3)chronic (4)radiating (5) stabbing (6)dull (7)sharp (8)cramping

■**Unit 3**：(1)順応不良 (2)消化不良 (3)形成異常 (4)機能不全 (5)先天異常 (6)悪性の (7)倦怠感 (8)医療過誤 (9)位置異常 (10)胎位異常

■**Unit 4**：(1)almost within the normal range (2)six to seven times the normal range (3)at the upper limit of the normal range (4)at the lower limit of the normal range (5)greater than 250 pg per milliliter

■**Unit 5**：(1)deficiency欠乏症 (2)fundus胃底 (噴門切痕上方にある胃の部分) (3)atrophy萎縮 (4)infiltrate浸潤する (5)metaplasia化生 (6)endoscopy内視鏡検査

■**Unit 6**：(1)plantar reflex (2)absorption (3)atrophy (4)numbness / tingling (5)peripheral (6)chronic gastritis (7)megaloblast (8) intrinsic factor (9)mean corpuscular (10)oral administration (11) hypersegmented neutrophil

■**Unit 7**：(1)3.98 $\times 10^6$ (2)21,600 (3)354,800 (4)35.9 (5) corpuscular (6)ranged (7)eosinophils (8)aminotransferase (9) 1,278

監修・著●髙橋　玲（たかはし れい）

京都大学大学院医学研究科腫瘍生物学講座・准教授（病理専門医）。
神戸大学医学部卒業後、同病理学教室、Children's Hospital（Los Angeles）、Baylor医科大学Center for Biotechnology（Houston）を経て現職。癌研究と医学英語教育に専念。趣味はヴァイオリン演奏。

著●松中みどり（まつなか みどり）

アジアセンター語学スクール英語講師。ECC、イーオン、アルク教育社の非常勤英語講師を歴任。
京都大学医学研究科非常勤教務補佐員。1994年よりフィリピン先住民への奨学金プログラムを現地カウンターパートNGOとの共同で進めている。国際支援活動に必要な英語研修を担当。

英語編集協力● Kris Chugani（クリス・チュガニ）
ランゲージ・アソシエィション所長

英語でつなぐ世界といのち　医学英語シリーズ 1

トップジャーナルの症例集で学ぶ

医学英語

BOOK 1 [症例読解編]

発行日	2007年11月30日　初版第1刷発行
著者	髙橋 玲／松中みどり
発行人	平本照麿
編集	中西亜希子／伊藤文子
編集協力・日本語訳監修	株式会社南江堂
英語編集協力	クリス・チュガニ
カバー・本文イラスト	朝倉めぐみ
本文イラスト	吉泉ゆう子
デザイン	西宇美奈子（XIU Design）
DTP	株式会社秀文社
印刷・製本	図書印刷株式会社
CD録音・編集	山口良太（財団法人英語教育協議会）
ナレーション	ハワード・コールフィールド
CD製作	株式会社ソニー・ミュージックコミュニケーションズ
発行	株式会社アルク 〒168-8611　東京都杉並区永福2-54-12 TEL:03-3327-1101（カスタマーサービス部） TEL:03-3323-1292（大学教材編集部）

英語でつなぐ世界といのち　医学英語シリーズ 1

トップジャーナルの症例集で学ぶ

医学英語 BOOK 2

［発展知識編］

監修・著● 髙橋　玲（Dr.レイ） 京都大学大学院医学研究科 病理系腫瘍生物学講座准教授　著● 松中みどり

ESP Advanced

アルク

CONTENTS

まとめて覚える 医学英語の発展知識

発展的な学習の土台となる1冊

BOOK 2「発展知識編」には、皆さんの発展的な学習の土台となるように、BOOK 1「症例読解編」に登場した医学用語の背景や関連知識をまとめています。互いに関連や類似点のある語句を仲間にして整理しておくと、新しい仲間に出会ったときにも親しみやすく、覚えやすいものです。似たような語句の微妙な違いを知ることもでき、言葉に対する理解が深まります。頭の中が整理されれば、学習はより楽しいものになるはずです。

p.70 からの「症例集の重要頻出単語 700」は、最近 10 年間の *The New England Journal of Medicine* に使用されている医学用語の中から、頻度と重要性が最も高いものを厳選してリストにした語彙集です。まさに症例検討における医学英語の登竜門となる 700 語といえるでしょう。

BOOK 1と BOOK 2 を並べて読むもよし、BOOK 2 を座右に発展的学習に旅立つもよし。使い方は皆さん次第です。

まとめて覚える

医学英語の発展知識

THEME1

テーマ1

位置・方向の表現 「あっち」「こっち」では分からない

病変の解剖学的位置や方向を示す言葉には、ラテン語やギリシャ語に由来するものが含まれます。空間(位置・方向)に関係するという点から整理してみましょう。

「前」にあるもの 「前の、前部の、前方の」という意味を含みます。

	例
ante-	anteroinferior myocardial infarction 前下壁心筋梗塞 anteflexion 前屈
antero-	anteroseptal myocardial infarction 前壁中隔心筋梗塞 anterolateral tract (脊髄)前外側路
anterior	anterior cerebral artery 前大脳動脈 anterior cusp of mitral valve 僧帽弁前尖
pre-	precordial electrocardiography 前胸部心電図 prepyloric sphincter 幽門前括約筋

「後」にあるもの 「後ろの、後部の、後方の」という意味を含みます。

	例
post-	postcapillary venules 後毛細血管小静脈 postconcussion syndrome 脳震盪後症候群
retro-	retrobulbar abscess 球後膿瘍(眼球の後方に形成される膿瘍) retroperitoneal space 後腹膜腔
meta-	metanephros 後腎 metacephalon 後脳
posterior	posterior cerebral artery 後大脳動脈 posteroanterior (PA) projection 後前方向撮影(後ろから前に向かって)

「上」にあるもの 「上の、上部の、上方の」という意味を含みます。

	例
epi-	epididymitis 精巣上体炎 epipharyngitis 上咽頭炎
supra-	supraclavicular lymph node 鎖骨上リンパ節 supraventricular tachycardia 上室性頻拍(症)
superior	superior border of scapula 肩胛骨上縁 superior mesenteric artery 上腸間膜動脈

「下」にあるもの 「下の、下部の、下方の」という意味を含みます。

	例
infra-	infrapatellar fat body 膝蓋下脂肪体 infrapalpebral sulcus 眼瞼下溝
sub-	subdural hematoma 硬膜下血腫 subcutaneous tissue 皮下組織
inferior	inferior laryngotomy 下喉頭切開(術) inferior vena cava 下大静脈

「頭」に関係あるもの 「頭の、頭側の」という意味を含みます。

	例
cephalo-	cephalocaudal axis 頭尾軸 cephalocentesis 頭蓋穿刺
cranio-	craniopharyngioma 頭蓋咽頭腫 craniotomy 開頭(術)

「尾」に関係あるもの 「尾の、尾側の」という意味を含みます。

	例
caudal	caudal transtentorial herniation 尾方テント切痕ヘルニア caudal pancreatic artery 膵尾動脈

「外」にあるもの 「外の、外面の」という意味を含みます。

	例
extra-	extrauterine pregnancy 子宮外妊娠 extracorporeal circulation 体外循環
ecto-	ectodermal origin 外胚葉起源 ectopic gastric mucosa 異所性胃粘膜
exo-	exocrine pancreatic insufficiency 膵外分泌機能不全 exophthalmos 眼球突出(症)

「中」にあるもの 「内の、内面の」という意味を含みます。

	例
intra-	intracranial hemorrhage 頭蓋内出血 intraductal papilloma 乳管内乳頭腫
endo-	endocarditis 心内膜炎 endoscopic biopsy 内視鏡生検

「中間」にあるもの 「中間の、中央の」の意味を含みます。

	例
meso-	mesosalpinx 卵管間膜 mesocolon 結腸間膜
inter-	interalveolar septum 肺胞中隔 intercellular bridge 細胞間橋

「周囲」にあるもの 「周囲の、の近くの」という意味を含みます。

	例
peri-	perimetritis 子宮周囲炎 perivascular cuffing 血管周囲カフィング（袖口様白血球集合）

「そば」にあるもの 「傍らの、離れて」の意味を含みます。

	例
para-	parahippocampal gyrus 海馬傍回 paraovarian cyst 傍卵巣嚢胞
juxta-	juxtaglomerular apparatus 傍糸球体装置 juxtapuplillary choroiditis 傍瞳孔脈絡膜炎（視神経円板付近脈絡膜炎）

「横切って」いるもの 「通過して、越えて」という意味を含みます。

	例
trans-	transaxial plane (axial plane) 横断面 transesophageal echocardiography 経食道超音波心エコー検査

面と遠近

英語	日本語
medial	内側の、中央の
lateral	外側の、側方の
frontal	前額面の（= coronal 冠状面の）
sagittal	矢状面の
transverse	横断面の（= cross-sectional、transaxial）
proximal	体幹または起始点に近い（near）
distal	体幹または起始点から遠位の（far）

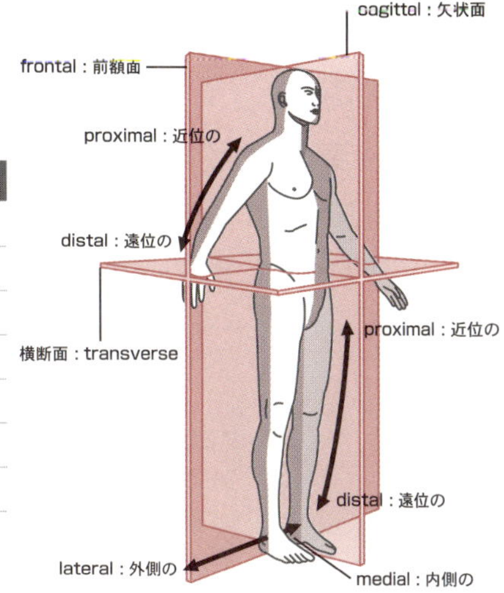

左右差・偏側性 laterality

英語	日本語・例文
bilateral	両側の、左右の An MRI examination of the chest showed massive bilateral pleural effusions. 胸部の MRI 検査によって両側性の大量胸水が明らかになった
unilateral	片側の、一側の A 30-year-old man was admitted to the hospital because of unilateral vitreous hemorrhage. 30 歳男性が一側性の硝子体出血のために入院した
ipsilateral	同側性の（= homolateral） The adenocarcinoma metastasized to the pleura from the ipsilateral lung. 腺癌は同側の肺から胸膜に転移した。（下図1） ※右肺の腺癌であれば、右胸膜に、左腺癌は左胸膜に転移したという意味です。
contralateral	対側性の（= heterolateral） Unilateral paresis usually indicates a lesion in the contralateral hemisphere. 片側性の不全麻痺は、通常、対側大脳半球に存在する病変を示唆する。（下図2） ※右側不全麻痺であれば、左大脳半球に、左側不全麻痺であれば右大脳半球に病変が推定できるという意味です。

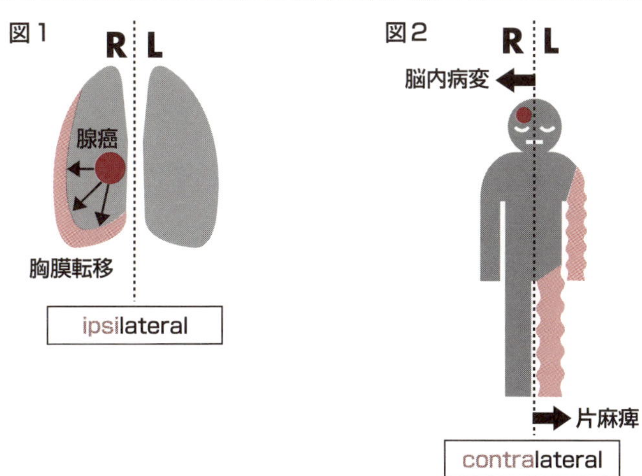

テーマ2

時間の表現 病歴の把握は時間の流れがカギ

1. 時間を表す単語

時間的な表現は、基準点を境に大まかに1)「以前」、「前の」 2)「未来の」、「後の」という2つのグループに分けることが出来ます。それぞれ実際にはどのように使われているかを例文でチェックしましょう。

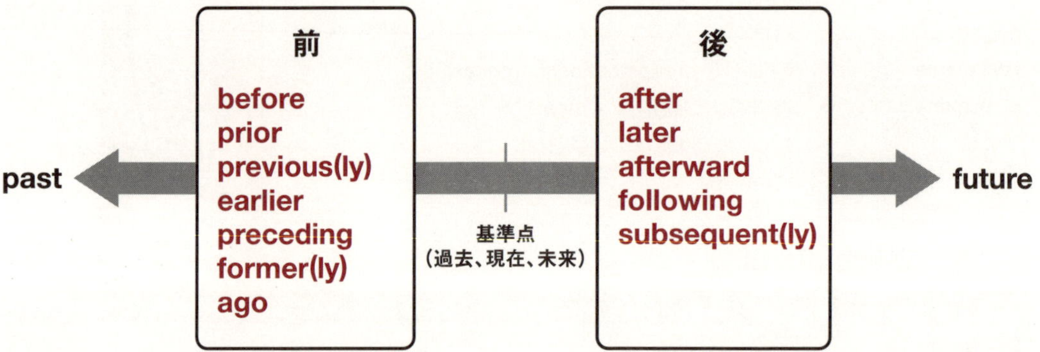

「前」

□ **before**

用例 Eleven days **before** admission, the pain increased and urinary retention developed.

入院の11日**前に**、疼痛が増し、尿閉が発生した。

□ **prior**

用例 Because of the **prior** cesarean section, the woman had an increased risk of uterine rupture.

以前の帝王切開術のために、その女性は子宮破裂の危険が増大した。

□ **previously**

用例 This **previously** healthy 43-year-old woman died in less than two weeks from increased intracranial pressure.

以前健康だったこの43歳の女性は頭蓋内圧亢進から2週間足らずで死亡した。

□ **earlier**

用例 The patient had been well until several months **earlier**, when chronic fatigue developed.

患者は数カ月**前**、慢性疲労が生じる時までは元気であった。

□ **preceding**

用例 The patient had lost 7.7 kg in weight during the **preceding** year, despite an excellent appetite.

患者は、食欲旺盛にもかかわらず**前**年中に7.7kg痩せた。

□ **formerly**

用例 The illness was **formerly** fatal in all cases.

この病気は、**以前は**すべて致死的であった。

□ **ago**

用例 A hundred years **ago**, pernicious anemia was a major cause of illness and death.

100年**前には**、悪性貧血は病気と死亡の大きな原因であった。

「後」

□ **after**

用例 When I saw the patient three months **after** the laparotomy, she was well, without evidence of a recurrence of the disease.

開腹術**後**3カ月に私がその患者を診察した時、病気の再発はなく元気だった。

□ **later**

用例 Four days **later**, she began to have abdominal pain.

4日**後に**、彼女は腹痛を訴え始めた。

□ **afterward**

用例 He had aspiration at the time of the first diagnosis and, very shortly **afterward**, a pleural effusion.

彼は最初の診断時に誤嚥性肺炎を患い、そしてすぐ**後に**胸水が現われた。

□ **following**

用例 During the **following** 24 months, the patient was treated three times for aspiration pneumonia.

その後24カ月の間、患者は誤嚥性肺炎のために3回治療を受けた。

□ **subsequently**

用例 The lesions in the brain were multifocal, which **subsequently** became hemorrhagic.

脳の病変は多巣性であったが、**引き続き**出血性となった。

□ **subsequent**

用例 A **subsequent** MRI of the orbits confirmed this finding.

引き続き行われた眼窩のMRI検査でこの所見が確認された。

2. 時間を表す接頭語

ここでは時間に関連した接頭語を整理してみましょう。

前の	内の・中の	後の
ante- antemortem clot 生前血餅 antenatal diagnosis 出生前診断 **pre-** preeclampsia 子癇前症 prenatal screening 出生前スクリーニング **pro-** prodrome 前駆症（状）、前徴	**intra-** intraoperative diagnosis 術中診断 *intra vitam* 生存中に **mid-** midmenstural 月経中期の	**post-** posttraumatic delirium 外傷後譫妄 postmeningitic hydrocephalus 髄膜炎後水頭症

例えば、partum分娩という単語に接頭語をつけることによって、分娩の前・中・後を区別して表現できます。

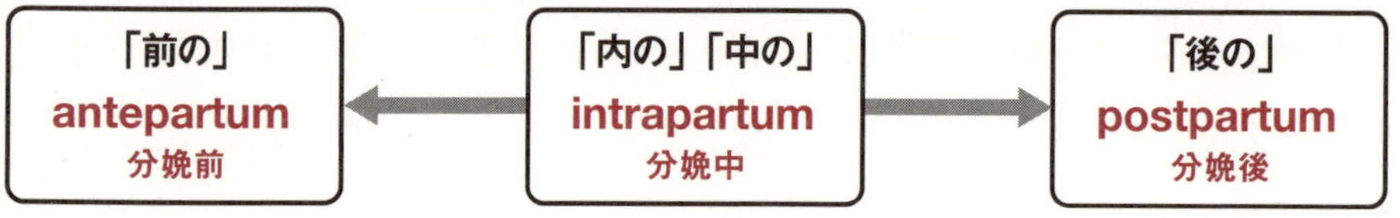

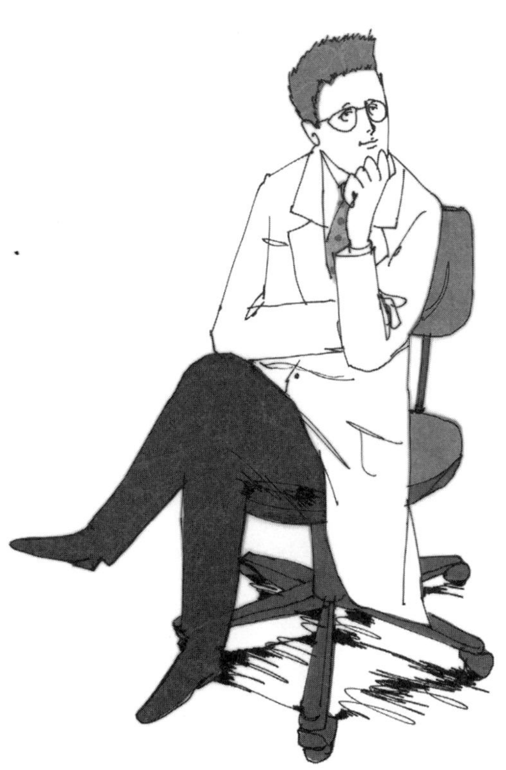

テーマ3

数・シンボル 単位や記号は正確に

医療の現場でよく用いられる数、数式、単位、記号、ギリシャ文字などとそれらの読み方についてまとめてあります。検査データの表現や症例のプレゼンテーションに生かしましょう。

数

英語	日本語	例と読み方
integer	整数	The number of platelet was 173,400 per mm^3. 「one hundred (and) seventy-three thousand four hundred per cubic milimeter」と読みましょう。 注）hundred, thousand は単位なので単数形にします。
decimal	小数	The thyrotropin level is 10.28 μU / ml. 「ten point two eight micro units per milliliter」と読みましょう。
fraction	分数	The muscle strength of the biceps was 4/5 bilaterally. 「four over five」と読みましょう。
index	指数	The red cell count was 3.61 x 10^6 / m^3. 「three point six one times ten to the power of six（あるいは ten to the sixth power）per cubic meter」と読みましょう。

単位

単位	読み方	説明と例
℃	degree(s) centigrade/Celsius	摂氏○度（体温）
mm Hg	millimeter(s) of mercury/Hg	血圧 例 130/90 mm Hg
Gy	gray	グレイ（放射線の吸収線量）
Osm	osmole	浸透圧モル 例 mOsm/kg
U	unit	単位
IU	international unit	国際単位
AU	arbitrary unit	任意の単位
vol	volume	容積 例 vol%
mol	mole	モル 例 μmol/L
Eq	equivalent	当量（当価） 例 電解質など mEq/L
h	hour	時間 例 345 μg/24h
d	day	日 例 尿量など 2,000 ml/d

等式不等式

記号	
=	A is equal to B / A equals B
≠	A is not equal to B / A does not equal B
>	A is greater (more) than B
<	A is smaller (less) than B
≥	A is greater (more) than or equal to B
≤	A is smaller (less) than or equal to B

測定のスケール

接頭語	記号	意味（指数）	例
kilo-	k	10^{3}	kg, km
deci-	d	10^{-1}	dl
centi-	c	10^{-2}	cm
milli-	m	10^{-3}	mm, mg, ml, mEq, mmol
micro-	μ	10^{-6}	μm, μg, μl, μEq, μmol
nano-	n	10^{-9}	nm, ng, nl, nmol
pico-	p	10^{-12}	pg, pmol
femto-	f	10^{-15}	fmol, fg

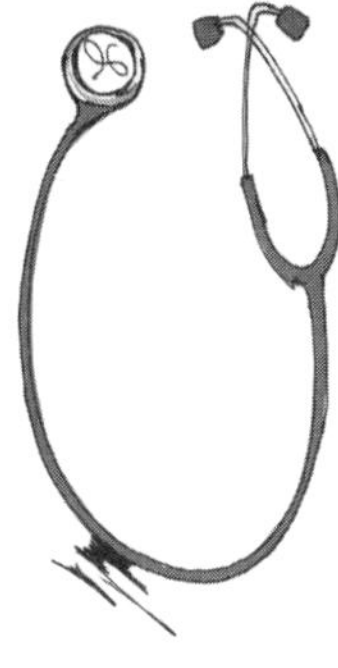

ギリシャ文字

医学では、ギリシャ文字の中でもα、β、γ、δ、κ、λ、μ、θなどがよく使われています。代表例をリストアップしました。

ギリシャ文字	英語	発音	例
α	alpha	[ǽlfə | アLファ]	α-fetoprotein： α-フェト蛋白（α-フェトプロテイン）（肝細胞癌のマーカー） α-rhythm (-wave)： α律動（α波）（緊張や精神活動の少ないときの脳波） α-motoneuron：α-運動ニューロン
β	beta	[béitə | ベイタ]	β_2-microglobulin：β_2-ミクログロブリン β-hemolytic streptococcus：β-型溶血連鎖球菌 β-rhythm (-wave)： β律動（β波）（覚醒時に記録される脳波） β-thalasemia：βサラセミア
γ	gamma	[gǽmə | ギャマ]	γ-motoneuron：γ-運動ニューロン interferon-γ：インターフェロンγ γ-GTP： γ-glutamyl transpeptidase（肝疾患のマーカー） γ-radiation：γ線 gamma nife：ガンマナイフ（定位放射線治療装置）
δ	delta	[déltə | デLタ]	δ-microglobulin：δーミクログロブリン δ-cell ：（膵ラ氏島の）δ細胞 δ-rhythm (-wave)： δ律動（δ波）（成人の深い睡眠時や一歳以下に見られる脳波）
κ	kappa	[kǽpə | キャッパ]	κ-chain deficiency：κ鎖欠損症
λ	lambda	[lǽmdə | ラMダ]	λ-chain：免疫グロブリンのラムダ（λ）鎖 λ-sign：λ徴候（サルコイドーシスのガリウムシンチ所見）
μ	mu	[mjú: | ミュー]	μ-heavy-chain disease：μH鎖病 μ-rhythm (-wave)： μ律動（μ波）（覚醒時に見られるアーチ型の波形の脳波）
θ	theta	[θéitə | θエイタ]	θ-rhythm (-wave)： θ律動（θ波）（睡眠時に記録される4-8Hzの脳波）

記号、線

記号	
○	open circle
●	closed（または solid）circle
□	open square
■	closed（または solid）square
△	open triangle
▲	closed（または solid）triangle
＋	plus
×	cross
＊	asterisk
━━━	thick solid line
───	thin solid line
- - - - - - -	dashed line
…………	dotted line

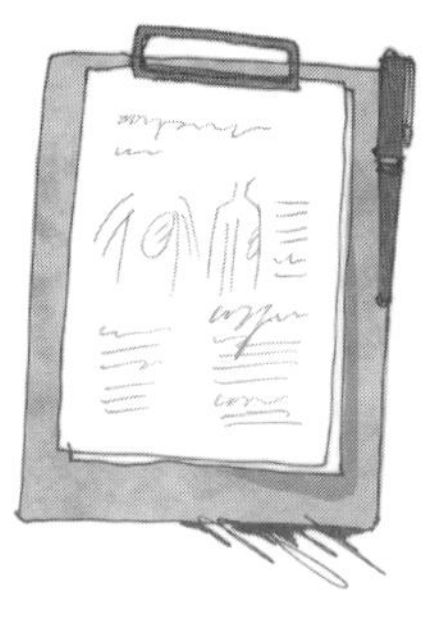

テーマ4

複数形語尾のルール 4つのパターンを覚えよう

医学によく使われるラテン語系およびギリシャ語系の単語の複数形について語尾変化に注目して以下の4つのパターンで整理してみました。「女のルール」はあっても、「男のルール」はないのです。

「牛」のルール

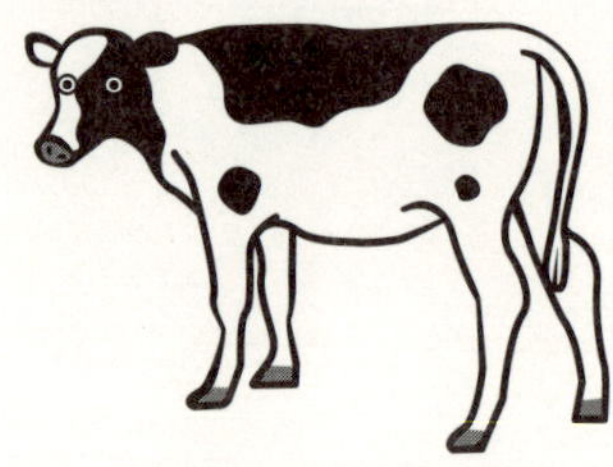

us ➡ i ➡ うし

(i は「アイ」と読む)

英語	単数	複数
腺房	▶ acinus	acini
肺胞	▶ alveolus	alveoli
バチラス属	▶ bacillus	bacilli
球	▶ bulbus	bulbi
球	▶ globus	globi
小管	▶ canaliculus	canaliculi
球菌	▶ coccus	cocci
塞栓	▶ embolus	emboli
淋菌	▶ gonococcus	gonococci
束	▶ fasciculus	fasciculi
底	▶ fundus	fundi
真菌	▶ fungus	fungi
糸球体	▶ glomerulus	glomeruli
脳回	▶ gyrus	gyri
位置	▶ locus	loci
核	▶ nucleus	nuclei
母斑	▶ nevus	nevi
ラ音	▶ rhonchus	rhonchi
刺激	▶ stimulus	stimuli
溝	▶ sulcus	sulci
視床	▶ thalamus	thalami
血栓	▶ thrombus	thrombi
体幹	▶ truncus	trunci

「馬」のルール

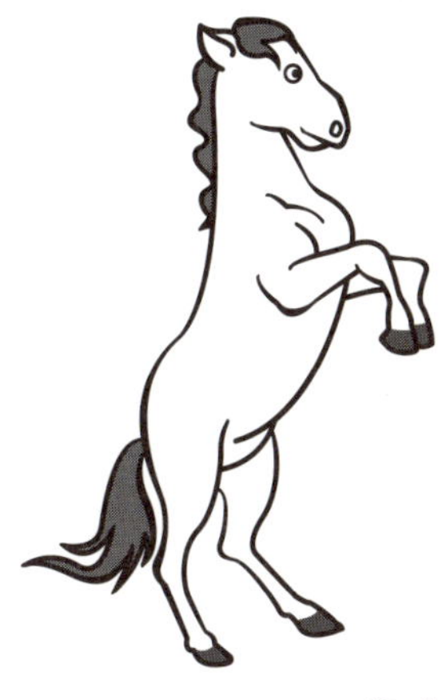

um ➡ a ➡ うま

英語	単数	複数
幽門前庭部	antrum	antra
心房	atrium	atria
バクテリア	bacterium	bacteria
腔	cavum	cava
大脳	cerebrum	cerebra, cerebrums
睫毛	cilium	cilia
頭蓋	cranium	crania
データ	datum	data
憩室	diverticulum	diverticula
十二指腸	duodenum	duodena
上皮	epithelium	epithelia
べん毛	flagellum	flagella
門	hilum	hila
下肋部	hypochondrium	hypochondria
下腹部	hypogastrium	hypogastria
漏斗	infundibulum	infundibula
接種物	inoculum	inocula
坐骨	ischium	ischia
唇	labium	labia
媒体	medium	media
口	ostium	ostia
卵巣	ovarium	ovaria
卵	ovum	ova
産褥	puerperium	puerperia
仙骨	sacrum	sacra
隔壁	septum	septa
血漿	serum	sera
スペクトル	spectrum	spectra
胸骨	sternum	sterna
前庭	vestibulum	vestibula

「愛」のルール

a ➡ ae ➡ あい

(ae は「イ」と読む)

英語		単数	複数
アメーバ	▶	ameba	amebae
膨大(部)	▶	ampulla	ampullae
大動脈	▶	aorta	aortae
乳輪	▶	areola	areolae
水疱	▶	bulla	bullae
包	▶	bursa	bursae
索、索状構造	▶	chorda	chordae
冠	▶	corona	coronae
肋骨	▶	costa	costae
稜	▶	crista	cristae
開口部	▶	fenestra	fenestrae
瘻孔、フィステル	▶	fistula	fistulae, fistulas
微生物叢	▶	flora	florae
窩	▶	fossa	fossae
小窩	▶	foveola	foveolae
空隙、裂孔	▶	lacuna	lacunae
板	▶	lamina	laminae
乳房	▶	mamma	mammae
下顎骨	▶	mandibula	mandibulae
上顎骨	▶	maxilla	maxillae, maxillas
点状出血	▶	petechia	petechiae
門	▶	porta	portae
網膜	▶	retina	retinae
肩胛骨	▶	scapula	scapulae
続発症	▶	sequela	sequelae
線条	▶	stria	striae
甲状腺腫	▶	struma	strumae
ひも	▶	tenia	teniae
扁桃	▶	tonsilla	tonsillae
管	▶	tuba	tubae
弁	▶	valva	valvae
静脈	▶	vena	venae
椎骨	▶	vertebra	vertebrae, vertebras
帯	▶	zona	zonae
小帯	▶	zonula	zonulae

「女」のルール

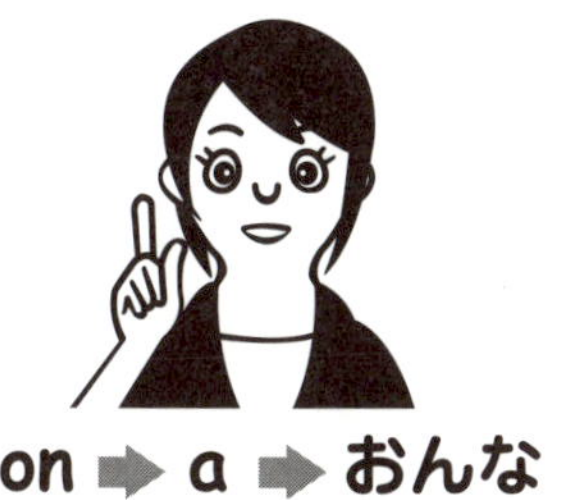

英語		単数	複数
肩峰	▶	acromion	acromia
脳	▶	cephalon	cephala
霰粒腫	▶	chalazion	chalazia
診断基準	▶	criterion	criteria
神経節	▶	ganglion	ganglia
ミトコンドリア	▶	mitochondrion	mitochondria
器官	▶	organon	organa
細胞質（神経）	▶	perikaryon	perikarya
現象	▶	phenomenon	phenomena

その他 上記のルールにあてはまらないもの

英語		単数	複数
癌	▶	carcinoma	carcinomata, carcinomas
体、集合体	▶	corpus, corporis	corpora, corpuses
下腿、すね	▶	crus, cruris	crura
叢（網状構造）	▶	plexus	plexus, plexuses

テーマ5

医者や診療科の呼び方 “医者は医者でも……”

専門医や医学の専門家の呼び名は、その診療科や専門分野と関連しています。これらは4種類の語尾 -ist, -on, -ian, -er で分類することができます。

-ist

専門医	日本語	専門分野・診療科
anesthesiologist (= anesthetist)	▶ 麻酔科医	anesthesiology
allergist	▶ アレルギー専門医	allergology
cardiologist (= heart specialist)	▶ 心臓病専門医	cardiology
clinical pathologist	▶ 臨床病理医	clinical pathology
cytopathologist	▶ 細胞病理学者	cytopathology
dentist	▶ 歯科医	dentistry
dermatologist (= skin specialist)	▶ 皮膚科医	dermatology
endocrinologist	▶ 内分泌医	endocrinology
endodontist	▶ 歯内治療医	endodontics
forensic pathologist	▶ 法病理医	forensic pathology
gastroenterologist	▶ 胃腸科医	gastroenterology
geriatrist	▶ 老人専門医	geriatorics
gerontologist	▶ 老年医学専門医	gerontology
gynecologist	▶ 婦人科医	gynecology
hematologist	▶ 血液病専門医	hematology
immunologist	▶ 免疫専門医	immunology
internist (internal medicine specialist)	▶ 内科医	internal medicine
neurologist	▶ 神経科医	neurology
oncologist	▶ 腫瘍学者	oncology
ophthalmologist (= eye specialist, oculist)	▶ 眼科医	ophthalmology
oral pathologist	▶ 口腔病理医	oral pathology
orthodontist	▶ 矯正歯科医	orthodontics
orthopedist	▶ 整形外科医	orthopedics
otolaryngologist (= ENT doctor)	▶ 耳鼻咽喉科医	otolaryngology (otorhinolaryngology)
pathologist	▶ 病理医	pathology
pedodontist	▶ 小児歯科医	pedodontics
physiologist	▶ 生理学者	physiology
proctologist	▶ 直腸病専門医	proctology
psychiatrist	▶ 精神科医	psychiatry
pulmonologist	▶ 呼吸器科医	pulmonology (pneumology)
radiologist (roentgenologist)	▶ 放射線科医	radiology (roentgenology)
surgical pathologist	▶ 外科病理医	surgical pathology
urologist	▶ 泌尿器科医	urology

-on

専門医		日本語	専門分野・診療科
surgeon	▶	外科医	surgery
brain surgeon	▶	脳外科医	brain surgery
cosmetic surgeon	▶	美容外科医	cosmetic surgery
general surgeon	▶	一般外科医	general surgery
neurosurgeon	▶	脳神経外科医	neurosurgery
orthopedic surgeon	▶	整形外科医	orthopedic surgery
oral surgeon	▶	口腔外科医	oral surgery
plastic surgeon	▶	形成外科医	plastic surgery

-cian

専門医		日本語	専門分野・診療科
clinical laboratory physician	▶	臨床検査専門医	clinical medicine
geriatrician	▶	老人専門医	geriatrics
industrial physician	▶	産業医	industrial health
obstetrician	▶	産科医	obstetrics (tocology)
osteopathic physician	▶	整骨医	osteopathy (osteopathic medicine)
pediatrician (= children's doctor)	▶	小児科医	pediatrics
physiatrician (= physical medicine specialist)	▶	理学療法医	physiatrics
thoracic physician	▶	呼吸器科医（胸部医）	thoracic unit

-er

専門医		日本語
coroner (medical examiner)	▶	検察医
general practitioner (= GP, physician)	▶	一般医
family practitioner (= family physician)	▶	家庭医

テーマ6

病気を表す語 病気にもいろいろあるのです

「病気」を表す言葉はたくさんありますので整理してみましょう。

1) 直接的に「病気」という意味を持っている言葉は illness, sickness, disease, ailment、plague などがあげられます。これに対して、2) 状況や組み合わせる言葉によって間接的に「病気」を示すことができる言葉には complaint, condition, disorder, problem, trouble などがあります。それぞれのニュアンスの違いに注意しながら実際の例文で確認してみましょう。

1. 直接「病気」「疾患」という意味を含む言葉

□ **illness** 疾患、疾病、不健康

軽症から重症の病気および精神的病気を含みます。

類 disease：一般的にはいっそう重篤な病気、特に臓器機能に障害があるものに用います。したがって、illnessとdiseaseには若干の使い分けがあります。

例 × heart illness, ○ heart disease

用例 All **illness** comes from the mind.
病は気から。

He cannot work because of a serious **illness**.
彼は重い病気のために働くことができない。

□ **disease** 疾患、疾病（身体、器官、臓器などの機能障害を引き起こす病気）

用例 AIDS is a **disease** that kills many people.
エイズは多くの人々の命を奪う病気である。

There was no history of rheumatic fever, or coronary artery **disease**.
リウマチ熱や冠状動脈疾患の既往はなかった。

□ **ailment** （慢性的な軽い）病気

用例 Most **ailments** can be cured without medicine.
ほとんどの病気は薬を使わずに治すことができる。

Most of the patients presented only symptoms of a minor **ailment**, but lost weight rapidly.
ほとんどの患者は、ごく軽い体調不良の徴候を示したのみであったが、体重が急速に減少した。

□ **sickness** （身体的、精神的）病気 （仕事や保険関連に使われることも多い）

用例 "Do you promise to take care of her in **sickness** and in health?" "I do."
《結婚式のときに神父が新郎に》「いかなるときも彼女を守ることを誓いますか」「はい」

☐ **disorder** （身体、器官、臓器の）機能的障害

（身体、器官、臓器の）機能的障害に広く使われます。疾患名を言及しないあるいは疾患が確定していない場合などに機能異常ということを示すのによく使われます。ただし、感染性の疾患には使われません。

用例 Such **disorders** commonly occur in malnourished children.
このような病気は、一般には栄養不良の子どもに起こる。

The severe weakness could be explained entirely by a neuromuscular **disorder**.
重度の脱力は神経筋疾患によってすべて説明できるかもしれない。

☐ **plague** 疫病、伝染病、悪疫（罹患率や死亡率の高い疾患）

用例 In 1347 the bubonic **plague**, or Black Death, began its devastating rampage through Europe.
1347年に腺ペスト、つまり黒死病がヨーロッパ中にその恐るべき猛威をふるいはじめた。

2. 間接的に「病気」を示す言葉

☐ **complaint** 病訴、愁訴（疾患、症状、またはその訴え）

用例 Her gastrointestinal **complaints** began 17 years ago after the birth of her child.
彼女の胃腸病は、17年前に子供を産んだ後に始まった。

☐ **condition** 病状、疾患の状況、病変

用例 The fibrocystic **condition** of the breast was also confirmed by histological examination.
乳腺の線維嚢胞性病変は組織学的検査によっても確認された。

Her **condition** deteriorated during the next several weeks.
彼女の病状は次の数週間悪化した。

☐ **problem** 問題、課題

用例 The commonest **problems** he deals with concern muscles and bones.
彼が治療する最もありふれた病気は筋肉と骨の病気である。

The boy had a gastrointestinal **problem** after he was discharged.
少年は退院後に胃腸の病気を患った。

☐ **trouble** 病気、疼痛

用例 There is suspicion of bronchial **trouble**.
気管支の病気の疑いがある。

He was having **trouble** with his right knee.
彼は右膝の痛みをもっていた。

テーマ7

痛みの表現 やっかいな痛み a pain in the neck をこれで克服

「痛み」というのは、お互いになかなか理解しにくく、非常にやっかいな症状の1つです。画像で解析したり、体温のように測定したりできないので、言葉によって提供された情報に頼ることになります。従って、痛みの種類や性質の表現を知ることは、診断にとって重要なポイントにもなります。

1. 痛みの時間的要素

突発性、持続性、急性・慢性などの時間的要素の違いによって次のような形容詞で表現されます。

intermittent 断続的な
cyclic 周期的な
steady 変わらない
acute 急性の
chronic 慢性の
occasional 時折の
postprandial 食後の
recurrent 再発性の
unremitting 間断のない
increasing 増していく
continuous 継続的な
persistent 持続的な
transient 一時的な
subacute 亜急性の
constant 不断の
night/nocturnal 夜間の
progressive 進行性の
sudden 突然の
worsening 悪化する
decreasing 減少する

用例 The patient was admitted to the hospital because of **persistent chest pain.**
患者は**持続的な胸部の痛み**のために入院した。

Aortitis can be a sufficient explanation for the patient's **acute chest pain.**
大動脈炎が患者の**急激な痛み**を説明できるだろう。

The patient was discharged from the hospital with **chronic pain** in the left foot.
患者は左足に**慢性痛**をかかえたまま退院した。

2. 痛みの空間的要素

痛みの範囲と広がりを知ることによって、その源となっている、病変部位の特定や原因を推定することができます。

diffuse 広範性の
local/localized 局部的な
radiate/radiating 放散する
segmental 分節の
generalized 全身性の
poorly-localized 局在性に乏しい
nonradiating 放散しない
sporadic 散発的な

用例 The patient began to note generalized weakness and **diffuse bone pain.**
患者は全身の衰弱と**広範な骨の痛み**に気づき始めた。

The **poorly localized pain** could be a sign of spinal cord lesions.
局在していない痛みは脊髄損傷の徴候であるかもしれない。

The patient noted **pain radiating** down his right arm.
患者は右腕に**放散する痛み**に気づいた。

3. 痛みの強度

痛みの程度は、客観的にはとらえにくいが、視覚アナログ尺度visual analogue scale (VAS、10 cmの線上の位置で判定)、点数法(痛くない=1点〜耐えられない痛み=5点までの5段階)、フェイススケールface scale(6段階の顔の絵)などが考案されています。いずれも客観性という点では、完全な測定方法とは言えません。

faint かすかな
mild 軽い
severe 猛烈な
extreme 激しい
sharp 鋭い
slight わずかな
moderate 中程度の
intensive 強い
dull 鈍い
vague はっきりしない

用例 There was **mild pain** on passive movement of the shoulders and knees.
肩とひざの受動運動によって**軽い痛み**があった。

Two days before admission, while walking, the patient had **moderate**, **dull** substernal **pain**, which subsided five minutes after he sat down.
入院の二日前、歩行時に、患者は胸骨下に**中等度の鈍痛**をおぼえたが、座ると痛みは5分でおさまった。

4. 痛みの特性

痛みの性質によって次のような多彩な表現があります。

burning 焼けるような
cramping/crampy さしこむような
knife-like 刺すような
penetrating 貫通するような鋭い
pricking/prickly ちくちくする
stabbing 刺すようにずきずきする
tearing かきむしるような
colicky 疝痛(様)の
debilitating 衰弱させる
lancinating 刺すように激しい
pounding 脈に合わせてズキンズキンと
splitting 割れるような
stinging ひりひりする
throbbing 脈に合わせてずきずきする

用例 The patient reported that the pain did not have a **stabbing** or **throbbing** quality.
患者は、**刺すようにずきずきする**、あるいは**脈にあわせるようにずきずきする**ような痛みではないと言った。

Malaise developed with **diffuse pains** in the arms and legs.
腕や脚のびまん性の疼痛を伴った倦怠感が現れた。

5. 特定の痛み

体の特定の部位や疾患、原因にリンクした痛みを表現する言葉がいくつかあります。
例えば「**colicky 疝痛(様)の**」「**cramping/crampy さしこむような**」という言葉はいずれも痙攣様の痛みで、通常は腹部の痛みを表すものです。colicはcolonに由来する言葉です。

用例 The patient had **crampy** pain and bloating in the lower **abdomen**.
患者は**下腹部にさしこむような**痛みと膨満感をおぼえた。

Visceral pain tends to be **colicky** and may be associated with reflexive nausea.
内臓痛は**疝痛様**になる傾向があり、反射性の悪心を伴うかもしれない。

その他、次のような例があります。

girdle pain 帯状痛
ovulatory pain 排卵痛
intractable pain 難治性疼痛
postoperative pain 術後痛
hunger pain 空腹痛
inflammatory pain 炎症性疼痛
neuropathic pain 神経因性疼痛
cluster headache 群発性頭痛
migraine 片頭痛

用例 The patient had a two-year history of **migraine** that had improved with the administration of amitriptyline.
患者は2年間の**片頭痛**歴があり、アミトリプチリンの投与で改善されていた。

Phantom pain is one of the **intractable pains**.
幻肢痛は、**難治性疼痛**の1つである。

The mechanisms of **neuropathic pain** could be similar to those of **inflammatory pain**.
神経因性疼痛の発生機序は**炎症性疼痛**のそれに類似するかもしれない。

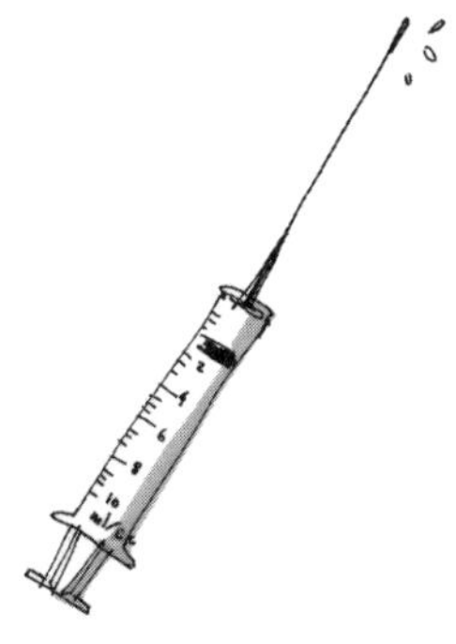

テーマ8

色の表現 つづりで色を覚える

医学英語の「色」を表すことばには、ラテン語・ギリシャ語に由来するものが多く含まれています。語源を知ることによって関連語彙を増やすことができます。

起源	英語	色	例
albus ラテン語	▶ white	白色	albinism 白子（症）、白皮症 albiduria 白尿症
amanos ギリシャ語	▶ black	黒色	amaurosis 黒内障 amaurotic nystagmous 黒内障性眼振
anthrax ギリシャ語	▶ black (as coal)	黒色（石炭様）	anthracosis 炭粉症 anthorax 炭疽
aurum ラテン語	▶ gold	金色	aurotherapy 金剤治療薬 auriasis 金皮症 *S. aureus* 黄色ブドウ球菌
caeruleus ラテン語	▶ blue	青色	cerulean cataract 青色白内障 ceruloprasmin セルロプラスミン（青色のαグロブリン）
chloros ギリシャ語	▶ green	緑色	chloroma 緑色腫 chloroplast 葉緑体 chloromyelosis 緑色骨髄症
chrysos ギリシャ語	▶ gold	金色	chrysiasis 金皮症 chrysotherapy 金療法
kyanos ギリシャ語	▶ blue	青色	cyanopsia 青（色）視症 cyanosis チアノーゼ cyanuria 青色尿（症）
eos **eosin** ギリシャ語	▶ orange	橙色	eosinophilic 好酸性の eosinophilia 好酸球増多症 eosin エオシン
erythros ギリシャ語	▶ red	赤色	erythema 紅斑 erythrocyte 赤血球
flavus ラテン語	▶ yellow	黄色	ossification of ligamentum flavum 黄色靭帯骨化症 flavoprotein 黄色蛋白

起源	英語	色	例
icteros ギリシャ語	yellow	黄色	icterus neonatorum 新生児黄疸 icteroanemia 黄疸性貧血
lukos ギリシャ語	white	白色	leukemia 白血症 leukodystrophy 白質萎縮症 leukoderma 白斑
libidus ラテン語	dark bluish gray	暗青色	livedo vasculitis 皮斑血管炎 postmortem livedo 死後皮斑
luteus ラテン語	saffron-yellow	黄色	lutenizing hormone 黄体化ホルモン luteoma 黄体腫
melas ギリシャ語	black	黒色	malignant melanoma 悪性黒色腫 melanonychia 黒爪症 melanorrhea 黒色便排出
niger ラテン語	black	黒色	substantia nigra 黒色 nigrities linguae 黒舌症 acanthosis nigricans 黒色表皮腫
polios ギリシャ語	gray	灰色	poliomyelitis 灰白髄炎 trichopoliosis 白毛(症)
purpureus ラテン語	purple	紫色	purpura 紫斑(病) allergic purpura アレルギー性紫斑
rhodon ギリシャ語	rose	バラ(赤)色	rhodamine B (赤色蛍光) rhodopsin ロドプシン、視紅 rhodophylaxis 視紅防御
ruber ラテン語	red	赤色	rubor 発赤、潮紅 rubricyte 正赤芽球
viridis **viridans** ラテン語	green	緑色 オリーブ色	viridans hemolysis 緑色溶血 biliverdin ビリベルジン(緑色胆汁色素)
xanthos ギリシャ語	yellow	黄色	xanthoma 黄色腫 xanthopsia 黄(色)視症

THEME9

テーマ9

医学に登場する元素 医療現場の力強い裏方を紹介

「水兵 LiBe 僕の船……」あの懐かしい元素 element という観点から医学を見てみるとどうなるでしょう。医学界で機器の素材、検査で活躍している元素、疾患や病態に深く関わっている元素に注目してまとめてみました。身近な生活環境と元素との関わりも知っておくと将来の診療に役立つかもしれませんね。

元素	解説
原子番号 3 元素記号 Li **lithium** [リθィアM] リチウム	▶ 炭酸リチウムは躁鬱病（双極性障害 bipolar disorder）の治療薬として使われます。副作用として甲状腺機能低下症 hypothyroidism、尿崩症 diabetes insipidus、心毒性 cardiac toxicity を起こすことがあります。ボタン型リチウム電池、携帯電話やパソコンのバッテリーにも使われます。非常に軽量なアルミリチウム合金は航空機の構造材として使われています。
4 Be **beryllium** [ベリリアM] ベリリウム	▶ ベリリウム精錬工場で働く人や酸化ベリリウムを扱う人の職業病として肺病変が見られます。ベリリウム肺 pulmonary berylliosis あるいはベリリウム肺炎 beryllium pneumonia と呼ばれ、肉芽腫性炎症 granulomatous inflammation と肺線維症 pulmonary fibrosis を特徴とします。ベリリウムはバネ用の合金や X 線装置の窓材料にも用いられます。
5 B **Boron** [ボーラン] ホウ素	▶ 熱中性子による悪性脳腫瘍の治療、すなわち中性子捕獲療法 neutron capture therapy では、ホウ素化合物が中性子を捕獲してα線を放出する性質を利用しています。ホウ酸団子の毒性はゴキブリ駆除に有効です。耐熱ガラスはホウ素を加えて作られます。
14 Si **silicon** [シリカン] ケイ素	▶ 珪肺症 pulmonary silicosis は、遊離ケイ酸を吸入して肺に珪肺結節 silicotic nodule という肉芽腫性結節 granuloma が形成されることによって生じます。シリコーン silicone は（Si-O）の高分子重合物で、豊胸術 augmentation mammaplasty などのシリコーン・インプラント silicone implant として使用されます。高速インターネット、内視鏡の光ファイバーにも使われています。半導体、太陽電池の材料としても広く知られています。
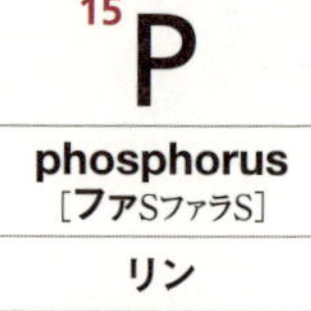 15 P **phosphorus** [ファSファラS] リン	▶ リン酸 phosphoric acid は生体のエネルギー源である DNA や RNA、ATP を構成する重要な要素です。また、リン酸カルシウム calcium phosphate は骨の主成分のひとつです。リン酸化合物はその他に食品添加物としてハムやソーセージ、コーンフレーク、ベーキングパウダーなどにも使われます。研磨剤としてリン酸水素カルシウムが入っている歯磨き粉もあります。
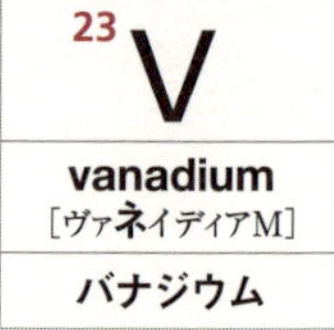 23 V **vanadium** [ヴァネイディアM] バナジウム	▶ インスリンに似た働きをし、血糖値を下げる効果があります。そのため、こうした効能をうたったバナジウムを含む飲料水が販売されています。各種バナジウム化合物（特に五酸化バナジウム）曝露による中枢神経症状や腎障害をともなうバナジウム中毒 vanadium poisoning が職業病として起こります。ホヤやキノコの中にはバナジウムを含むものがあります。鉄に添加すると強度が増し、耐熱性も向上するため、高層ビルや橋などの建材としても使われています。

元素	解説
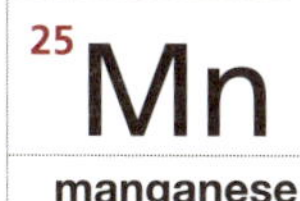 25 Mn manganese [マンガニーZ] マンガン	▸ マンガン中毒 manganese poisoning は呼吸器系からの粉塵吸入による職業曝露により生じ、神経症状と精神症状が出現します。マンガン電池に含まれます。
26 Fe iron [アイアン] 鉄	▸ ヒトヘモグロビン hemoglobin に含まれ酸素を運びます。不足すると鉄欠乏性貧血 iron deficiency anemia になり、過剰摂取では鉄中毒を生じます。また、溶血などで壊れた赤血球由来の鉄が組織や細胞に沈着してヘモジデローシス hemosiderosis を起こします。遺伝性で全身臓器に鉄の過剰沈着を起こす場合にはヘモクロマトーシス hemochromatosis と呼ばれます。
28 Ni nickel [ニカL] ニッケル	▸ ニッケル製造過程で用いられるニッケルカルボニル N_2 (CO_4) を吸引することによって、ニッケル中毒 nickel poisoning を起こします。長期曝露では、肺癌や副鼻腔癌を生じることが知られています。鉄との合金はMRIの磁気シールドに用いられています。ニッカド電池 (Ni-Cd) やニクロム線の中に含まれています。
29 Cu Copper [カパー] 銅	▸ ウィルソン病 Wilson disease は銅代謝異常疾患です。血漿中の銅の 95%はセルロプラスミン ceruloplasmin と結合して運ばれます。生体内の銅欠乏を主体とする遺伝性銅代謝異常にはメンケス病 Menkes disease があります。ヒトの血色素は鉄を含みますが、タコ、エビの血色素には銅が含まれます。
30 Zn Zinc [ジンK] 亜鉛	▸ 酵素の構成成分であり、DNA 合成にも必要です。亜鉛欠乏 zinc deficiency では、味覚障害、発育障害、性器発育不全などを伴います。酸化亜鉛は胃酸によって腸管腐食性を示す塩化亜鉛となり穿孔を起こす可能性があります。
33 As Arsenic [アーセニK] ヒ素	▸ 長期ヒ素摂取では、皮膚に多発性の角化が生じるヒ素角化症 arsenical keratosis やヒ素多発神経障害 arsenical polyneuropathy を生じます。ヒ素剤は寄生原虫 parasitic protozoa やスピロヘータ spirochete 治療に使われますが、ヒ素に対して耐性を示すものをヒ素耐性 arsenic-fast といいます。半導体やバーコード読み取り機にも含まれています。
43 Tc technetium [テKニーシアM] テクネシウム	▸ 初めて人工的に作られた放射性元素で、ギリシャ語 *technikos*「人工の」に由来する命名です。^{99m}Tc は半減期が約6時間の同位体で、大血管や種々の臓器の血流を調べたり、腫瘍の診断をしたりする際の造影剤 contrast agent として、核医学 nuclear medicine の検査に広く用いられています。

元素	解説
48 Cd cadmium [キアDミアM] カドミウム	▶ 食物や水を介して摂取されたカドミウムが腎尿細管障害を生じ、カルシウムの再吸阻害から、骨軟化症にいたると推定されています。イタイイタイ病 Itai-Itai disease は腎機能障害、骨軟化症、貧血などを生じます。ブラウン管の蛍光剤や黄色い油絵の具に含まれます。ニッカド(Ni-Cd)電池に含まれます。
56 Ba barium [ベアリアM] バリウム	▶ 硫酸バリウム($BaSO_4$)はX線を通しにくい性質をもつため、上部消化管造影 upper gastrointestinal tract series のために経口投与するバリウム食 barium meal に含まれます。また、バリウム注腸造影 barium enema にも使われます。白いペンキの成分にもなっています。過酸化バリウムは漂白剤として使われます。また、花火の緑色の成分もバリウムです。
64 Gd gadoliniuim [ギァドリニァM] ガドリニウム	▶ MRI に用いられる常磁性造影剤 paramagnetic contrast agent に含まれます。周囲組織のプロトンT_1を短縮させることで造影効果が出ます。また、ガドリニウムを添加した高感度レントゲンフィルムを使用すると被曝を減らすことができます。身近なところでは MO、MD などの光磁気ディスクの原料として使われています。
73 Ta tantalum [タンタラM] タンタル(ム)	▶ 非腐食性で柔軟性に富むことから経皮的経管的冠動脈形成術 percutaneous transluminal coronary angioplasty (PTCA) におけるステント stent の金属素材として用いられます。その他、人工骨や接合ボルト、歯科のインプラントなどにも使われます。生活用品ではパソコンや携帯電話の電解コンデンサーに含まれます。
74 W tungsten [タンGSタン] タングステン	▶ 医療現場では、X線を遮蔽するエプロンの素材として使われています。リンタングステン酸ヘマトキシリン染色 phosphotungstenic acid-hematoxylin stain：PTAH 染色は病理検査で組織中の神経線維、膠原線維、筋線維の染め分けに使われています。その他身近なところでは、電気抵抗が大きいため、白熱電球のフィラメントの素材として使われていることはよく知られています。比重が大きいため、鉛に代わる重りとしての用途がある他、硬いのでドリルなどにも用いられます。
78 Pt platinum [Pラティナ M] 白金	▶ 「プラチナ」と呼ばれ、アクセサリーや硬貨の材料として有名ですが、医療現場では、白金錯化合物であるシスプラチン cisplatin が DNA 鎖間の架橋形成 cross-linking する働きを利用して抗癌剤 anticancer drug になります。また、燃料電池の触媒として使われていますが、高価なため、使う量を減らしたり、代替となる物質開発したりといった研究が行われています。
79 Au gold [ゴゥLD] 金	▶ 関節リウマチ rheumatoid arthritis の治療薬として免疫系(単球、リンパ球)の抑制効果が考えられている金製剤 gold compound が使われています。副作用として金腎症 gold nephropathy や金製剤肺炎 gold pneumonia が知られています。^{198}Au は癌治療やシンチグラフィ scintigraphy に利用されます。腐食に強く、熱や電気をよく伝えるため、電子回路の電極やオーディオ製品などのプラグにも使われています。

元素	解説
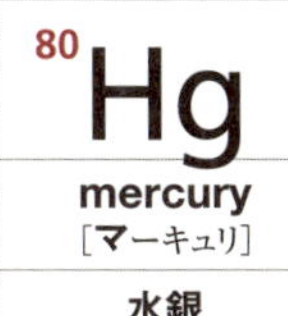 mercury [マーキュリ] 水銀	▶ 水俣病 Minamata disease は工場排液中に含まれていたメチル水銀を摂取した魚介類を食することによって発生しました。常温で液体である唯一の金属です。その他身の回りでは、温度計や体温計、蛍光灯や朱肉などにも水銀が使われています。ちなみに、Hg は hydrargyrum の略です。
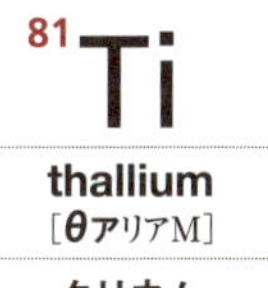 thallium [θアリアM] タリウム	▶ Thallium-201（^{201}Tl）は、心筋血流シンチグラフィ myocardial perfusion scintigraphy やタリウム腫瘍シンチグラフィに用いられます。副甲状腺にも集積します。毒性が強く、多発性神経障害としてタリウムニューロパチー thallium neuropathy が知られています。硫酸タリウムは、昔はネズミの駆除剤や農薬としても使われました。
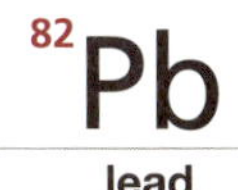 lead [レッD] 鉛	▶ 鉛中毒 lead poisoning（plumbism）では、ヘモグロビン合成障害から鉛貧血 lead anemia が生じます。また、鉛仙痛 lead colic といわれる激しい仙痛、鉛脳症 lead encephalopathy を伴ないます。ちなみに、plumbing 配管という言葉は鉛 lead に相当するラテン語 plumbum に由来しますが、古くは水道管に鉛が使われていたことによります。
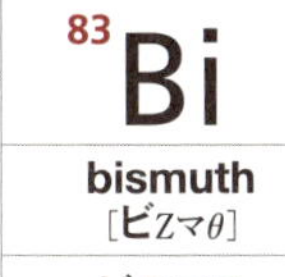 bismuth [ビZマθ] ビスマス	▶ 「蒼鉛（そうえん）」とも呼ばれます。整腸剤、胃潰瘍薬の原料としても使われます。副作用として、ビスマス腎毒性 bismuth nephrotoxicity やビスマス歯肉炎 bismuth gingivitis などが知られています。融点が低いので、ヒューズや火災用のスプリンクラーなどにも用いられます。また、はんだの材料として、毒性の強い鉛に代用されるようになっています。

テーマ10

およその表現 数値に幅があるときに使ってみよう

数や検査値の解釈に幅をもたせるために「およそ」という意味の言葉を用いることがしばしばあります。次は実際によく使われる例で、覚えておくと便利です。

□ approximately

用例 **Approximately** 100 cases of Crohn's disease limited to the appendix have been reported in the English literature.
虫垂に限局した約100例のクローン病が英論の文献に報告されている。

□ about

用例 A single stool examination has a sensitivity of only **about** 50 percent.
一回の検便は、わずか約50%の感度しかない。

□ around

用例 His creatinine level peaked at 4.5 mg per deciliter and stabilized thereafter at **around** 2.5 mg per deciliter.
彼のクレアチニン値は最高で4.5mg/dlに達し、その後はおよそ2.5mg/dlで安定した。

□ somewhere between A and B

用例 The major injury to the fetal brain occurred **somewhere between** 20 **and** 25 weeks' gestational age.
その胎児の脳の主な傷害は、在胎20〜25週齢の間あたりに起こった。

□ nearly

用例 Immunohistochemical staining showed that **nearly** all the cells in the paracortex were T-cells.
免疫化学染色は、副腎皮質のほとんど全ての細胞がT細胞であることを示した。

□ almost

用例 Patients with this disorder **almost** always have severe fatigue and signs of dehydration.
この疾患をもった患者は、ほとんど常に強い倦怠感と脱水徴候を示す。

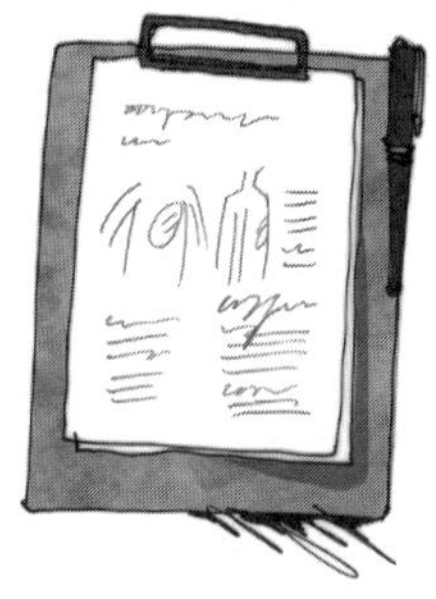

テーマ11

確かさの表現 世の中に「絶対」はない？

診断は常に簡単に確立されるとは限りません。診断が確定している場合、例えば「The diagnosis is aspiration pneumonia. 診断は誤嚥性肺炎である」と表現するわけですが、種々の要因で確信度が100%ではない場合、副詞や形容詞、助動詞を用いて、どの程度の確実性があるかを表すことができます。

1. 副詞を用いた場合

The diagnosis [副詞] indicated aspiration pneumonia.

① ほぼ確信できる場合

undoubtedly　definitely

用例 Hypovolemic shock **undoubtedly** contributed to the patient's acidosis.
循環血液量減少性ショックが、**疑いなく**患者のアシドーシスの要因である。

② ある程度の確かさがある場合

apparently　clearly　most likely　evidently　obviously

用例 The MRI evidence of multiple noncavitating white-matter lesions makes that diagnosis **most likely**.
MRIで非空洞形成性の白質病変が複数確認されたことで、その診断は**最も妥当**となる。

③ 確信度が低い場合

possibly　probably　presumably

用例 The clinical diagnosis is ischemic necrosis with perforation of the colon, **possibly** caused by atheroemboli.
臨床診断は結腸の穿孔を伴った虚血性壊死であり、**ひょっとしたら**アテローム塞栓によるものである。

2. 形容詞を用いた場合

The [形容詞] diagnosis is aspiration pneumonia.

上記の副詞の多くを形容詞形で用いることができます。
例えば、**definite / apparent / most likely / obvious / possible / probable** などが使えます。

用例 The **obvious** diagnosis is aspiration pneumonia.
明らかな診断は、誤嚥性肺炎である。

3. 助動詞を用いた場合

The diagnosis 【助動詞】 **be aspiration pneumonia.**

① 話し手の持っているデータや情報から、高い確信をもっている場合

must　should

用例 The tentative diagnosis at this moment **should** be a process that later causes vascular compromise.
この時点での暫定的な診断は、血管の障害を後に起こしたという過程で**あるべき**である。

② 可能性が否定できない場合

can　might　could

用例 The differential diagnosis **could** be divided into two categories: neoplasia and infectious disease.
鑑別診断は腫瘍の新形成と感染症の2つのカテゴリーに分類できる**かもしれない**。

③ もしもデータや情報が信頼できるもので、推論が間違っていなければという条件付きで、話し手が高い確信をもっている場合

ought to　would　should

用例 If the patient were older than 75, my diagnosis **would** be temporal arteritis.
もしも患者が75歳以上なら、私の診断は側頭動脈炎となる**だろう**。

THEME12

テーマ12

発音・アクセントチェック100 通じる医学英語のための第一歩

「abscess 膿瘍」を「アブ**セ**ス」と読んでいませんか。「ulobilinogen ウロビリノーゲン」は「ユロウバイ**リ**ノウジェン」と発音できていますか。ここでは、特に間違った発音で使われている単語や読みにくいものを選んでいます。英語の日本弁(方言)Japan dialect of English からの脱却のきっかけをつかんでみましょう。

	医学英単語	訳	発音記号	カタカナ発音表記	注意点
1	□ abscess	膿瘍	[ǽbses]	[**ア** B セ S]	[アブ**セ**ス] ×
2	□ adventitia	外膜	[æ̀dventíʃiə]	[ア D ヴェン**ティ**シア]	[—ティティア] ×
3	□ albumin	アルブミン	[ǽlbjù:mən]	[**ア**Lビューマン]	[アL **ビ**ューマン] という読み方もあります
4	□ allergy	アレルギー	[ǽlərdʒi]	[**ア**ラジ]	
5	□ amniocentesis	羊水穿刺	[æ̀mniousentí:sis]	[アMニオウセン**ティー**シS]	-centesis は「穿刺する」という意味
6	□ aneurysm	動脈瘤	[ǽnjurizm]	[**ア**ニュリ Z M]	アクセント注意
7	□ angiitis	血管炎	[æ̀ndʒiáitis]	[アンジ**ア**イティS]	-itis は「炎症」を表す
8	□ antigen	抗原	[ǽntidʒən]	[**ア**ンティジャン]	[—ゲン] ×
9	□ apoplexy	脳卒中	[ǽpəplèksi]	[**ア**パPレ K シ]	[アポプ**レ**キシ] ×
10	□ ascities	腹水	[əsáiti:z]	[ア**サ**イティー Z]	
11	□ aspergillus	アスペルギルス	[æ̀spə:dʒíləs]	[アSパー**ジ**ラS]	[アスペルギールス] ×
12	□ autopsy	剖検	[ɔ́:tɑpsi]	[**オー**タPシ]	[オー**ト**プシ] ×
13	□ basophil	好塩基球	[béisəfil]	[**ベ**イサフィL]	[バソフィル] ×
14	□ biopsy	生検	[báiɑpsi]	[**バ**イアPシ]	[バイ**オ**プシ] ×
15	□ candida	カンジダ	[kǽndidə]	[**キャ**ンディダ]	アクセント注意
16	□ candidiasis	カンジダ症	[kæ̀ndidáiəsis]	[キャンディ**ダ**イアシS]	アクセント注意
17	□ capsule	カプセル	[kǽpsəl]	[**キャ**PサL]	
18	□ catheter	カテーテル	[kǽθətər]	[**キャ**θアター]	[キャ**θイ**ーター] ×
19	□ cerebellum	小脳	[sèrəbéləm]	[セラ**ベ**ラM]	「大脳」にならないように
20	□ cerebrum	大脳	[sə́rəbrəm]	[**セ**ラBラM]	「小脳」にならないように
21	□ chemotherapy	化学療法	[ki:mouθérəpi]	[キーモウ**θエ**ラピ]	「気も」入れて治療
22	□ chiasm	交叉	[káiəzm]	[**カ**イアZM]	optic ciasm は「視交叉」
23	□ chiasma	交叉	[kaiǽzmə]	[カイ**ア**Zマ]	複 chiasmata
24	□ cirrhosis	硬変症	[siróusis]	[シ**ロ**ウシS]	scirrhous 硬癌は「Sキラ S」
25	□ collagen	コラーゲン	[kɑ́lədʒən]	[**カ**ラジャン]	アクセント注意
26	□ colon	大腸	[kóulən]	[**コ**ウラン]	[コロン] ×
27	□ corpuscular	小体の	[kɔ:pʌ́skjulər]	[コー**パ**Sキュラー]	
28	□ cranial	頭側の、脳の	[kréiniəl]	[K**レ**イニアL]	「クラニアル」×
29	□ creatine	クレアチン	[krí:ətin]	[K**リー**アティン]	[—チン] ×
30	□ creatinine	クレアチニン	[kriǽtini:n]	[Kリ**ア**ティニーン]	アクセント注意
31	□ deficit	欠損	[défəsit]	[**デ**ファシT]	[デ**フ**ィシ T] ×
32	□ diabetes	糖尿病	[dàiəbí:tis]	[ダイア**ビ**ーティS]	
33	□ diagnose	診断する	[dáiəgnòus]	[**ダ**イアGノウ S]	アクセント注意

	医学英単語	訳	発音記号	カタカナ発音表記	注意点
34	□ diastole	拡張期	[daiǽstəli:]	[ダイ**ア**Sタリー]	[ダイアス**ト**ール]×
35	□ diuretics	利尿剤	[dàijurètiks]	[ダイユ**レ**ティKS]	[デュレティKS]×
36	□ dyspnea	呼吸困難	[dispní:ə]	[ディSP**ニ**ーア]	[**ディ**Sニア]ともいう
37	□ dysuria	排尿障害	[disjú:riə]	[ディS**ユ**ーリア]	[ディ**ス**ーリア]×
38	□ edematous	浮腫状の	[idémətəs]	[イ**デ**マタS]	-matous はその直前の音節を強く
39	□ enamel	エナメル	[inǽməl]	[イ**ナ**マL]	
40	□ eosinophil	好酸球	[ì:əsínəfil]	[イーア**シ**ナフィL]	「ジ」ではなく「シ」
41	□ erythema	紅斑	[èriθí:mə]	[エリ**θイ**ーマ]	[エリ**θエ**ーマ]×
42	□ esophageal	食道の	[i:sàfədʒí:əl]	[イサファ**ジ**ーL]	アクセント注意
43	□ esophagus	食道	[isáfəgəs]	[イ**サ**ファガS]	アクセント注意
44	□ ether	エーテル	[í:θər]	[**イ**ーθアー]	
45	□ fungi	真菌(複数形)	[fʌ́ŋʒai]	[**ファ**ンジャイ]	[**ファ**ンガイ]、[**ファ**ンジ]、[**ファ**ンギ]ともいう
46	□ ganglion	神経節	[gǽŋgliən]	[**ギャ**ンGリアン]	アクセント注意
47	□ gauze	ガーゼ	[gɔ́:z]	[**ゴ**ーZ]	
48	□ glia	グリア	[gláiə]	[G**ラ**イア]	[G**リ**ーア]ともいう
49	□ glycogen	グリコーゲン	[gláikədʒən]	[G**ラ**イカジャン]	アクセント注意
50	□ gut	腸	[gʌ́t]	[**ガ**ッT]	gut「グート」(独)は good の意味
51	□ gynecology	婦人科	[gàinikálədʒi]	[ガイニ**カ**ラジ]	ご婦人でも「ガイ(guy)」
52	□ halo	ハロー	[héilou]	[**ヘ**イロウ]	
53	□ *Helicobacterpylori*	ヘリコバクター・ピロリ	[hèlikəbǽktər pailóurai]	[ヘリカ**バ**Kター・パイ**ロ**ウライ]	「ピロリ」と言わない
54	□ hematocrit	ヘマトクリット	[hi:mǽtəkrit]	[ヒー**マ**タKリT]	[**ヒ**ーマタKリT]ともいう
55	□ hemoglobin	ヘモグロビン	[hì:məglóubin]	[ヒーマG**ロ**ウビン]	[**ヒ**ーマGロウビン]ともいう
56	□ hemoptysis	血痰	[hi:máptisis]	[ヒー**マ**PティシS]	アクセント注意
57	□ hemosiderin	ヘモジデリン	[hì:məsídərin]	[ヒーマ**シ**ダリン]	英語では「シ」と濁らない
58	□ hernia	ヘルニア	[hə́:rniə]	[**ハ**ーニア]	
59	□ hilar	門の	[háilər]	[**ハ**イラー]	名詞は hilus「ハイラS」。門は入らすもの?
60	□ indolent	不活性の	[índələnt]	[**イ**ンダランT]	[イン**ド**ウレント]×
61	□ inflammatory	炎症の	[inflǽmətɔ̀:ri]	[インF**ラ**マトーリ]	[インフラ**マ**トリ]×
62	□ magnesium	マグネシウム	[mægní:ziəm]	[マG**ニ**ージアM]	「ジ」と濁る
63	□ mechanism	メカニズム	[mékənìzm]	[**メ**カニZM]	アクセント注意
64	□ melanin	メラニン	[mélənin]	[**メ**ラニン]	[メ**ラ**ニン]×
65	□ metastasis	転移	[mətǽstəsəs]	[マ**タ**SタサS]	[メタス**タ**ーシス]×
66	□ metastatic	転移性の	[mètəstǽtik]	[メタS**タ**ティK]	名→形:アクセントがメタします
67	□ morphine	モルヒネ	[mɔ́:rfi:n]	[**モ**ーフィーン]	
68	□ mosaic	モザイク	[mouzéiik]	[モウ**ゼ**イイK]	
69	□ mucor	ムコール	[mjú:kɔ:r]	[**ミ**ューコー]	
70	□ nasal	鼻の	[néizəl]	[**ネ**イザL]	「ザ」と濁る
71	□ normal	正常の	[nɔ́:rməl]	[**ノ**ーマL]	速いと[ノーモゥ](飲もう)に聞こえる

	医学英単語	訳	発音記号	カタカナ発音表記	注意点
72	□ oxygen	▶ 酸素	[áksidʒən]	[アKシジャン]	[―ゲン] ×
73	□ palsy	▶ 麻痺	[pɔ́:lzi]	[ポーLジ]	[パルシー] ×
74	□ pancreas	▶ 膵	[pǽnkriəs]	[パンKリアS]	[パンKレアS] ×
75	□ parietal	▶ 側頭の	[pəráiətəl]	[パライアタL]	[パリエタL] ×
76	□ polyp	▶ ポリープ	[pálip]	[パリP]	[ポリープ] ではない
77	□ pons	▶ 橋	[pɔ́nz]	[ポンZ]	「ポン酢」を「橋」(箸)と覚えよう
78	□ prednisone	▶ プレドニゾン	[prédnəsoun]	[PレDナソウン]	アクセント注意
79	□ prion	▶ プリオン	[práiən]	[Pライアン]	[P リーアン] ともいう
80	□ protein	▶ 蛋白	[próuti:n]	[Pロウティーン]	[プロテイン] ×
81	□ psoriasis	▶ 乾癬	[sɔ:ráiəsis]	[ソーライアシS]	pは発音しない
82	□ rale	▶ ラ音	[rá:l]	[ラーL]	[レイL] ×
83	□ recurrence	▶ 再発	[rikɔ́:rəns]	[リカーランS]	[レカランS] ×
84	□ reflux	▶ 逆流	[rí:flʌks]	[リーFラKS]	[リフラッKS] ×
85	□ response	▶ 反応(する)	[rispáns]	[リスパンS]	名詞も動詞も同じアクセント
86	□ rhinorrhea	▶ 鼻漏	[ràinərí:ə]	[ライナリーア]	
87	□ sagittal	▶ 矢状の(矢状面の)	[sǽdʒitəl]	[サジタL]	giは「ジ」と読む
88	□ schistosomiasis	▶ 住血吸虫	[skìstousoumáiəsis]	[SキSトウソウマイアシS]	[シSトウソウマイアシS] ともいう
89	□ staphylococci	▶ ブドウ球菌(複数形)	[stæ̀filəkáksai]	[SタフィラカKサイ]	
90	□ striated	▶ 横紋の	[stráieitid]	[STライエイティD]	「STR」と子音の3連続は難しい
91	□ syncope	▶ 失神	[síŋkəpi:]	[シンカピー]	[シンコウP] ×
92	□ systole	▶ 収縮期	[sístəli:]	[シSタリー]	[シストール] ×
93	□ trachea	▶ 気管	[tréikiə]	[Tレイキア]	筆者はドイツ訛り[トラヘア]と習いました
94	□ transfer	▶ 搬送する	[trænsfɔ́:r]	[TランSファー]	名詞は transfer [TランSファー]
95	□ ureter	▶ 尿管	[jurí:tər]	[ユリーター]	[ユリーター] ともいう
96	□ vaccine	▶ ワクチン	[væksí:n]	[ヴァKシーン]	[ヴァKシーン] ともいう
97	□ vagina	▶ 膣	[vədʒáinə]	[ヴァジャイナ]	
98	□ varix	▶ 静脈瘤	[vέəriks]	[ヴェアリKS]	[ヴァリッKS] ×
99	□ vomiting	▶ 嘔吐	[vámitiŋ]	[ヴァミティンG]	「ヴァ」っと勢いよく吐く
100	□ zero	▶ ゼロ	[zíərou]	[ズィアロウ]	「ゼロ」×

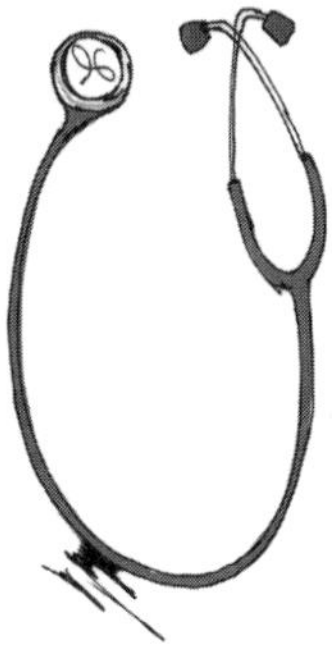

テーマ13

英単語 医学的用法 vs. 一般的用法 40 知ってることばも再確認

一見、誰もがよく知っている普通の英単語なのに、医学の文脈で使われると全く違う意味になるものがあります。この同音異義語的な用語の代表例を挙げてみました。文例はすべて、医学の文脈のものです。

英語	意味・文例
administer	般 管理する、処理する 医 薬の投与
	I will administer a low-dose corticosteroid to him. コルチコステロイドを低量、彼に投与しよう。
admission	般 入場、入学 医 入院
	Hospital admission for observation is necessary. 観察のための入院が必要だ。
agent	般 代理人 医 物質、薬
	It can be treated with an anti-inflammatory agent. それは抗炎症剤で治療することができる。
arrest	般 逮捕する 医 停止する、阻止する
	The patient arrested in the ambulance on the way to the hospital. 患者は病院へ搬送する救急車の中で心停止した。
attack	般 攻撃(する) 医 発作
	The patient was admitted to the hospital because of a sudden attack of abdominal pain. 患者は、突然の腹痛発作がおきて入院した。
canal	般 運河 医 管、道
	You may acquire the infection through the ear canal. 外耳道から感染することもある。
cataract	般 瀑布、大滝、大雨 医 白内障
	The patient has a cataract in her right eye. 患者は右の目が白内障である。
chart	般 表、海図 医 カルテ
	The patient's medical history and laboratory results are all in the chart. 患者の病歴と検査結果はカルテにすべて入っている。

英語	意味・文例
colon	般 コロン（：） 医 結腸
	He underwent surgery to remove a benign tumor from his colon. 彼は、結腸から良性の腫瘍を取り除くために手術を受けた。
conservative	般 保守的 医 保存的
	My sister would choose conservative treatment for breast cancer. 妹は、乳房温存療法を選ぶだろう。
consolidation	般 合併、連結 医 硬化
	The patient had consolidation in the lung according to his chest radiographs. 胸部 X 線写真によると、患者は肺の硬化像があった。
constellation	般 星座 医 類似の人・物・事の集まり、錚々たる一群
	A constellation of symptoms showed the patient had alcoholic cirrhosis. 一連の症状は、患者がアルコール性肝硬変を患っていることを示していた。
culture	般 文化 医 培養する
	The organism is not difficult to culture, althouth it might be difficult to identify. 組織を培養するのは通常困難ではないが、それを特定するのは困難なこともある。
delivery	般 配達 医 分娩
	The young patient had a very easy delivery with her third child. その若い患者は3番目の子供の分娩も軽く終わった。
discharge	般 解雇、放出、解雇する、解任する 医 退院、排泄物、退院させる、排出する
	Discharge from the nipple could be a sign of breast cancer. 乳首からの分泌物は乳癌の徴候かもしれない。 After surgery she was discharged from the hospital too early. 彼女は手術後、その病院からあまりに早く退院した。
elegant	般 優雅な、上品な 医 的確な、簡潔な
	The researcher reached an elegant solution to the problem. 研究者は、その問題の的確な解決方法を見つけた。
fertile	般 肥沃な 医 妊娠・出産可能な ▶類 infertile, sterile 不妊の
	The medicine has been tested on healthy fertile women under the age of 35. その薬は、健康で出産の可能性がある 35 歳以下の女性たちによって検証された。

英語	意味・文例
globe	般 地球 医 眼球　※glove、groove、groveなど、似たようなつづりの語が多くあるので要注意!
	The CT scan of the left eye showed thickening of the soft tissues around the globe. 左目の CT スキャンによって、眼球周辺の軟部組織が肥厚していることが分かった。
grade	般 学年、成績 医 悪性度、グレード
	My mother's doctor didn't mention the grade of the tumor. 母の主治医は腫瘍の悪性度については述べなかった。
gross	般 気持ち悪い、ぞっとする 医 肉眼で見える
	The patient has gross hematuria. 患者には肉眼的血尿がある。
gut	般 根性、勇気 医 腸
	Gram-negative bacteria are normal inhabitants of the gut. グラム陰性細菌は腸の常在菌である。
iris	般 あやめ 医 虹彩
	The iris regulates the amount of light entering the eye. 虹彩は、眼球に入る光の量を調整している。
jet	般 ジェット機 医 高速血流
	A color Doppler image shows an eccentric jet of aortic regurgitation. カラードプラー画像には、大動脈弁逆流による偏心性の高速血流が見られた。
labor	般 労働 医 陣痛　▶類 delivery 分娩
	She was in labor for eleven hours. 11 時間も陣痛が続いた。
mass	般 一般大衆 医 塊、腫瘤
	Her family doctor noticed a mass in the right breast at the routine check-up. かかりつけの医師が、定期健診の際に、右乳房にある腫瘤に気づいた。
matter	般 事柄、事態 医 物質、物体
	Radiographic images of the patient's head showed ring-enhancing lesions in gray matter. 患者の頭部の X 線画像には、灰白質にリング状に増強された病変があることを示していた。

英語	意味・文例
murmur	般 かすかな音、風や水のかすかなざわめき、不平 医 雑音 ▶類 bruit, noise, souffle, strepitus, susurrus
	My younger brother is physically weak and has a heart murmur. 弟は身体的には虚弱で、心雑音もある。
passage	般 道、通路 医 排泄 ▶動 pass 排泄する
	A diarrheal illness associated with the passage of bloody stool could be colitis. 血便の排泄を伴う下痢は大腸炎の可能性がある。
pupil	般 生徒、弟子 医 ひとみ、瞳孔 ※講義を聴く生徒達の瞳は印象的です
	The right pupil was dilated but returned to normal soon. 右の瞳孔が拡大したが、すぐに正常に戻った。
radical	般 急進的 医 根治的
	The doctor told her that she'd need radical hysterectomy but she refused. 医師は根治的子宮摘出術が必要だと告げたが、患者は拒否した。
seizure	般 差し押さえ、没収 医 発作、けいれん
	The alcohol withdrawal seizure lasted more than ten minutes. アルコール離脱発作は 10 分以上続いた。
sentinel	般 番人、歩哨 医 センチネル
	I underwent sentinel lymph node biopsy yesterday. 昨日、センチネルリンパ節生検を受けた。
stage	般 舞台、場面 医 病期
	Doctors should detect myeloid leukemia in the early stage. 医師団は骨髄性白血病を早期で突き止めなければならない。
stool	般 丸椅子、踏み台、腰掛 医 便通、便
	The patient doesn't pass stool everyday ; he tends to be constipated. 患者は便通が毎日ではなく、便秘気味である。
tender	般 柔らかい 医 圧痛 ※首がやわらかいのはsupple、やわらかいお肉はtender。Love me tenderはやさしく
	I can move my ankle now, but it still feels a little tender. 足首を動かすことはできるが、まだ少し圧痛を感じる。

英語	意味・文例
tissue	般 薄紙、ティッシュ 医 組織
	The most common type of heterotopic tissue is pancreatic. 最も普通に見られる異所性組織は膵臓由来である。
trauma	般 精神的痛手 医 外傷
	The patient has suffered blunt trauma to his head in the accident. 患者は事故で頭部に鈍的外傷を受けた。
treat	般 処理する、おごる、ごちそうする 医 治療する、処置する　※誰しもごちそうの方が良いです
	This disease cannot be treated with currently available drugs. この病気は現在流通している薬剤では治療することができない。

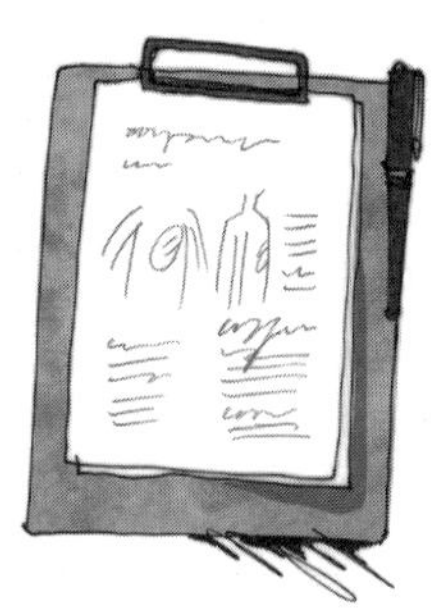

THEME14

テーマ14

ラテン語系の指示ことば 20 よく見かけることばの正体は?

イタリックで示された *i.e.* や *e.g.* はよく見かけますが、医学関係で使われる代表的な指示ことばをリストアップしました。

指示ことば	発音記号	カタカナ発音表記	意味
bona fide	[bóunɑ fɑ́idi]	[**ボ**ウナ**フ**ァイディ]	真実の、本物 (= in good faith)

The codon 63 alteration is a *bona fide* disease-causing mutation.
コドン63の変化は、真に疾患原因となる突然変異である。

指示ことば	発音記号	カタカナ発音表記	意味
de novo	[di nóuvou]	[ディ**ノ**ウヴォウ]	初めから、新たに、新規の (= new, again, from the beginning)

The absence of a family history of the disease may suggest that *de novo* mutations occur frequently.
この病気に家族歴がないということは、新規の遺伝子変異がしばしば起こることを示唆しているかも知れない。

指示ことば	発音記号	カタカナ発音表記	意味
e.g. ***(exempli gratia)***	[iː dʒíː, fər igzǽmpl]	[イー**ジ**イー] [ファーイ G **ザ** MPL]	例えば、例を挙げると (= for example)

The other features (*e.g.*, purpura, neuropathy, and renal failure) of the disease were not observed.
その病気の他の特徴(例えば紫斑、神経障害、腎不全)は見られなかった。

指示ことば	発音記号	カタカナ発音表記	意味
en bloc	[ɑ̃ blɔk]	[アーン B **ラ** K]	一括で、ひとまとめにして (= in a lump)

The tumor has been resected *en bloc* with the left lateral segment of the liver.
腫瘍は肝臓の左葉外側区域とともに一塊として切除された。

指示ことば	発音記号	カタカナ発音表記	意味
i.e. (id est)	[ɑ́i íː, ðǽt íz]	[**ア**ィ**イ**ー] [**ザ**ッ T **イ** Z]	すなわち、言い換えれば (= that is)

The patient avoided concentrated carbohydrates at the beginning of each meal as a way of preventing the dumping syndrome (*i.e.*, rapid gastric emptying).
患者は、ダンピング症候群(すなわち急速に胃内が空虚になること)を防ぐ方法として、毎食の最初には高濃度の炭水化物を含むものを避けた。

指示ことば	発音記号	カタカナ発音表記	意味
in situ	[ìn sɑ́it(j)u]	[イン**サ**イトゥ]	本来の場所の、もとの位置の、上皮内の (= in its original place)

Ductal carcinoma *in situ* was found harboring microcalcifications.
微小石灰化を伴う上皮内乳管癌が見つかった。

指示ことば	発音記号	カタカナ発音表記	意味
in utero	[ìn júːtərou]	[イン**ユ**ータロウ]	子宮内で (= within the uterus)

This infant has acquired a vertically transmitted infection *in utero*.
この乳児は子宮内で垂直感染を獲得していた。

指示ことば	発音記号	カタカナ発音表記	意味
in vitro	[in víːtrou]	[イン**ヴィ**ー T ロウ]	試験管内において (= within a glass tube)

In vitro studies have shown that interleukin-5 can attract and activate eosinophils.
試験管内の研究では、インターロイキン5は好酸球を遊走させ、活性化することができる。

指示ことば	発音記号	カタカナ発音表記	意味
in vivo	[ìn víːvou]	[イン**ヴィ**ーヴォウ]	生体内において (= within a living body)

Despite the name, lupus anticoagulants *in vivo* are associated with an increased risk of thrombosis rather than of bleeding.
その名前にもかかわらず、ループス性抗凝固因子は、生体内において出血よりも血栓の危険性が高くなることに関連している。

指示ことば	発音記号	カタカナ発音表記	意味
per se	[pər séi, pər sí:]	[パーセイ] [パーシイ]	それ自体は、本質的には、本来 (= by, of, for, or in itself)

This child had proteinuria on admission, which could be explained by the severe hypertension *per se*.
この子供は入院時蛋白尿があったが、それは高度の高血圧それ自体によって説明することができた。

指示ことば	発音記号	カタカナ発音表記	意味
v.i. (vide infra)	[váidi ínfrə]	[ヴァイディ インFラ]	以下参照 (= see below)

In this study, a measure of retinal vascular perfusion was achieved by determining the change in retinal oxygenation (*vide infra*).
この研究では、網膜血管の潅流方法は網膜の酸素付加の変化を決定することによって達成された（以下参照）。

指示ことば	発音記号	カタカナ発音表記	意味
vice versa	[váis vǝ́:rsə]	[ヴァイSヴァーサ]	逆に、反対に、逆も真なり (= conversely)

Thrombosis can mimic vasculitis and *vice versa*; however, both processes can occur in the same disease.
血栓症は血管炎に似るが、逆に、血管炎の場合も血栓症に類似した所見を呈する。しかし、両者とも同じ疾患に起こりうる。

指示ことば	発音記号	カタカナ発音表記	意味
vs. (versus)	[vǝ́:rsəs]	[ヴァーサS]	対、に対する (= in contrast with, against)

A test for antineutrophil cytoplasmic antibodies was positive, but the pattern (perinuclear *vs.* cytoplasmic) was unclear.
抗好中球細胞質抗体に対する試験は陽性だったが、核周囲型か細胞質型の比較は明らかでなかった。

薬の処方などに使われる指示ことば

指示ことば	意味
ad lib. *(ad libitum)*	即興で、適宜に (= as desired, as needed)
q.d. *(quaque die)*	薬を1日1回飲む (= once a day)
b.i.d. *(bis in die)*	薬を1日2回飲む (= twice a day)
i.c. *(inter cibos)*	食間に (= between meals)
p.c. *(post cibum)*	食後に (= after a meal)
p.o. *(per os)*	経口で (= orally)
q.i.d. *(quater in die)*	薬を1日4回飲む (= four times a day)
stat. *(statim)*	(処方箋で)直ちに (= immediately)
t.i.d. *(ter in die)*	薬を1日3回飲む (= three times a day)

テーマ15

頻出重要動詞 70 場面別「使える」動詞はこれだ!

症例検討の場面でもっとも頻度が高く重要な動詞を70個選び出し、1)主訴／病歴、2)検査（方法、操作と結果、内容）、3)鑑別診断 / 検討、4)治療といった4つの項目に分けて、実際的な例文をつけています。

1. 主訴／病歴

英語	日本語
acquire	獲得する、罹る The patient has reactivation of a latent infection that was acquired before pregnancy. 患者は妊娠前から罹っていた潜伏性感染が再燃した。
admit	入院する A 30-year-old woman was admitted to this hospital because of recurrent abdominal pain. 30歳の女性が反復する腹痛のためにこの病院に入院した。
complicate	合併させる、併発する The delivery was complicated by loss of blood and a drop in the hematocrit. 分娩は失血とヘマトクリットの低下を合併した。
develop	現れる Jaundice developed two months before admission. 入院2カ月前に黄疸が現れた。
discharge	退院させる The patient was discharged home to complete a course of cephalexin. 患者は退院して家でセファレキシンの治療を完了した。
experience	経験する A 49-year-old man had experienced pain in the left lower quadrant for one year. 49歳の女性は一年間左下腹部の痛みを経験していた。
infect	感染させる A 35-year-old woman who was infected with HIV was admitted to the hospital. HIVに感染した35歳の女性が入院した。
occur	起きる、生じる The fever became more labile and severe headache occurred before admission. 入院前には、熱がさらに変動しやすくなり、激しい頭痛が起こった。
persist	続く The rash disappeared but a high fever persisted for ten days. 皮疹は消えたが高熱が10日間続いた。
precede	先行する The patient's difficulty in concentrating preceded his seizure. 患者の集中困難は発作に先行した。

英語	日本語
progress	進行する
	Although the white-matter abnormalities did not change, the patient's movement disorder progressed. 白質の異常は変わらなかったが、患者の運動障害は進行した。
refer	紹介する
	Two months later, the patient was referred to the university hospital. ２カ月後、患者は大学病院に紹介された。
see	受診する、診察する
	A 30 -year-old woman was seen in the clinic because of fever and diarrhea. 30 歳の女性が発熱と下痢を主訴にクリニックを受診した。
tend	傾向がある
	There was no nausea or vomitting ; the pain tended not to occur in the morning. 悪心や嘔吐はなかった。頭痛は朝に生じにくい傾向があった。
transfer	搬送する
	The patient was transferred to the hospital because of joint pain and hypotension. 患者は関節痛と低血圧のために病院に搬送された。

2. 検査（方法、操作）

英語	日本語
demonstrate	示す
	CT scans demonstrate hemiatrophy. CT スキャンは片側萎縮を示している。
detect	検出する
	Cytologic examinations can detect preinvasive lesions. 細胞学的検査は浸潤する前の病巣を検出することができた。
examine	検査する
	Endoscopic retrograde cholangiopancreatography was used to examine the pancreatic duct. 内視鏡的逆行性膵胆管造影が、膵管を検査するために用いられた。
identify	同定する
	Invasive microorganisms were identified in the sinus mucosa. 侵襲性の微生物が副鼻腔粘膜から同定された。
impair	阻害する
	Celiac sprue can impair the absorption of calcium. セリアック病は、カルシウムの吸収を阻害する。

英語	日本語
isolate	分離する
	E. coli was isolated from the stool specimen of the patient. 大腸菌が、患者の便検体から分離された。
measure	測定する
	The blood pressure was 200/120 mmHg, measured in both arms and legs. 血圧は 200/120 で、両腕と両脚で測定された。
observe	観察する
	Swelling and tenderness were observed on the lingual side of the mandible. 腫脹と圧痛が下顎の舌側に観察された。
reveal	明らかにする
	Chest radiography revealed a new right upper-lobe consolidation. 胸部 X 線写真で右肺上葉の硬化像が明らかとなった。

検査（結果、内容）

英語	日本語
delay	遅延する
	The capillary refill was delayed at three seconds. 毛細血管再充填試験は 3 秒間と遅延していた。
elevate	上昇する
	The patient's amylasea and alkaline phosphatase levels were elevated. 患者のアミラーゼとアルカリフォスファターゼのレベルは上昇していた。
enhance	強調する
	The mass was enhanced after the administration of contrast material. 造影剤を投与した後、腫瘤像は強調された。
enlarge	腫大する
	The tonsils were markedly enlarged on physical examination. 身体診察で、両側の扁桃は著しく腫大していた。
increase	増大する
	A follow-up CT scan shows the mediastinal mass has increased in size. フォローアップ CT 検査は、縦隔腫瘤のサイズが大きくなっていることを示している。
involve	及ぶ
	Crohn's disease can involve the appendix by extension from the terminal ileum. クローン病は回腸末端から伸展することによって虫垂に及ぶことがある。
localize	局在する
	The physicians agreed that the tumor was localized, without metastatis. 医師たちは、この腫瘍は局在していて、転移性疾患ではないということで一致した。

英語	日本語
range	範囲にある
	The systolic blood pressure **ranged** from 114 to 136 mm Hg. 収縮期血圧は114から136mm Hgの**範囲にあった**。
reduce	減弱させる
	The sensation of a pinprick was **reduced** in the fourth finger of the right hand. 右手の第四指は、針刺激の感覚が**減弱していた**。

3. 鑑別診断／検討

英語	日本語
account	原因である (~ for)
	The pulmonary edema **accounts** for the increased weight of the lungs. 肺水腫が肺重量増加の**原因である**。
argue	立証する、論ずる、証拠がある (argue against ~)
	Several features of this case **argue** against the diagnosis of an autoimmune disease. この症例のいくつかの特徴は自己免疫疾患という診断に反する**証拠である**。
cause	生じる
	Inflammation that affects the brain stem acutely could **cause** cranial-nerve palsy. 炎症が急激に脳幹に及ぶと脳神経麻痺が**生じる**可能性がある。
concern	気にかける
	We were **concerned** about the possibility of a malignant liver tumor. 我々は、肝臓悪性腫瘍の可能性が**気がかりだった**。
confirm	確認する
	The diagnosis of CMV is **confirmed** by biopsy. サイトメガロウイルスの診断は生検で**確認された**。
consider	考慮する
	It is best **considered** rupture of the spleen. 脾臓の破裂が最も**考えられる**。
correlate	関連する
	These factors **correlate** with the morbidity and mortality associated with infection. これらの因子は感染に伴った罹患率と死亡率に**関係する**。
diagnose	診断する
	Intestinal endometriosis is most often **diagnosed** during an operation. 小腸の内膜症は手術中にもっとも多く**診断される**。
discuss	検討する
	All the diseases **discussed** previously follow a subacute to chronic course. 以前に**検討された**すべての疾患は亜急性から慢性の経過をとるものだった。

英語	日本語
distinguish	区別する
	These two possibilities are best distinguished by MRI studies. これら2つの可能性はMRI検査によってもっともよく区別される。
establish	確立する
	It is occasionally difficult to establish the diagnosis of fulminant hepatitis B. 劇症B型肝炎の診断を確立するのは、時に難しい。
evaluate	評価する
	This discussion will evaluate the relation of the patient's elevated creatine kinase level to the familial cardiomyopathy. この検討は、患者のクレアチンキナーゼ値の上昇と家族性心筋症の関連を評価することになるだろう。
explain	説明する
	Multiple mononeuropathy cannot explain sensory dissociation in the upper trunk. 多発性モノニューロパシーは、上部体幹における知覚解離を説明できない。
indicate	適応がある
	Delivery is indicated in cases of severe preeclampsia with marked thrombocytopenia. 著明な血小板減少症を伴った高度の子癇前症の場合には、分娩の適応がある。
induce	誘発する
	Provocative tests may induce a hypertensive crisis. 刺激の強い検査は高血圧の急性増悪を誘発するかも知れない。
know	知る
	It would be important to know the titer of the patient's creatine kinase level. 患者のクレアチンキナーゼの力値を知ることは重要であろう。
mention	言及する
	Two types of malaria should also be mentioned. 2つの型のマラリアも言及されるべきである。
reflect	反映する
	The findings on physical examination reflect progressive intestinal necrosis. 身体診察における所見は進行性腸管壊死を反映する。
suggest	示唆する
	The imaging studies suggest that the appendiceal enlargement was due to a thickening of the wall. 画像診断は、虫垂の拡大は壁が厚くなったことによるということを示唆している。
support	支持する
	The presence of both enhanced and nonenhanced lesions would support the diagnosis of multiple sclerosis. 強調される病巣と強調されない病巣の両方が存在することは多発性硬化症の診断を支持する。

英語	日本語
suspect	疑う There is evidence to suspect that this condition is a thrombotic microangiopathy. この状態が血栓性微小血管障害であろうと疑う証拠がある。
tend	傾向がある Astrocytomas tend to infiltrate the white matter. 星膠細胞腫は白質に浸潤する傾向がある。

4. 治療

英語	日本語
administer	投与する We started to administer high-dose corticosteroids. 我々はステロイドの大量投与を開始した。
care	診察する（～ for）、受け持つ What was your thinking as you cared for this patient? この患者を診た際に、あなたはどのようなことを考えましたか。
complete	完了する The patient recently completed a 28-day course of induction chemotherapy for the leukemia. 患者は、最近、28 日間の白血病の寛解導入化学療法を完了した。
discontinue	中止する The patient was advised to discontinue taking aspirin. 患者はアスピリンを飲むことを止めるように勧められた。
extend	延長する The destructive process can extend to the larynx. その破壊的過程は喉頭にまで及ぶ可能性がある。
initiate	開始する Our approach was to initiate amphotericin B therapy. 我々のとった方法はアンホテリシン B 療法を開始するということだった。
perform	行う Discussions are ongoing about whether to perform a Whitehead procedure. ホワイトヘッド手術を行うかどうかの検討が進行中である。
prescribe	処方する An antibiotic was prescribed, but it was ineffective. 抗生物質が処方されたが、無効だった。
receive	受ける The patient received two cycles of chemotherapy. 患者は化学療法を 2 クール受けた。

英語	日本語
remove	摘出する
	Attempts to remove the intrahepatic calculi were unsuccessful. 肝内結石を摘出する試みは失敗した。
resolve	消散する
	In most cases, symptoms resolve themselves over a period of several weeks or months. たいていの症例では、症状は数週間から数カ月の間に消散する。
respond	反応する
	The disease rapidly responded to treatment with azathioprine. 病気はアザチオプリンによる治療に急速に反応した。
transplant	移植する
	The function of the transplanted kidney was severely impaired. 移植された腎臓の機能は高度に障害された。
treat	治療する
	We treated the patient with betamethasone to reduce the risk of neonatal complications. 我々は、新生児期の合併症の危険を減らすためにデキサメサゾンで治療した。
undergo	受ける
	This patient underwent cesarean delivery because the fetus was in the breech presentation. 胎児が殿位だったので、患者は帝王切開術を受けた。

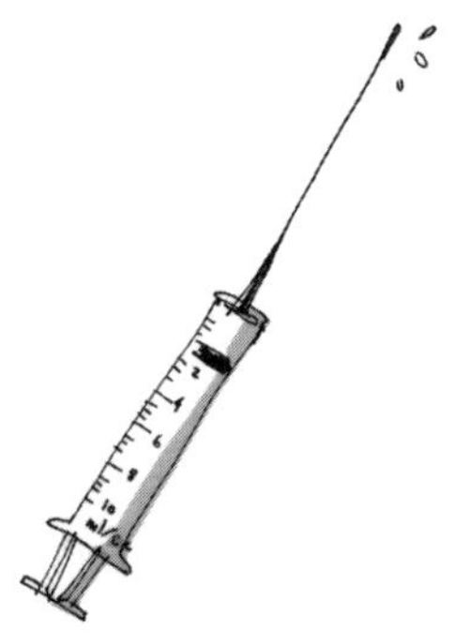

テーマ16

医学基本略語 230 状況に合わせて略語を使いこなそう

症例検討や臨床実習などで遭遇する頻度が高い最も基本的な略語をリストアップしました。特に緊急性の高い状況（ER など）で用いられる略語も含めています。後半には、acronym（頭字語）と呼ばれるグループ（たとえば AIDS をエイアイディエスでなくエイズと読む）を追加して載せています。

略語	英語	日本語
A		
ALP	alkaline phosphatase	アルカリホスファターゼ
AB	abortion	流産
ABC	airway, breathing, circulation	気道確保、人工呼吸、 心臓マッサージ（心肺蘇生手順）
ACE inhibitors	angiotensin-converting enzyme inhibitors	アンジオテンシン変換酵素阻害薬
AD	Alzheimer disease	アルツハイマー病
ADH	antidiuretic hormone	抗利尿ホルモン（vasopressin）
AF, A Fib	atrial fibrillation	心房細動
AFP	alpha-fetoprotein	α-フェトプロテイン（胎児性蛋白）
AI	aortic insufficiency	大動脈弁閉鎖不全症
ALT	alanine aminotransferase	アラニンアミノトランスフェラーゼ
AST	aspartate aminotransferase	アスパラギン酸アミノトランスフェラーゼ
ANA	antinuclear antibody	抗核抗体
AP	anteroposterior	前後位の
ARDS	adult respiratory distress syndrome	成人呼吸窮迫症候群
ARDS	acute respiratory distress syndrome	急性呼吸促迫症候群
ARF	acute renal failure	急性腎不全
AS	aortic stenosis	大動脈弁狭窄症
ASD	atrial septal defect	心房中隔欠損症
ASD	acute stress disorder	急性ストレス障害
AV	atrioventricular	房室の
AVM	arteriovenous malformation	動静脈奇形
B		
BBB	blood-brain barrier	血液脳関門
BE	barium enema	バリウム注腸
BMR	basal metabolic rate	基礎代謝率
BMT	bone marrow transplantation	骨髄移植
BP (BD)	blood pressure (Blutdruck 独語)	血圧
BPH	benign prostatic hyperplasia	良性前立腺過形成

略語	英語	日本語
BSE	bovine spongiform encephalopathy	牛海綿状脳症 mad cow disease（狂牛病）ともいう
BUN	blood urea nitrogen	血液尿素窒素
bx	biopsy	生検
C		
CABG	coronary artery bypass graft	冠動脈バイパス移植
CAD	coronary artery disease	冠状動脈疾患
CAPD	continuous ambulatory peritoneal dialysis	持続的携帯型（可動型）腹膜透析
CAT	computerized axial tomography	コンピュータ対軸断層撮影、CT スキャン、コンピュータ断層撮影
Cath	catheterization	カテーテル
CBC	complete blood count	全血球計算値
CCU	coronary care unit	冠動脈疾患集中治療室
CEA	carcinoembryonic antigen	癌胎児性抗原
CHF	congestive heart failure	うっ血性心不全
CIS	carcinoma *in situ*	上皮内癌
CJD	Creutzfeldt-Jakob disease	クロイツフェルト - ヤコブ病
CMV	cytomegalovirus	サイトメガロウイルス
CNS	central nervous system	中枢神経系
COPD	chronic obstructive pulmonary disease	慢性閉塞性肺疾患
CPA	cardiopulmonary arrest	心肺停止
CPK	creatine phosphokinase	クレアチンホスホキナーゼ
CPR	cardiopulmonary resuscitation	心肺（救急）蘇生法
CR	complete response	完全寛解
CRF	chronic renal failure	慢性腎不全
CRP	C-reactive protein	C 反応性蛋白
CS, C-section	cesarean section	帝王切開（術）
CSF	cerebrospinal fluid	（脳脊）髄液（リコール）
C-spine	cervical spine	頸椎
CT	computed tomography	CT スキャン、コンピュータ断層撮影法
CVA	cerebrovascular accident	脳血管障害
CVP	central venous pressure	中心静脈圧
CXR	chest X-ray	胸部エックス線写真
D		
D&C	dilation (dilatation) and curettage	（頸管）拡張子宮内膜掻爬（術）
DCIS	ductal carcinoma *in situ*	乳管上皮内癌

略語	英語	日本語
Decub	decubitus	褥創、床ずれ
DI	diabetes insipidus	尿崩症
DI	diagnostic imaging	診断画像
DIC	disseminated intravascular coagulation	播種性血管内凝固（症候群）
DM	diabetse mellitus	糖尿病
DNR	Do not resuscitate.	蘇生処置をしない
DOA	dead on arrival	来院時（既）死亡
DOE	dyspnea on exertion	労作時呼吸困難
DPT	diphtheria, pertussis, tetanus	ジフテリア・百日咳・破傷風
DTR	deep tendon reflexes	深部腱反射
DUB	dysfunctional uterine bleeding	機能性不正出血、機能性出血
DVT	deep venous thrombosis	深部静脈血栓
DWI	diffusion weighted image	拡散強調画像
E		
EBV	Epstein-Barr virus	EB ウイルス
ECC	endocervical curettage	頸管内搔爬（術）
ECC	extracorporeal circulation	体外循環
ECG (EKG)	electrocardiogram（独語）	心電図
ECHO	echocardiography	心エコー検査（法）
EEG	electroencephalogram	脳波検査
EENT	eyes, ears, nose, and throat	眼・耳・鼻・咽喉
EGD	esophagogastroduodenoscopy	食道胃十二指腸（内視）鏡検査（法）
EMG	electromyography	筋電図
EMR	endoscopic mucosal resection	内視鏡的粘膜切除術
ESD	endoscopic submucosal dissection	内視鏡的粘膜下層剥離術
ENT	ears, nose, and throat	耳・鼻・咽喉
ER	estrogen receptor	エスロトゲン受容体
ERCP	endoscopic retrograde cholangiopancreatography	内視鏡的逆行性胆管膵造影（撮影）法
ESR	erythrocyte sedimentation rate	赤血球沈降速度
ETA	estimated time of arrival	到着予定時刻
EVL	endoscopic variceal ligation	内視鏡的静脈結紮術
F		
FBG	fasting blood glucose	空腹時血糖（値）
FBS	fasting blood sugar	空腹時血糖（値）
FDA	Food and Drug Administration	米国食品医薬品局
FFP	fresh frozen plasma	新鮮凍結血漿

略語	英語	日本語
FSE	fast spin echo	高速スピンエコー
FSH	follicle-stimulating hormone	卵胞刺激ホルモン
G		
GCS	Glasgow coma score (scale)	グラスゴー昏睡スコア
GERD	gastroesophageal reflux disease	胃食道逆流症
GI	gastrointestinal	胃腸の、消化管の
GSW	gunshot wound	射創，銃創
GVHD	graft versus host disease	移植片対宿主病
GYN	gynecology	婦人科学
H		
Hb, Hgb	hemoglobin	ヘモグロビン
HBV	hepatitis B virus	B 型肝炎ウイルス
hCG	human chorionic gonadotropin	ヒト絨毛性ゴナドトロピン
Hct, Ht	hematocrit	ヘマトクリット
HD	hemodialysis	血液透析
HDL	high-density lipoproteins	高比重リポ蛋白
HIV	human immunodeficiency virus	ヒト免疫不全ウイルス
HLA	human leukocyte antigen	ヒト白血球抗原
HPV	human papilloma virus	ヒト乳頭腫ウイルス
HRT	hormone replacement therapy	ホルモン補充療法
HSV	herpes simplex virus	単純ヘルペスウイルス
I		
IQ	intelligence quotient	知能指数
IABP	intraaortic balloon pump	大動脈内バルーンポンプ
IBD	inflammatory bowel disease	炎症性腸疾患
ICP	intracranial pressure	頭蓋内圧
ICU	intensive care unit	集中治療室
IM	intramuscular	筋肉内の、筋肉内へ
IOP	intraocular pressure	眼内圧
IR	inversion recovery	反復回復法
IV	intravenous	静脈内の、静脈内へ
IVC	inferior vena cava	下大静脈
IVH	intravenous hyperalimentation	経静脈高カロリー輸液
J		
JVD	jugular venous distention	頚静脈怒張
K		
KUB	kidney, ureter, and bladder	腎・尿管・膀胱

略語	英語	日本語
L		
Lac	laceraion	裂傷
LAT	lateral	側方の、側方へ
LDH (LD)	lactate dehydrogenase	乳酸脱水素酵素
LH	luteinizing hormone	黄体形成ホルモン
LLL	left lower lobe (of lung)	左肺下葉
LMP	latent membrane protein	潜在性膜蛋白
LMP	last menstrual period	最終月経
LOC	loss of consciousness	意識消失
LP	lumbar puncture	腰椎穿刺
LSD	lysergic acid diethylamide	リセルグ酸ジエチルアミド（幻覚催起物質）
LUL	left upper lobe (of lung)	左肺上葉
LV	left ventricle	左心室
LVH	left ventriclar hypertrophy	左心肥大
M		
MCH	mean corpuscular hemoglobin	平均赤血球血色素量
MCHC	mean corpuscular hemoglobin concentration	平均赤血球血色素濃度
MCV	mean corpuscular volume	平均赤血球容積
MI	myocardial infarction	心筋梗塞
MLO	mediolateral oblique	中外斜位方向の
MR	mitral regurgitation	僧帽弁閉鎖不全
MRA	magnet resonance angiography	磁気共鳴血管造影
MRI	magnetic resonance imaging	(核)磁気共鳴画像診断法
MRSA	methicillin-resistant *Staphylococcus aureus*	メチシリン耐性黄色ブドウ球菌
MS	multiple sclerosis	多発性硬化症
MVP	mitral valve prolapse	僧帽弁逸脱（症）、僧帽弁逸脱症候群
N		
NG tube	nasogastric tube	経鼻胃管、経鼻栄養チューブ
NIH	National Institutes of Health	国立衛生研究所
NPO	nulla per os (nothing by mouth)	絶食、禁食
NSAID	nonsteroidal anti-inflammatory drug	非ステロイド抗炎症薬
NSCLC	non- small-cell lung cancer	非小細胞性肺癌
O		
OB	obstetrics, obstetrician	産科（学）
OCPs	oral contraceptive pills	経口避妊薬
OR	operaing room	手術室

略語	英語	日本語
P		
PA	posteroanterior	後前の，背腹の
Pap smear	Papanicolaou smear	Papanicolaou 標本
Path	pathology	病理学
PCO_2	partial pressure of carbon dioxide	炭酸ガス分圧
PCP	Pneumocystis pneumonia	ニューモシスティス肺炎
PD	peritoneal dialysis	腹膜透析
PDA	patent ductus arteriosus	動脈管開存（症）
PE	pulmonary embolism	肺（動脈）塞栓症
PE	pulmonary edema	肺水腫（浮腫）
PE	pericardial effusion	心嚢液貯留
PE	pelvic examination	骨盤検査
PEA	pulseless electrical activity	脈なし電気活動
PEG	percutaneous endoscopic gastrostomy	経皮的内視鏡下胃ろう造設術
PID	pelvic inflammatory disease	骨盤（内）炎症性疾患
PMN	polymorphonuclear leukocyte	多形核白血球
PMS	postmenopausal syndrome	閉経後症候群
PO_2	partial pressure of oxygen	酸素分圧
PPD	purified protein derivative	精製ツベルクリン
PR	partial response	有効
PSA	prostate-specific antigen	前立腺特異性抗原
PT	prothrombin time	プロトロンビン時間
PTCA	percutaneous transluminal coronary angioplasty	経皮経管冠動脈形成術
PTSD	posttraumatic stress disorder	心的外傷後ストレス障害
PTT	partial thromboplastin time	部分トロンボプラスチン時間
R		
RA	rheumatoid arthritis	関節リウマチ
RBC	red blood cell (red blood cell count)	赤血球（赤血球数）
RLL	right lower lobe (of lung)	右肺下葉
RNA	ribonucleic acid	リボ核酸
ROM	range of motion	関節可動域
RT-PCR	reverse-transcriptase polymerase-chain-reaction	逆転写酵素ポリメラーゼ連鎖反応
RUL	right upper lobe (of lung)	右肺上葉

略語	英語	日本語
S		
Sat	saturation	飽和
S-B tube	Sengstaken-Blakemore tube	S-B チューブ（食道静脈瘤止血用）
SCLC	small cell lung cancer	肺小細胞癌
SLE	systemic lupus erythematosus	全身性エリテマトーデス
SOB	shortness of breath	息切れ
SOL	space-occupying lesion	占拠性病変
STD	sexually transmitted diseases	性（行為）感染症
Sub-Q/SQ	subcutaneous	皮下の
SVC	superior vena cava	上大静脈
T		
T1WI	T1 weighted image	T１ 強調画像
T2WI	T2 weighted image	T２ 強調画像
TB	tuberculosis	結核
TCA	tricyclic antidepressant	三環系抗うつ薬（剤）
TIA	transient ischemic attack	一過性脳虚血発作
TURBt	transurethral resection of bladder tumor	経尿道的膀胱腫瘍切除術
TURP	transurethral resection of the prostate	経尿道的前立腺切除術
U		
UA	urinalysis	検尿、尿検査
UGI	upper gastrointestinal tract series	上部消化管（撮影）
US, U/S	ultrasound	超音波、エコー
UTI	urinary tract infection	尿路感染（症）
V		
V/ Q	ventilation / perfusion	肺換気／血流
VA	visual acuity	視力
VF	visual field	視野
Vfib (VF)	ventricular fibrillation	心室細動
VSD	ventricular septal defect	心室中隔欠損
V-tach (VT)	ventricular tachycardia	心室（性）頻拍
W		
WBC	white blood cell (white blood cell count)	白血球（白血球数）
WPW	Wolff-Parkinson-White syndrome	WPW 症候群
X		
XRT	X-ray therapy	放射線療法（X 線療法）

acronym（頭字語・頭文字語　各語の頭文字をつづり合わせてひとつの単語として発音する）

略語	英語	日本語
AIDS [エイZ]	▶ acquired immunodeficiency syndrome	エイズ、後天性免疫不全症候群
ANCA [アンカ]	▶ antineutrophil cytoplasmic antibody	抗好中球細胞質抗体
AWOL [エイウォL]	▶ absent without leave	無許可の離隊〔軍〕、無断欠勤、無断外出
FISH [フィッシュ]	▶ fluorescence *in situ* hybridization	蛍光染色体上分子雑種法
FLAIR [F レア]	▶ fluid-attenuated inversion recovery	FLAIR 法（IR 法の1つ）
HASTE [ヘイST]	▶ half Fourier single shot turbo-spin echo	部分フーリエ法を使ったFSE
HOPE [ホウP]	▶ health opportunities for people everywhere	世界のめぐまれない人々に健康を
laser, LASER [レイザ]	▶ light amplification by stimulated emission of radiation	レーザー（一般化した言葉は小文字）
NICU [ニッKユー]	▶ neonatal intensive care unit	新生児集中治療室
PEEP [ピーP]	▶ positive end-expiratory pressure	呼気終末陽圧換気
PET [ペッT]	▶ positron emission tomography	陽電子断層撮影法
PICU [ピッKユー]	▶ pediatric intensive care unit	小児用集中治療室
SICU [シッKユー]	▶ surgical intensive care unit	外科集中治療室

テーマ17

発展的学習のナビゲーター 医学英語を学び続ける皆さんへ

医学英語を発展的に勉強したい方のために参考となる 1)本 book、2)ウェブ Website、3)ポッドキャスト podcast、4)ドラマ drama、映画 movie などを以下に紹介します。

1. 本 (以下はすべて、2007年9月21日現在の情報です)

■ 英語で書かれた医学英語学習用のテキスト

いずれも問題形式で、系統的に医学英語が学べるようになっています。語源、豊富な図解による解剖学的な説明、略語など、あらゆる角度からバランスよく自習学習ができるように作られたテキストです。

The Language of Medicine, 7th edition
Davi-Ellen Chabner / W.B.Saunders Company (2004)

Exploring Medical Language, 6th edition
Myrna LaFleur Brooks / Mosby (2005)

Building A Medical Vocabulary with Spanish Translations, 5th edition
Peggy C. Leonard / W.B.Saunders Company (2001)

Learning Medical Terminology, 9th edition
Miriam G. Austrin, Harvey R. Austrin / Mosby (1999)

■ ケース・スタディ様式の医学書

Diagnostic strategies for internal medicine - A case-based approach
Charles J. Grodzin, Stephen C. Schwartz, Roger C.Bone
Mosby (1996)

▶簡単な症例提示があり、Questionとそれに対する詳細な解説が続くというスタイルのケース・スタディ書です。診断決定への理論的思考を重視した解説が特徴的です。

Case Studies in Emergency Medicine, Third Edition
Howard a. Freed, Dan Mayer, Frederic W. Platt
Little, Brown and Company (1997)

▶緊急救命室に運ばれた症例の紹介、問題点およびその解説が非常にコンパクトにまとめられています。緊急救命室の特殊性から、慢性疾患に対する詳細な鑑別診断などは含まれず、緊急性の高い疾患、外傷などに対する考察が主体になっています。

Differential Diagnosis in Primary Care
R. Douglas, Collins
Lippincott Williams & Wilkins, 4th edition (2007)

▶豊富な解剖学的図説で、病態を全身的に視覚としてとらえるという工夫がされた本です。

Problem Solving in Clinical Medicine: From Data to Diagnosis
Paul Cutler Dean Emeritus
Williams & Wilkins, 3rd edition(1998)

▶症例についての簡単な問題点提示と、それを診断に導くLogicがよく整理された本です。医師と患者の会話も含まれています。

100 Cases in Clinical Medicine
P. John Rees, James Pattison, Gwyn Williams
Hodder Arnold, 2nd edition (2007)

▶主訴で始まる症例提示とquestions、それに対するanswerという形でまとめた、100の症例集です。

身体診察の方法

Mosby's physical examination handbook

Henry M. Seidel, Jane W. Ball, Joyce E. Dains, G. William Benedict / Mosby

▶身体診察の実際についてコンパクトにまとめられています。

Bate's guide to physical examination and history taking, 9th Edition

Lynn S. Bickley / Lippincott (2005)

▶身体診察と病歴記録について詳細に書かれたバイブル的な本です。

2. ウェブ

journal (医学雑誌)

The New England Journal of Medicine

http://content.nejm.org/

▶契約済みの大学図書館などを通さない場合には full text は講読をしないと読めませんが、要約 abstract などが読めます。日本語版は以下の URL から。
http://www.nankodo.co.jp/yosyo/xforeign/nejm/xf2hm.htm

The Lancet

http://www.thelancet.com/

▶1823 年創刊から続く英国の一流医学雑誌のサイトです。

**JAMA:
The Journal of American Medical Association**

http://jama.ama-assn.org/

▶アメリカの医学学会誌のサイトです。

BMJ: British Medical Journal

http://www.bmj.com/

▶英国の医学会会報。多くの論文の full text が無料で読めます。分野ごとに過去の論文が一覧にしてあって見やすいです。

3. ポッドキャスト

ポッドキャストpodcastとはインターネット上で音声データファイルを公開する仕組みで、ネットラジオのようなものです。以下の番組はパソコンで聞くことができます。また、専用のアプリケーションソフトウエアを使い、iPodなどの携帯オーディオプレーヤーに最新の音声ファイルをダウンロードして聞くことも可能です。

The New England Journal of Medicine

2つのポッドキャスト番組を無料で公開しています。NEJMのサイトのトップページから、最新の番組がダウンロードできます。

NEJM This Week

▶今週の NEJM を要約して提供しています。

NEJM Interviews with PDF

▶話題性のあるトピックを取り上げて関係者にインタビューした音声を聞くことができます。

The Lancet

Listen to The Lancet

▶今週号のハイライトを紹介する番組を無料で公開しています。

■ JAMA

JAMA Weekly Audio Commentary

▶編集長による今週号の要約とコメントを無料で公開しています。

4. 医療を扱ったテレビドラマや映画 (以下はすべて、2007年10月現在の情報です。)

■ テレビドラマ

ER 緊急救命室(原題:ER)

▶アメリカ・シカゴのカウンティ総合病院のERで働く医師や看護師たちの日常を描いたドラマです。日本ではNHK総合、NHK・BS2で放送されました。現在はCSのLaLaTV、Super! DramaTVで再放送されており、DVDも発売されています。

Dr.HOUSE(原題:HOUSE)

▶アメリカ・プリンストンの教育病院で働く医師ハウスとその部下が、他の医師が解明できなかった病気の原因を突き止めていく姿を描くドラマです。日本ではCSのFOXチャンネルで放送中。

グレイズ・アナトミー 恋の解剖学(原題:Grey's Anatomy)

▶アメリカ・シアトルの病院で働く外科医とインターンの仕事、恋愛を描いたドラマ。日本ではWOWOWが放送しています。DVDも発売されています。

CSI:科学捜査班(原題:CSI: CRIME SCENE INVESTIGATION)

▶次々起こる難事件を、血痕や繊維、毛根などの分析を専門とするCrime Scene Investigator(日本でいう鑑識班)が解明していきます。現在CSのAXNやWOWOWで放送中。DVDも発売されています。

■ 映画

逃亡者(原題:The Fugitive)

▶著名な外科医が妻殺害の容疑をかけられ、護送中の事故で逃亡犯となり、自ら真犯人を追う。ブームとなったテレビシリーズの映画化。

レナードの朝(原題:Awakenings)

▶実話をもとに、30年も半昏睡状態で暮らした患者が新薬によって目覚める姿を描くアメリカ映画。

シッコ(原題:Sicko)

▶アメリカの医療制度をテーマとしたドキュメンタリー映画。

パッチ・アダムス(原題:PATCH ADAMS)

▶実在の医師をモデルに、ユーモアによる治療を目指す医学生の半生を描いたアメリカ映画。

誤診(原題:...First Do No Harm)

▶ある日突然てんかんの発作で倒れた息子。投薬治療で改善されず、次々と新しい薬が使われ副作用に苦しむ姿に、転院を願い出る。医療システムに立ち向かう母親の姿を描くアメリカ映画。

アウトブレイク(原題:Outbreak)

▶アフリカ奥地で発生した伝染病がアメリカの地方都市に侵入。エボラ出血熱を凌ぐウィルスに立ち向かう人々の姿を描くアメリカ映画。

症例集の

重要頻出単語700

症例集の重要頻出単語700

臨床研修、症例検討、症例報告などのリーディングに際して必要な医学用語の中で、最も登場頻度が高く、しかも重要性の高い基本英単語700語を選び、リストにしました。

A

- □ abdomen　名 腹
- □ abscess　名 膿瘍
- □ abuse　名 乱用、虐待
- □ acidosis　名 アシドーシス
- □ acute　形 急性の
- □ adenocarcinoma　名 腺癌
- □ adenoma　名 アデノーマ、腺腫
- □ adjuvant　形 補助薬、アジュバント
- □ administer　動 〔薬などを〕投与する
- □ administration　名 〔薬などの〕投与
- □ admission　名 入院
- □ adrenal　名 副腎　形 副腎の
- □ afebrile　形 無熱（性）の
- □ airway　名 気道
- □ alert　形 目覚めた、覚醒した
- □ allergy　名 アレルギー
- □ allograft　名 同種移植（片）
- □ alveolar　形 肺胞の、歯槽の
- □ ambient　形 周囲の、環境の
- □ amniotic　形 羊膜の
- □ amylase　名 アミラーゼ
- □ amyloid　名 アミロイド
- □ anemia　名 貧血（症）
- □ aneurysm　名 動脈瘤
- □ angiographic　形 血管造影の
- □ angiopathy　名 血管障害
- □ anorexia　名 無食欲
- □ anterior　形 前の、腹側の
- □ antibiotics　名 抗生物質
- □ antibody　名 抗体
- □ anticoagulant　名 抗凝血剤、抗凝固剤
- □ antigen　名 抗原
- □ aortic　形 大動脈の
- □ apex　名 尖、頂点
- □ apical　形 頂点の、先端の
- □ appendix　名 虫垂、垂
- □ arrhythmia　名 不整脈
- □ arrowhead　名 矢じり
- □ arteriovenous　形 動静脈の
- □ artery　名 動脈
- □ arthralgia　名 関節痛
- □ arthritis　名 関節炎
- □ ascending　形 上昇する、上行性の
- □ ascites　名 腹水
- □ aspiration　名 吸引、誤嚥
- □ assay　名 効力測定、評価分析
- □ asthma　名 喘息
- □ asymptomatic　形 無症状（性）の
- □ ataxia　名 運動失調
- □ atelectasis　名 肺拡張不全、無気肺
- □ atherosclerosis　名 粥状硬化（症）
- □ atrial　形 心房（性）の
- □ atrioventricular　形 房室の
- □ atrium　名 側脳室房
- □ atrophy　名 萎縮（症）、退化
- □ attenuation　名 減衰、衰弱、減退
- □ atypical　形 異型の、非定型の
- □ autoantibody　名 自己抗体
- □ autoimmune　形 自己免疫の
- □ autonomic　形 自律神経（性）の
- □ autopsy　名 剖検、死体解剖
- □ autosomal　形 常染色体の
- □ axial　形 軸の、横断像の
- □ axillary　形 腋窩の
- □ axon　名 軸索

B

- □ Bacillus　名 バシラス属
- □ bacteremia　名 菌血（症）
- □ basis　名 底、塩基、主薬
- □ benign　形 良性の、無害な
- □ bilateral　形 両側性の、左右の
- □ bile　名 胆汁
- □ bilirubin　名 ビリルビン
- □ biopsy　名 生体組織検査、生検
- □ bladder　名 嚢、膀胱
- □ blast　名 芽細胞
- □ bleed　動 出血する
- □ bout　名 発作
- □ bowel　名 腸
- □ bronchial　形 気管支の
- □ bronchiectasis　名 気管支拡張症
- □ bronchiole　名 細気管支

□ bronchoalveolar	形	気管支肺胞性の
□ bronchogenic	形	気管支原性の
□ bronchoscopy	名	気管支鏡検査（法）
□ bronchus	名	気管支

C

□ calcification	名	石灰化
□ capillary	名	毛細管、毛細血管
□ carcinoma	名	癌（腫）
□ cardiac	形	心臓（性）の
□ cardiomegaly	名	心（臓）肥大
□ cardiomyopathy	名	心筋症
□ cardiopulmonary	形	心肺の
□ carotid	形	頸動脈の
□ cartilage	名	軟骨
□ catheter	名	カテーテル
□ cava	名	大静脈
□ cavernous	形	空洞性の、海綿状の
□ cavity	名	空洞、腔、虫歯
□ cecum	名	盲腸
□ celiac	形	腹腔の
□ cellulitis	名	蜂巣炎、フレグモーネ
□ cerebellar	形	小脳の
□ cerebral	形	（大）脳の
□ cerebrospinal	形	脳脊髄の
□ cervical	形	頸部の、頸管の
□ cesarean	形	帝王切開の
□ chemotherapy	名	化学療法
□ cholangitis	名	胆管炎
□ cholesterol	名	コレステロール
□ chorionic	形	絨毛膜の
□ chromosome	名	染色体
□ chronic	形	慢性の
□ circumscribed	形	限局性の
□ cirrhosis	名	硬変（症）
□ clot	名	凝血塊、血餅
□ clubbing	名	ばち指形成
□ coagulation	名	凝固、凝血
□ coagulopathy	名	凝血異常、凝固障害
□ cognitive	形	認識の、認知の
□ colitis	名	大腸炎、結腸炎
□ collagen	名	コラーゲン
□ collapse	名	虚脱
□ colon	名	結腸
□ colony	名	集落、コロニー
□ colonoscopic	形	大腸内視鏡の
□ complement	名	補体
□ compression	名	圧迫、加圧
□ confluent	形	融合性の、融合した
□ confusion	名	錯乱（状態）
□ congenital	形	先天性の
□ congestion	名	うっ血、充血
□ conjugated	形	共役の、随伴の
□ conjunctivitis	名	結膜炎
□ consciousness	名	意識
□ constellation	名	コンステレーション、相関
□ constitutional	形	体質の、全身の
□ constrictive	形	狭窄（性）の、収縮（性）の
□ contaminated	形	汚染された
□ contiguous	形	接触性の、近接の
□ cord	名	索、索状物、腱、脊髄
□ coronal	形	冠状（面）の
□ coronary	形	冠状の
□ cortical	形	皮質（性）の
□ corticosteroid	名	コルチコステロイド
□ crackle	名	クラックル、パチパチ音
□ cranial	形	頭（側）の、上（方）の
□ creatine	名	クレアチン
□ creatinine	名	クレアチニン
□ crisis	名	発症
□ criteria	名	診断基準
□ culture	名	培養
□ cusp	名	（歯冠）尖頭、心臓弁膜尖
□ cutaneous	形	皮膚の
□ cystic	形	嚢胞（性）の
□ cytogenetic	形	細胞遺伝学の
□ cytokine	名	サイトカイン
□ cytologic	形	細胞学の
□ cytomegalovirus	名	サイトメガロウイルス
□ cytoplasm	名	細胞質
□ cytotoxic	形	細胞毒（性）の

D

□ debris	名	壊死組織片、残屑、砕片
□ deficiency	名	不足、欠乏（症）
□ degeneration	名	変性、変質
□ dehydrogenase	名	脱水素酵素
□ delivery	名	分娩、出産
□ dementia	名	認知症
□ demyelinating	形	脱髄した

- □ deposit 名 沈着物、沈
- □ depression 名 抑うつ（症）、うつ病
- □ descending 形 下行（性）の
- □ desquamative 形 剥離の
- □ destructive 形 破壊（性）の
- □ deterioration 名 悪化、荒廃
- □ diabetes 名 糖尿病
- □ diagnosis 名 診断
- □ diarrhea 名 下痢
- □ diastolic 形 拡張期の
- □ differential 形 鑑別の
- □ diffusely 副 散在して、広範囲に
- □ digital 形 指の
- □ dilated 形 拡張した
- □ discharge 名 退院、分泌、放電
- □ disk 名 板、円板、盤
- □ disorder 名 障害、疾患、異常
- □ dissection 名 解剖、解離
- □ disseminated 形 播種性の、散発性の
- □ distal 形 遠位の、末端の
- □ distention 名 膨満、拡張
- □ distress 名 窮迫、困難
- □ diverticulum 名 憩室
- □ donor 名 ドナー、提供者
- □ dose 名 投与量、〔薬の〕用量
- □ drainage 名 ドレナージ、排液
- □ duct 名 管
- □ duodenal 形 十二指腸の
- □ dura 名 硬膜
- □ dysfunction 名 機能障害、機能不全
- □ dysphagia 名 嚥下困難、嚥下障害
- □ dysplasia 名 形成異常、形成不全
- □ dyspnea 名 呼吸困難

E

- □ echocardiogram 名 心エコー図
- □ ectopic 形 異所性の
- □ edema 名 浮腫
- □ effusion 名 滲出液
- □ ejection 名 駆出
- □ elastic 形 弾（力）性の
- □ electrocardiogram 名 心電図
- □ electroencephalographic 形 脳波の
- □ electrolyte 名 電解質
- □ electromyographic 形 筋電図の
- □ electrophoresis 名 電気泳動
- □ embolus 名 塞栓
- □ emphysema 名 （肺）気腫
- □ encephalitis 名 脳炎
- □ encephalomyelitis 名 脳脊髄炎
- □ encephalopathy 名 脳症
- □ endemic 形 地方流行の、風土病の
- □ endocarditis 名 心内膜炎
- □ endocrine 形 内分泌（性）の
- □ endometriosis 名 子宮内膜症
- □ endoscopic 形 内視鏡の
- □ endothelial 形 内皮（性）の
- □ endotracheal 形 気管内の
- □ enhancement 名 増強
- □ enteric 形 腸の、経腸の
- □ eosin 名 エオシン
- □ eosinophilic 形 好酸性の
- □ epidermal 形 表皮（性）の
- □ epidural 形 硬膜外の
- □ epilepsy 名 てんかん
- □ epithelial 形 上皮（性）の
- □ epithelioid 形 類上皮の
- □ erosion 名 びらん
- □ eruption 名 発疹、皮診
- □ erythematosus 名 紅斑性狼瘡
- □ erythematous 名 紅斑性
- □ erythrocyte 名 赤血球
- □ esophagus 名 食道
- □ estrogen 名 エストロゲン
- □ exacerbation 名 増悪、病勢の悪化
- □ excision 名 切除（術）
- □ extremity 名 四肢
- □ exudate 名 滲出液

F

- □ familial 形 家族性の
- □ fatigue 名 倦怠、疲労
- □ febrile 形 熱性の、発熱している
- □ femoral 形 大腿の
- □ femur 名 大腿、大腿骨
- □ fetal 形 胎児の
- □ fiber 名 線維、線維組織
- □ fibrillation 名 細動、原線維性
- □ fibrin 名 フィブリン、線維素

- □ fibrosis 名 線維症
- □ fissure 名 亀裂
- □ fistula 名 瘻、瘻孔
- □ flexor 名 屈（筋）側、屈筋
- □ flora 名 叢、微生物叢
- □ fluid 名 液、液体
- □ focal 形 病巣の、局所の
- □ focus 名 病巣
- □ frontal 形 前頭側の
- □ fulminant 形 電撃（性）の、劇症の
- □ fundus 名 底
- □ fungal 形 真菌の

G

- □ gadolinium 名 ガドリニウム
- □ gait 名 歩行、歩く様、歩き方
- □ gallbladder 名 胆嚢
- □ gastric 形 胃の
- □ gastrointestinal 形 胃腸の
- □ genetic 形 遺伝の
- □ genital 形 生殖器の、性器の
- □ germ 名 細菌、病原体、胚芽
- □ gestation 名 妊娠（期間）
- □ gland 名 腺
- □ glioma 名 グリオーマ、膠腫
- □ globulin 名 グロブリン
- □ glomerular 形 糸球体の
- □ glomerulonephritis 名 糸球体腎炎
- □ glucose 名 ブドウ糖、グルコース
- □ gonadotropin 名 性腺刺激ホルモン
- □ graft 名 移植片、グラフト、移植
- □ granular 形 粒状の
- □ granulation 名 肉芽、肉芽形成
- □ granuloma 名 肉芽腫
- □ gross 形 肉眼の

H

- □ hematochezia 名 血便排泄
- □ hematocrit 名 ヘマトクリット
- □ hematogenous 形 造血の、血行性の、
- □ hematologic 形 血液学の
- □ hematoma 名 血腫
- □ hematoxylin 名 ヘマトキシリン
- □ hematuria 名 血尿
- □ hemisphere 名 半球
- □ hemoglobin 名 ヘモグロビン、血色素
- □ hemolytic 名 溶血性の
- □ hemophagocytic 形 血球貪食性の
- □ hemoptysis 名 喀血
- □ hemorrhage 名 出血
- □ heparin 名 ヘパリン
- □ hepatic 形 肝臓の
- □ hepatocellular 形 肝細胞の
- □ hepatocyte 名 肝細胞
- □ hepatomegaly 名 肝腫大
- □ hepatosplenomegaly 名 肝脾腫
- □ hereditary 形 遺伝性の
- □ herniation 名 ヘルニア
- □ herpes 名 ヘルペス、疱疹
- □ heterogeneous 形 異種の、不均質の
- □ hilar 形 門の、肺門の
- □ histiocyte 名 組織球
- □ histologic 形 組織学の
- □ histopathological 形 組織病理学の
- □ homogeneous 形 同質の、均質の
- □ hospitalization 名 入院
- □ host 名 〔寄生体の〕宿主
- □ humoral 形 液性の、体液の
- □ hyaline 形 ヒアリンの、硝子質の
- □ hydrops 名 水症
- □ hypercalcemia 名 高カルシウム血（症）
- □ hyperintense 形 過強度の
- □ hyperparathyroidism 名 副甲状腺機能亢進（症）
- □ hyperplasia 名 過形成
- □ hypersensitivity 名 過敏性
- □ hypertension 名 高血圧（症）
- □ hypertrophy 名 肥大（症）
- □ hypotension 名 低血圧（症）
- □ hypoxemia 名 低酸素血症

I

- □ idiopathic 形 特発性の
- □ ileum 名 回腸
- □ iliac 形 腸骨の
- □ imaging 名 画像化、イメージング
- □ immune 形 免疫（性）の
- □ immunocompromised 名 免疫不全状態
- □ immunodeficiency 名 免疫不全（症）
- □ immunoglobulin 名 免疫グロブリン
- □ immunohistochemical 形 免疫組織化学の

□ immunologic	形	免疫の、免疫学的な
□ immunosuppressive	形	免疫抑制的な
□ impaired	形	障害の、障害された
□ incidental	形	随伴性の、偶然の
□ incision	名	切開（術）
□ inclusion	名	封入（体）
□ incontinence	名	失禁
□ indolent	形	無痛（性）の、不活性の
□ infancy	名	乳児期
□ infarction	名	梗塞
□ infiltrate	名 動	浸潤（する）
□ inflammatory	副	炎症性の
□ influenza	名	インフルエンザ
□ infusion	名	輸液、注入
□ ingestion	名	〔食べ物の〕摂取
□ inguinal	形	鼡径（部）の
□ inhalation	名	吸入（法）
□ inherited	形	遺伝した
□ injection	名	注射
□ inset	名	挿入図
□ intact	形	無傷の
□ intermittent	形	間欠性の
□ interstitial	形	間質（性）の
□ intestinal	形	腸（管）の
□ intimal	形	動脈内膜の
□ intravenous	形	静脈（内）の
□ intrinsic	形	内的な、内因性の
□ intubated	形	挿管された
□ intussusception	名	（腸）重積（症）
□ invasive	形	侵襲性の
□ irradiation	名	照射（法）
□ ischemic	形	虚血（性）の
□ islet	名	小島、島

J

□ jaundice	名	黄疸
□ jejunum	名	空腸
□ jugular	形	頸部の、頸静脈の
□ juvenile	形	若年（性）の

K

□ kidney	名	腎臓
□ kinase	名	キナーゼ、活素

L

□ laparotomy	名	開腹（術）
□ lateral	形	外側の
□ lavage	名	洗浄
□ leptomeningeal	形	軟（髄）膜の
□ lesion	名	病変
□ leukemia	名	白血病
□ leukocyte	名	白血球
□ limb	名	四肢
□ lobe	名	葉、脳葉、肺葉
□ lobule	名	小葉
□ lumbar	形	腰部の、腰椎の
□ lumen	名	管腔、内腔
□ lupus	名	ループス、狼瘡
□ lymph	名	リンパ
□ lymphadenitis	形	リンパ節炎
□ lymphadenopathy	名	リンパ節腫脹
□ lymphatic	名 形	リンパ（管）の
□ lymphoblastic	形	リンパ芽球の
□ lymphocyte	名	リンパ球
□ lymphoid	形	リンパ（球）様の
□ lytic	形	溶解の、崩壊の

M

□ macrophage	名	マクロファージ、大食細胞
□ magnification	名	拡大、倍率
□ malabsorption	名	消化不良
□ malaise	名	倦怠、疲労
□ malformation	名	奇形
□ malignant	形	悪性の
□ manifestation	名	発現、発症
□ marrow	名	（骨）髄
□ mass	名	塊、腫瘤
□ maternal	形	母性の、母系の
□ maxillary	形	上顎の、顎骨の
□ media	名	中膜
□ median	名	正中
□ mediastinal	形	縦隔の
□ medication	名	投薬
□ medium	名	媒質、培養液、培地
□ melanoma	名	メラノーマ
□ meningeal	形	髄膜の
□ mesenteric	形	腸間膜の
□ metastatic	形	転移（性）の
□ microorganism	名	微生物

□ midline	名	正中
□ mitotic	形	有糸分裂の、核分裂の
□ mitral	形	僧帽弁の
□ monoclonal	形	単クローン（系）の
□ monocyte	名	単核細胞
□ mononuclear	名	単核球
□ morphologic	形	形態学的な
□ mortality	名	死亡率
□ mucinous	形	ムチンの、粘液性の
□ mucosa	名	粘膜
□ multifocal	形	多病巣性の、多元性の
□ multinucleated	形	多核の
□ murmur	名	雑音
□ mutation	名	（突然）変異
□ myalgia	名	筋肉痛
□ mycobacterial	形	抗酸菌の
□ myelin	名	ミエリン
□ myeloid	形	骨髄性の、骨髄球様の
□ myeloma	名	骨髄腫
□ myocardial	形	心筋の
□ myocyte	名	筋細胞
□ myopathy	名	筋障害、ミオパチー

N

□ nasal	形	鼻の
□ nausea	名	吐き気、悪心
□ necrosis	名	壊死、ネクローシス
□ neonatal	形	新生児（期）の
□ neoplasm	名	新生物
□ nephritis	名	腎炎、腎臓炎
□ nerve	名	神経
□ neurologic	形	神経（学）の
□ neuron	名	ニューロン、神経単位
□ neuropathy	名	末梢神経障害
□ neutropenia	名	好中球減少（症）
□ neutrophil	名	好中球
□ newborn	名	新生児
□ nitrogen	名	窒素
□ node	名	結節
□ nodule	名	小結節
□ numbness	名	しびれ、感覚異常

O

□ obstructive	形	閉塞性の
□ occipital	形	後頭（側）の
□ occlusion	名	咬合、閉鎖、閉塞
□ occult	形	潜在性の、オカルト
□ ocular	形	眼の
□ odontogenic	形	歯原（性）の
□ onset	名	発症、発病
□ opacity	名	混濁
□ opportunistic	形	日和見（性）の
□ optic	形	眼の、視覚の
□ oral	形	口の、経口の
□ orbital	形	眼窩の
□ organism	名	生体、有機体
□ osteomyelitis	名	骨髄炎
□ ovum	名	卵
□ ovarian	形	卵巣の
□ oxygen	名	酸素

P

□ palpable	形	触診できる
□ palsy	名	麻痺
□ pancreatic	形	膵臓の
□ panniculitis	名	皮下脂肪組織炎
□ papillary	形	乳頭（状）の
□ papule	名	丘疹
□ paralysis	名	（完全）麻痺
□ paraneoplastic	形	腫瘍随伴性の
□ parasite	名	寄生虫
□ parathyroid	名	上皮小体
□ parenchyma	名	実質
□ parietal	名	頭頂（部）
□ parotid	形	耳下腺の
□ patchy	形	斑状の、巣状の
□ patent	形	開存（性）の
□ pathogen	名	病原体
□ pathogenesis	名	病理発生
□ pathology	名	病理学
□ pediatric	形	小児（科学）の
□ pelvis	名	骨盤
□ peptic	形	消化（性）の
□ percutaneous	形	経皮の
□ perforation	名	穿孔
□ perfusion	名	灌流
□ pericardial	形	心膜の
□ periodic	形	周期（性）の
□ peripheral	形	末梢の
□ peritoneal	形	腹膜の

□ perivascular	形	血管周囲の
□ periventricular	形	室周囲の
□ petechia	名	点状出血
□ phenotype	名	表現型
□ phosphatase	名	ホスファターゼ
□ physical	形	身体の
□ physician	名	医師、内科医
□ pigmented	形	色素沈着の
□ pituitary	形	下垂体の
□ placenta	名	胎盤
□ plantar	形	足底の
□ plaque	名	プラーク、斑、局面
□ plasma	名	細胞質、血漿
□ platelet	名	血小板
□ pleocytosis	名	細胞増加（症）
□ pleomorphic	形	多形（性）の
□ pleural	形	胸膜の
□ pneumonia	名	肺炎
□ polyarteritis	名	多発（性）動脈炎
□ polyp	名	ポリープ
□ portal	形	門の、門脈の
□ posterior	形	後の
□ potassium	名	カリウム
□ precursor	名	前駆体、前駆物質
□ predisposition	名	素因、素質
□ preeclampsia	名	子癇前症
□ premature	形	早産の 名 未熟児
□ prenatal	形	出生前の
□ prescribed	形	処方された
□ procedure	名	手法、方法、操作、手技
□ prognosis	名	予後
□ prolapse	名	脱出（症） 動 脱出する
□ proliferation	名	増殖
□ prophylaxis	名	予防（法）
□ prostate	名	前立腺
□ proteinuria	名	タンパク尿（症）
□ prothrombin	名	プロトロンビン
□ proximal	形	近位の、隣接した
□ pulmonary	形	肺の、肺動脈の
□ puncture	名	穿刺
□ pupil	名	瞳孔
□ purpura	名	紫斑（病）
□ purulent	形	化膿した

Q

□ quadrant	名	四分円

R

□ rabies	名	狂犬病
□ radiation	名	放射（線）、照射
□ radiograph	名	X 線撮影
□ radiologic	形	放射線の
□ radionuclide	名	放射性核種
□ rash	名	発疹
□ recipient	名	〔移植の〕受容者
□ rectal	形	直腸の
□ recurrent	形	再発性の
□ refer	動	紹介する
□ reflex	名	反射
□ reflux	名	逆流、還流
□ refractory	形	難治性の、不応性の
□ regimen	名	養生法、治療プログラム
□ regional	形	局所の
□ regurgitation	名	逆流、閉鎖不全
□ relapse	名 動	再発（する）
□ remission	名	寛解
□ renal	形	腎（性）の
□ replacement	名	置換（術）
□ resection	名	切除（術）
□ residual	形	残留性の、残存の
□ resolve	動	散らす、消散する
□ resonance	名	共鳴
□ respiratory	形	呼吸の
□ restrictive	形	制限性の、拘束性の
□ retinal	形	網膜の
□ retrograde	形	逆行の
□ retroperitoneal	形	後腹膜の
□ rheumatoid	形	リウマチ様の

S

□ sagittal	形	矢状の、縦の
□ saline	名 形	生理食塩水（の）
□ sarcoidosis	名	サルコイドーシス
□ sarcoma	名	肉腫
□ scar	名	瘢痕
□ scleroderma	名	強皮症
□ sclerosis	名	硬化（症）
□ secretion	名	分泌（物）
□ sediment	名	沈殿（物）

□ seizure	名	発作
□ sensory	形	感覚の、知覚の
□ sepsis	名	敗血症
□ septum	名	中隔、隔膜
□ sequestration	名	腐骨形成、隔離、分画
□ serologic	形	血清学の
□ serous	形	漿液性の
□ serum	名	血清
□ shunt	名	短絡、シャント
□ sibling	名	同胞
□ sigmoid	形	S 字状の
□ sign	名	徴候
□ sinus	名	副鼻腔、洞
□ skeletal	形	骨格の
□ smear	名	塗抹（標本）
□ spare	動	容赦する、勘弁する
□ species	名	〔生物の〕種
□ specimen	名	検体
□ sphenoid	名	蝶形骨
□ spinal	形	脊髄の、脊柱の、脊椎の
□ spindle	名	紡錘（体）
□ spine	名	棘、脊椎、脊柱
□ spleen	名	脾臓
□ splenomegaly	名	脾腫
□ sporadic	形	散発性の
□ sprue	名	スプルー
□ sputum	名	痰、喀痰
□ squamous	形	扁平の
□ stain	名	染色　動 染色する
□ stem	名	幹
□ stenosis	名	狭窄（症）
□ sterile	形	無菌の、生殖不能な
□ sternal	形	胸骨の
□ stool	名	便通、（大）便
□ stroke	名	脳卒中、拍動、発作
□ stromal	形	間質の
□ subacute	形	亜急性の
□ subarachnoid	形	クモ膜下の
□ subcarinal	形	気管分岐部の
□ subcutaneous	形	皮下の
□ superimposed	形	混合した、重複した
□ surgical	形	外科的な
□ susceptible	形	感受性のある
□ symptom	名	症状
□ syncope	名	失神、気絶
□ syndrome	名	症候群
□ synovial	形	滑膜の
□ syphilis	名	梅毒
□ systemic	形	全身の
□ systolic	形	収縮期の

T

□ tachycardia	名	頻脈
□ tamponade	名	タンポナーデ
□ tapered	形	先細りの、漸次的減少の
□ telangiectasia	名	毛細血管拡張症
□ temporal	形	側頭の
□ tenderness	名	圧痛
□ tendon	名	腱
□ term	名	〔妊娠の〕満期、期間
□ testicular	形	精巣の、睾丸の
□ therapy	名	治療
□ thoracic	形	胸の、胸郭の
□ thrombocytopenia	名	血小板減少症
□ thrombus	名	血栓
□ thymic	形	胸腺の
□ thyroid	名 形	甲状腺（の）
□ tibia	名	脛骨
□ tick	名	マダニ
□ titer	名	滴定量、力価
□ tomographic	形	断層撮影の
□ toxin	名	毒物、トキシン
□ trachea	名	気管
□ tract	名	路、道
□ transesophageal	形	経食道の
□ transformation	名	変態、変形、（形質）転換
□ transfusion	名	輸液
□ transitional	形	移行（性）の
□ translocation	名	転座、転位
□ transmission	名	伝播、遺伝、伝達
□ transplantation	名	移植
□ transthoracic	形	胸郭を経由して
□ transverse	形	横の、横断の
□ trauma	名	外傷、損傷、傷害
□ treatment	名	治療、処置
□ tricuspid	形	三尖（弁）の
□ trigger	名	引き金、トリガー
□ trunk	名	体幹、胴
□ tuberculin	名	ツベルクリン
□ tuberculosis	名	結核（症）

□ tubular	形	管状の
□ tumor	名	腫瘍、腫瘤

U

□ ulcer	名	潰瘍
□ ultrasonography	名	超音波（エコー）検査（法）
□ undergo	動	〔検査、治療などを〕受ける
□ unilateral	形	一側性の
□ urea	名	尿素
□ urinalysis	名	尿検査
□ urine	名	尿
□ uterine	形	子宮の

V

□ vaccine	名	ワクチン
□ vacuole	名	小胞、液胞、空胞
□ vaginal	形	膣の
□ valve	名	弁
□ variant	名	変異体、変種
□ vasculitis	名	血管炎
□ vasculopathy	名	血管症
□ vegetation	名	組織過形成
□ vein	名	静脈
□ vena	名	静脈
□ ventilation	名	換気（法）
□ ventricular	形	脳室の、心室の
□ vertebral	形	椎骨の
□ vesicle	名	小胞、小嚢
□ vessel	名	血管、脈管
□ villous	形	絨毛（状）の
□ visceral	形	内臓の
□ vital	形	生体の、生命の
□ void	動	排尿する、無効にする
□ vomit	名	嘔吐（物） 動 嘔吐する

W

□ weakness	名	虚弱、衰弱、脱力
□ wheezing	名	喘鳴音

参考文献一覧

Basic Histology
10th Edition (2002)
Luis Carlos Junqueira, Jose Carneiro, Robert O. Kelley
Prentice-Hall International, Inc

Clinically Oriented Anatomy
5th Edition (2005)
Keith L. Moore, Arthur F. Dalley
Lippincott Williams & Wilkins

Gray's Anatomy
39th Edition (2004)
Susan Standring
Elsevier Churchill Livingstone

Harrison's Principles of Internal Medicine
16th Edition (2004)
Dennis L. Kasper, Anthony S. Fauci, Eugene Braunwald
McGraw-Hill

American Medical Association Manual of Style
9th Edition (1998)
American Medical Association
Williams & Wilkins

Mosby's Medical Drug Reference 2007
1st Edition (2007)
Allan J. Ellsworth, Daniel M. Witt, David C. Dugdale
Mosby

Robbins & Cotran Pathologic Basis of Disease
7th Edition (2004)
Vinay Kumar, Abul K. Abbas, Nelson Fausto
Elsevier Saunders

Textbook of Neuropathology
3rd Edition (1997)
Richard L. Davis, David M. Robertson
Williams & Wilkins

マンモグラフィガイドライン
第2版（2004）
（社）日本医学放射線学会、（社）日本放射線技術学会、
マンモグラフィガイドライン委員会、乳房撮影委員会　編集
医学書院

英語でつなぐ世界といのち　医学英語シリーズ❶

トップジャーナルの症例集で学ぶ

医学英語

BOOK 2［発展知識編］

発行日　2007年11月30日　初版第1刷発行

著者　髙橋 玲／松中みどり
発行人　平本照麿
編集　中西亜希子／伊藤文子
編集協力・日本語訳監修　株式会社南江堂
英語編集協力　クリス・チュガニ

イラスト　朝倉めぐみ／吉泉ゆう子
デザイン　西宇美奈子（XIU Design）
DTP　株式会社 秀文社
印刷・製本　図書印刷株式会社

発行　株式会社アルク
〒168-8611　東京都杉並区永福2-54-12
TEL:03-3327-1101（カスタマーサービス部）
TEL:03-3323-1292（大学教材編集部）